CURRENT

MEDICINA INTERNA
Diagnóstico e Tratamento

CIP-BRASIL. CATALOGAÇÃO-NA-FONTE
SINDICATO NACIONAL DOS EDITORES DE LIVROS, RJ

C986

Current: medicina interna – diagnóstico e tratamento: fichário / Gene R. Quinn ... [et al.]; tradução
Nathália de Moura D'Ajello, João Claudio Emmerich. – 1. ed. – Rio de Janeiro: Revinter, 2015.
il.

Tradução de: Current medical diagnosis & treatment flashcards
Inclui prefácio
ISBN 978-85-372-0629-4

1. Clínica médica. 2. Diagnóstico. I. Quinn, Gene R. II. Título.

14-18691   CDD: 616.075
          CDU: 616-07

Nota: A medicina é uma ciência em constante evolução. À medida que novas pesquisas e experiên-
cias ampliam os nossos conhecimentos, são necessárias mudanças no tratamento clínico e medicamentoso. Os autores e o editor fizeram verificações junto a fontes que se acredita sejam confiáveis,
em seus esforços para proporcionar informações acuradas e, em geral, de acordo com os padrões
aceitos no momento da publicação. No entanto, em vista da possibilidade de erro humano ou
mudanças nas ciências médicas, nem os autores e o editor nem qualquer outra parte envolvida na
preparação ou publicação deste livro garantem que as instruções aqui contidas são, em todos os
aspectos, precisas ou completas, e rejeitam toda a responsabilidade por qualquer erro ou omissão
ou pelos resultados obtidos com o uso das prescrições aqui expressas. Incentivamos os leitores a
confirmar as nossas indicações com outras fontes. Por exemplo, e em particular, recomendamos que
verifiquem as bulas em cada medicamento que planejam administrar para terem a certeza de que as
informações contidas nesta obra são precisas e de que não tenham sido feitas mudanças na dose
recomendada ou nas contraindicações à administração. Esta recomendação é de particular importância em relação a medicações novas ou usadas com pouca frequência.

CURRENT

Fichário

MEDICINA INTERNA
Diagnóstico e Tratamento

Gene R. Quinn, MD, MS
Nathaniel W. Gleason, MD
Maxine A. Papadakis, MD
Stephen J. McPhee, MD

Department of Medicine
School of Medicine
University of California
San Francisco

REVINTER

CURRENT Medicina Interna – Diagnóstico e Tratamento – Fichário
Copyright © 2016 by Livraria e Editora Revinter Ltda.

ISBN 978-85-372-0629-4

Todos os direitos reservados.
É expressamente proibida a reprodução
deste livro, no seu todo ou em parte,
por quaisquer meios, sem o consentimento,
por escrito, da Editora.

Tradução:
NATHÁLIA DE MOURA D'AJELLO
Tradutora Especializada na Área da Saúde, SC

Revisão Técnica:
JOÃO CLAUDIO EMMERICH
Médico Especialista em Medicina Intensiva pela AMIB
Clínico Assistente do Serviço de Neurocirurgia do Hospital dos Servidores do Estado, MS-SUS – Rio de Janeiro, RJ

Título original:
Current Medical Diagnosis & *Treatment Flashcards*
Copyright © 2014 by McGraw-Hill Education
ISBN 978-0-07-180038-9

Livraria e Editora REVINTER Ltda.
Rua do Matoso, 170 – Tijuca
20270-135 – Rio de Janeiro – RJ
Tel.: (21) 2563-9700 – Fax: (21) 2563-9701
livraria@revinter.com.br – www.revinter.com.br

Prefácio

CURRENT Medicina Interna – Diagnóstico e Tratamento – Fichário é o melhor livro de ensino em medicina interna, conhecido por sua abrangência em cuidados hospitalares e atendimento ambulatorial atuais, com ferramentas de diagnóstico relevantes para a prática diária. No formato de fichas, que apresentam 80 tópicos mais comuns em medicina interna, é o instrumento de estudo ideal para os que se preparam para provas e concursos, bem como para médicos no dia a dia da profissão. Desta forma, é dirigido tanto para estudantes de medicina, enfermagem, farmácia e outras áreas da saúde quanto para residentes e médicos experientes. As fichas são engajadas e focadas no paciente, e todos os tópicos iniciam com a apresentação de um caso típico, que levará o leitor a pensar passo a passo por meio dos diversos aspectos clínicos, até a solução do caso.

Principais Características

- 80 tópicos comuns em medicina interna, úteis para estudantes que se preparam para uma variedade de exames e também para médicos experientes
- Conteúdo retirado da fonte de referência na especialidade, *CURRENT Medicina Interna – Diagnóstico e Tratamento*
- Formato conciso, consistente e de fácil leitura, organização clara e texto objetivo, ideais para revisão e consulta rápidas

Organização

Os 80 tópicos nas fichas desta obra foram selecionados como tópicos principais devido a sua relevância no campo da medicina interna e para estudantes da disciplina.

Há três fichas para cada tópico. Na frente da primeira, um caso é apresentado e, então, são feitas duas perguntas ao leitor com relação aos aspectos fundamentais das reclamações do paciente e como refletir sobre o problema. As respostas para as questões seguem impressas invertidas na página seguinte. De forma similar, a frente e o verso de cada ficha possuem perguntas e respostas que desenvolvem as habilidades clínicas do estudante, na solução de problemas relacionados com o caso. As perguntas abrangem Fundamentos do Diagnóstico e Considerações Gerais; Sintomas e Sinais; Diagnóstico Diferencial; Achados Laboratoriais, Radiologia e Achados de Procedimentos; e Tratamento.

As fichas seguem a organização do *Quick Medical Diagnosis and Treatment* (AccessMedicine e app) e abrangem doenças em 11 categorias gerais:

- Doenças Cutâneas
- Doenças de Pulmão/Orelha, Nariz e Garganta
- Doenças Cardíacas/de Hipertensão/Distúrbios do Metabolismo Lipídico

Prefácio

- Doenças Hematológicas
- Doenças Gastrointestinais/Hepáticas/Pancreáticas
- Doenças Ginecológicas/Urológicas
- Doenças Musculoesqueléticas
- Doenças Renais/Desordens Eletrolíticas
- Doenças do Sistema Nervoso/Psiquiátricas
- Doenças Endócrinas/Metabólicas
- Doenças Infecciosas

Público-alvo

Estudantes de medicina em estágio de medicina interna acharão estas fichas de grande utilidade para tratar de pacientes com estes problemas clínicos mais comuns. Elas também auxiliarão médicos-assistentes, enfermeiros, estudantes de medicina e médicos-residentes a revisar os tópicos principais na preparação para exames e provas. O médico experiente encontrará aqui um excelente recurso para atualização e solução de problemas clínicos, bem como para recapitulação e uma rápida revisão global de diagnóstico e tratamento em medicina interna.

Gene R. Quinn, MD, MS
Nathaniel W. Gleason, MD
Maxine A. Papadakis, MD
Stephen J. McPhee, MD

San Francisco, CA

Sumário

Doenças Cutâneas
1. Dermatite Atópica — 1
2. Dermatite de Contato — 7
3. Psoríase — 13

Doenças de Pulmão/Orelha, Nariz e Garganta
4. Asma — 19
5. Câncer de Pulmão — 25
6. Dispneia — 31
7. Doença Pulmonar Obstrutiva Crônica — 37
8. Embolia Pulmonar — 43
9. Faringite — 49
10. Pneumonia — 55
11. Sinusite — 61
12. Tosse — 67

Doenças Cardíacas/de Hipertensão/Distúrbios do Metabolismo Lipídico
13. Choque — 73
14. Dislipidemia — 79
15. Dor Torácica — 85
16. Estenose Aórtica — 91
17. Estenose Mitral — 97
18. Hipertensão — 103
19. Infarto Agudo do Miocárdio — 109
20. Insuficiência Cardíaca — 115
21. Regurgitação Aórtica — 121
22. Regurgitação Mitral — 127

Doenças Hematológicas
23. Anemia por Deficiência de Ferro — 133
24. Anemia por Deficiência de Vitamina B_{12} — 139
25. DVT e Tromboembolismo — 145
26. Estados de Hipercoagulabilidade — 151

Doenças Gastrointestinais/Hepáticas/Pancreáticas
27. Câncer Colorretal — 157
28. Cirrose — 163
29. Colecistite Aguda — 169
30. Colite Ulcerativa — 175

Sumário

31. Diarreia ... 181
32. Doença de Crohn ... 187
33. Hepatite Viral ... 193
34. Pancreatite Aguda ... 199
35. Pancreatite Crônica ... 205
36. Sangramento Gastrointestinal Inferior ... 211
37. Sangramento Gastrointestinal Superior ... 217

Doenças Ginecológicas/Urológicas

38. Câncer de Mama ... 223
39. Câncer de Próstata ... 229
40. Dismenorreia ... 235
41. Hiperplasia Prostática Benigna ... 241

Doenças Musculoesqueléticas

42. Artrite Reumatoide ... 247
43. Dor na Parte Inferior das Costas ... 253
44. Dor no Joelho ... 259
45. Gota ... 265
46. Lúpus Eritematoso Sistêmico ... 271

Doenças Renais/Desordens Eletrolíticas

47. Acidose Metabólica ... 277
48. Cálculos Renais ... 283

49. Glomerulonefrite ... 289
50. Hipocalemia ... 295
51. Hiponatremia ... 301
52. Lesão Renal Aguda ... 307
53. Lesão Renal Crônica ... 313
54. Síndrome Nefrótica ... 319

Doenças do Sistema Nervoso/Psiquiátricas

55. Abuso de Substâncias ... 325
56. Acidente Vascular Encefálico ... 331
57. Cessação do Tabagismo ... 337
58. Demência ... 343
59. Depressão ... 349
60. Doença de Parkinson ... 355
61. Epilepsia ... 361
62. Estado Mental Alterado ... 367
63. Meningite Bacteriana ... 373
64. Miastenia Grave ... 379

Doenças Endócrinas/Metabólicas

65. *Diabetes Mellitus*, Tipo 1 ... 385
66. *Diabetes Mellitus*, Tipo 2 ... 391
67. Hiperaldosteronismo ... 397
68. Hipercalcemia ... 403

Sumário

69. Hiperparatireoidismo Primário	409
70. Hipertireoidismo	415
71. Hipotireoidismo	421
72. Insuficiência Adrenocortical	427
73. Obesidade	433
74. Osteoporose	439
75. Síndrome de Cushing	445

Doenças Infecciosas

76. Endocardite Infecciosa	451
77. Febre	457
78. HIV e AIDS	463
79. Infecções Associadas aos Cuidados de Saúde	469
80. Sepse	475

Doenças Cutâneas

**Doenças de Pulmão/
Orelha, Nariz e Garganta**

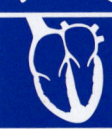

**Doenças Cardíacas/
de Hipertensão/Distúrbios do
Metabolismo Lipídico**

Doenças Hematológicas

**Doenças Gastrointestinais/
Hepáticas/Pancreáticas**

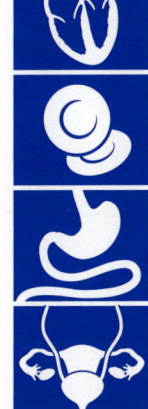

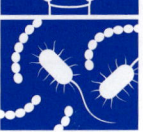

Doenças Ginecológicas/Urológicas

Doenças Musculoesqueléticas

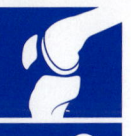

**Doenças Renais/
Desordens Eletrolíticas**

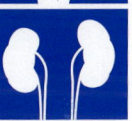

**Doenças do Sistema
Nervoso/Psiquiátricas**

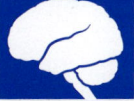

**Doenças Endócrinas/
Metabólicas**

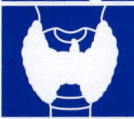

Doenças Infecciosas

DERMATITE ATÓPICA – 1A

Uma mulher de 30 anos apresenta-se ao seu médico de cuidados primários com uma erupção cutânea pruriginosa em suas mãos, pulsos e braços. Ela afirma que já teve erupções similares que desapareceram com pomada de hidrocortisona de venda livre. O primeiro episódio ocorreu quando ela era muito jovem. Seu histórico médico inclui asma. Ela toma loratadina ocasionalmente para rinite alérgica. O exame físico revela manchas nas mãos, pulsos e pregas antecubitais que são levemente exsudativas e sem descamação. Os testes laboratoriais demonstram eosinofilia e um nível elevado de IgE sérica.

Quais são os principais aspectos dos problemas desta paciente? De que forma você deve refletir sobre os problemas dela?

Aspectos principais: Erupções pruriginosas nas distribuições das mãos, pulsos e pregas antecubitais; sintomas similares que se iniciaram na infância; histórico pessoal de condições atópicas (asma, rinite alérgica); manchas com exsudatos e sem descamação; eosinofilia e nível elevado de IgE sérica.

Como refletir: É importante pensar globalmente sobre possíveis causas das erupções nesta paciente apesar de seu forte histórico atópico. Poderá ser dermatite seborreica? (A dermatite seborreica tipicamente envolve o rosto e o couro cabeludo). Uma infecção fúngica? (Manifestações similares anteriores resolveram-se com tratamento tópico de corticosteroide, tornando esta opção improvável). Psoríase? (A distribuição e a ausência de lesão descamativa prateada tornam esta opção improvável). Dermatite de contato? (Esta é uma consideração razoável. A dermatite de contato pode ser indistinguível da dermatite atópica, e, neste caso, a erupção está similarmente confinada às áreas expostas do corpo). O que levantaria sua suspeita para dermatite de contato? (Um histórico de novo alérgeno potencial ou exposição irritante). Após considerar o mencionado anteriormente, um diagnóstico de dermatite atópica é mais provável em decorrência da atopia anterior (asma e rinite alérgica), recorrência de sintomas similares desde a infância, eosinofilia e IgE elevada. Como esta paciente deve ser tratada? (Corticosteroides tópicos de potência moderada 2 vezes ao dia com subsequente diminuição gradual para corticosteroides de baixa potência, como emoliente aplicado frequentemente. A apresentação desta paciente não necessitará provavelmente tratamento com corticosteroides orais. Um anti-histamínico oral para o prurido pode ser útil). Como você aconselharia esta paciente a prevenir erupções futuras? (Evitar banhos e lavar as mãos com muita frequência. Utilizar sabonetes neutros. Aplicar emoliente após lavar-se. Cortar as unhas e cobrir as áreas afetadas à noite para evitar arranhões).

DERMATITE ATÓPICA – 1B

Quais são os fundamentos do diagnóstico e as considerações gerais sobre a dermatite atópica?

Fundamentos do Diagnóstico

- Erupção pruriginosa, exsudativa ou liquenificada no rosto, pescoço, tronco superior, pulsos, mãos e pregas antecubitais e poplíteas.
- Histórico pessoal ou familiar de atopia ou asma recorrente.
- Início na infância na maioria dos pacientes; o início após os 30 anos de idade é muito incomum.

Considerações Gerais

- Também conhecida como eczema.
- Tem aparência diferente em diferentes idades e em pessoas de diferentes raças.
- Os critérios de diagnóstico incluem prurido, início na infância, cronicidade e morfologia e distribuição típicas (liquenificação em superfícies flexoras; mãos, mamilos e eczema nas pálpebras em adultos).
- Também auxiliam no diagnóstico um histórico pessoal ou familiar de doença atópica, como asma, dermatite atópica ou rinite alérgica, xerose-ictiose, palidez facial com escurecimento intraorbitário, IgE sérica elevada e repetidas infecções cutâneas.

DERMATITE ATÓPICA – 1C

Quais são os sintomas e sinais da dermatite atópica?

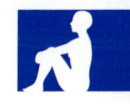

Sintomas e Sinais
- O prurido pode ser grave e prolongado.
- Manchas ásperas, vermelhas, normalmente com descamação grosseira e demarcação discreta de psoríase afetam o rosto, pescoço e tronco superior.
- As superfícies flexoras dos cotovelos e joelhos estão frequentemente envolvidas.
- Em casos crônicos, a pele fica seca, com aparência de couro e liquenificada.
- Pessoas com pigmentação podem apresentar manchas hipopigmentadas mal demarcadas (pitiríase alba) nas bochechas e extremidades.
- Em pacientes negros com doença grave, a pigmentação pode ser perdida em áreas liquenificadas.
- Durante episódio de urticária agudo, pode ocorrer uma vermelhidão generalizada com exsudação, seja difusamente ou em placas discretas.

DERMATITE ATÓPICA – 1D

Qual é o diagnóstico diferencial da dermatite atópica?

Diagnóstico Diferencial
- Dermatite seborreica.
- Impetigo.
- Infecções estafilocócicas secundárias.
- Psoríase.
- Líquen simples crônico (neurodermatite circunscrita).
- Síndrome de hiper-IgE.

DERMATITE ATÓPICA – 1E

Quais são as constatações laboratoriais em dermatite atópica?

Testes Laboratoriais
- Testes radioalergossorbentes (RASTs) ou testes cutâneos podem sugerir alergia a ácaros.
- Eosinofilia e níveis elevados de IgE sérica podem estar presentes.

DERMATITE ATÓPICA – 1F

Quais são os tratamentos para dermatite atópica?

Medicamentos

- Corticosteroides tópicos, como triancinolona ou mais fortes, são utilizados, diminuindo-se para agentes mais leves, como hidrocortisona.
- Tacrolimo ou pimecrolimo são também eficazes como agentes de primeira linha para evitar esteroides.
- Terapias sistêmicas e adjuvantes incluem corticosteroides, como prednisona, anti-histamínicos para prurido, antibióticos antiestafilocócicos para infecções associadas e fototerapia.

- Ciclosporina, micofenolato de mofetil, metotrexato ou azatioprina oralmente podem ser utilizados para os casos mais graves e persistentes.
- Lesões exsudativas agudas: utilize compressas calmantes e curativos, bem como corticosteroides tópicos de alta potência.
- Lesões subagudas ou descamativas (as lesões são secas, mas ainda vermelhas e pruriginosas): utilize corticosteroides de potência moderada a alta com redução gradual.
- Lesões secas liquenificadas crônicas (grossas e normalmente bem demarcadas): requerem corticosteroides de potência alta a ultra-alta; a oclusão pode melhorar a resposta inicial.
- Manutenção do tratamento com hidratantes ou uso aos finais de semana de corticosteroides tópicos podem prevenir urticárias.

DERMATITE DE CONTATO – 2A

Uma mulher de 30 anos apresenta-se ao clínico reclamando de "uma erupção pruriginosa por todo o corpo". Ela notou que suas pernas ficaram vermelhas, pruriginosas e com bolhas 2 dias após ela ter praticado uma caminhada em uma área densamente arborizada. Ela disse que, ao coçar-se, as bolhas abriram-se e depois a erupção piorou muito e espalhou-se por toda a pele. Ela está convencida de que isso não se deve à hera venenosa, porque ela já havia sido exposta a esta planta e não desenvolveu erupções cutâneas. No exame, existem vesículas eritematosas e bolhas em estrias lineares em ambas as pernas. Algumas áreas exsudam e apresentam uma crosta amarelada. Existem placas eritematosas mal definidas entremeadas com lesões vesicopapulares no tronco e braços.

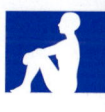

Quais são os principais aspectos dos problemas desta paciente? De que forma você deve refletir sobre os problemas dela?

Aspectos principais: Erupção cutânea eritematosa pruriginosa; histórico de exposição ao ar livre antes da erupção; exposição inicial prévia ao mesmo antígeno; vesículas e bolhas.

Como refletir: A erupção cutânea desta paciente é grave, então é importante pensar globalmente sobre outras causas além daquelas ligadas à exposição ao ar livre. Nenhum sintoma ou sinal de doença sistêmica são mencionados, mas uma revisão completa de sistemas e exame físico (com sinais vitais) são essenciais. Poderia ser dermatite atópica? (Improvável – não existe histórico de atopia ou sintomas anteriores similares). Poderia ser dermatite seborreica? (Não, porque ela envolve normalmente o rosto e o couro cabeludo). Uma infecção fúngica? (O ritmo é muito rápido, e as erupções são mais condizentes com dermatite). Escabiose? (Não, por causa do ritmo rápido e falta de foco em áreas intertriginosas). Poderia ser impetigo? (Sim; um exame cuidadoso garante a exclusão de impetigo). Quais aspectos deste caso fornecem a evidência mais forte para dermatite de contato? (Aparência listrada, um padrão confinado às áreas expostas do corpo e possível exposição recente à hera venenosa com contato anterior com este antígeno). Quais são as duas classes de agentes causadores na dermatite de contato? (Irritantes e antígenos). Quais são outros irritantes e antígenos comuns?

Como ela deve ser tratada, topicamente ou sistemicamente? (A presença de exsudação e bolhas sugere que ela possa necessitar de corticosteroides sistêmicos). Quais complicações podem-se desenvolver? (Superinfecção, especialmente com *Streptococcus spp.* e *Staphylococcus aureus*).

DERMATITE DE CONTATO – 2B

Quais são os fundamentos do diagnóstico e as considerações gerais sobre a dermatite de contato?

Considerações Gerais

- Uma dermatite aguda ou crônica que resulta de um contato direto da pele com agentes químicos ou alérgenos.
- A dermatite de contato irritativa é eritematosa e descamativa, mas não é vesicular e é normalmente causada por irritantes, como sabonetes, detergentes ou solventes orgânicos.
- A dermatite de contato alérgica ocorre comumente em razão da hera venenosa, do carvalho ou da sumagreira; medicamentos tópicos; produtos para os cuidados do cabelo; preservativos; joias (níquel), borracha (látex); vitamina E; óleos essenciais; própolis (de abelhas) e fita adesiva.
- Fluidos e crostas são tipicamente causados por dermatite alérgica em vez de irritativa.

Fundamentos do Diagnóstico

- Eritema e edema, com prurido, frequentemente seguidos de vesículas e bolhas em uma área de contato com um agente suspeito.
- Histórico de reação prévia ao contactante suspeito.
- Um resultado positivo em um teste cutâneo com o agente.
- Pode desenvolver infecção secundária.

DERMATITE DE CONTATO – 2C

Quais são os sintomas e sinais da dermatite de contato?

Sintomas e Sinais
- A fase aguda é caracterizada por pequenas vesículas e lesões exsudativas e crostas.
- A dermatite de contato já em resolução ou crônica se apresenta com descamação, eritema e, possivelmente, pele mais grossa; prurido, queimação e ardência podem ser graves.
- As lesões, distribuídas nas partes expostas ou em padrões assimétricos bizarros, consistem em máculas eritematosas, pápulas e vesículas.
- A área afetada fica frequentemente quente e inchada, com exsudação e crostas, simulando – e, às vezes, complicada por – uma infecção.
- O padrão da erupção pode ser diagnóstico (p. ex., típicas vesículas listradas linearmente nas extremidades na dermatite por carvalho ou hera venenosos).
- O local do envolvimento frequentemente sugere o agente agressor.

DERMATITE DE CONTATO – 2D

Qual é o diagnóstico diferencial da dermatite de contato?

Diagnóstico Diferencial
- Impetigo.
- Escabiose.
- Reação dermatofítica (alergia ou sensibilidade a fungos).
- Dermatite atópica.
- Ponfólige.
- Distribuição assimétrica, eritema manchado ao redor do rosto, lesões lineares e um histórico de exposição ajudam a distinguir a dermatite de contato de outras lesões cutâneas.
- O diagnóstico que mais comumente causa confusão é o impetigo, caso em que a mancha de Gram e a cultura excluem o impetigo ou infecção secundária (impetiginização).

DERMATITE DE CONTATO – 2E

Quais são os exames laboratoriais e de procedimentos diagnósticos na dermatite de contato?

- Após o episódio ter passado, o teste cutâneo pode ser útil, se o alérgeno desencadeante não for conhecido.

Testes Laboratoriais
- Coloração de Gram e cultura excluem impetigo ou infecção secundária (impetiginização).

Procedimentos Diagnósticos
- Se o prurido for generalizado, então considere escarificação por escabiose.

DERMATITE DE CONTATO – 2F

Quais são os tratamentos para dermatite de contato?

Medicamentos

- A dermatite aguda exsudativa é normalmente tratada com corticosteroides tópicos de alta potência.
- Corticosteroides orais com um curso de 12 a 21 dias e diminuição gradual são utilizados para casos graves.
- Loções calmantes, como Calamina ou Sarna, também podem ser úteis.

- A dermatite em diminuição ou subaguda é tratada com corticosteroides tópicos de potência moderada a alta.
- A dermatite crônica pode requerer corticosteroides tópicos de potência muito alta.

Procedimentos Terapêuticos

- Compressas e ataduras úmidas são frequentemente utilizadas.
- Remoção do agente irritante é importante.

PSORÍASE – 3A

Uma mulher de 25 anos apresenta-se com uma queixa de erupção cutânea que se desenvolveu ao longo das últimas semanas e parece estar progredindo. Ela descreve as áreas envolvidas como levemente pruriginosas. Durante o exame, nota-se que ela tem diversas lesões parecidas com manchas ao longo das superfícies extensoras de ambas as extremidades superior e inferior, bem como lesões similares em seu couro cabeludo. As manchas são eritematosas com escamas prateadas e são bem marginadas.

Quais são os principais aspectos dos problemas desta paciente? De que forma você deve refletir sobre os problemas dela?

Aspectos principais: Erupção cutânea progressiva; prurido leve; lesões similares a manchas; distribuição nas superfícies extensoras das extremidades e no couro cabeludo; margens bem delineadas com escamas prateadas.

Como refletir: Quais são as doenças cutâneas comuns no diagnóstico diferencial das erupções desta mulher, e quais aspectos sobre a sua apresentação tornam a psoríase o diagnóstico mais provável? (Candidíase, *tinea* e dermatite atópica são caracterizadas por lesões mal demarcadas e tipicamente se apresentam nas superfícies extensoras. *Candida*, em particular, é encontrada nas dobras corporais úmidas e nas superfícies flexoras. As lesões desta paciente são descritas como levemente pruriginosas, que são mais típicas de psoríase do que estes diagnósticos alternativos. As manchas descamativas no couro cabeludo são particularmente características de psoríase). Como a apresentação dela difere daquela da dermatite seborreica?

Quais outras manifestações você deveria explorar? (Corrosão das unhas é comum em psoríase e ajudará na confirmação de seu diagnóstico. Dor articular e inflamação aumentam as chances de artrite psoriática).

PSORÍASE – 3B

Quais são os fundamentos do diagnóstico e as considerações gerais sobre psoríase?

Fundamentos do Diagnóstico

- Escamas prateadas em manchas vermelhas, bem demarcadas, normalmente nos joelhos, cotovelos e couro cabeludo.
- As constatações nas unhas incluem corrosão e onicólise (separação da placa ungueal do leito).
- Prurido leve (normalmente).
- Pode estar associada à artrite psoriática.

- Os pacientes com psoríase estão sob risco maior de síndrome metabólica e linfoma.
- A histopatologia não é muito útil e pode confundir.

Considerações Gerais

- Uma doença cutânea inflamatória benigna comum tanto com uma base genética como com desencadeantes ambientais conhecidos.
- Lesão ou irritação da pele normal tendem a induzir lesões de psoríase no local (fenômeno de Koebner).
- A psoríase tem diversas variantes; a mais comum é a do tipo com manchas.

PSORÍASE – 3C

Quais são os sintomas e sinais da psoríase?

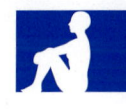

Sintomas e Sinais
- Normalmente não há sintomas, mas pode ocorrer prurido.
- Embora a psoríase possa ocorrer em qualquer lugar, examine o couro cabeludo, os cotovelos, joelhos, palmas e solas, umbigo, dobra interglútea e unhas.
- As lesões são manchas vermelhas, bem definidas, cobertas com escamas prateadas; a glande do pênis e a vulva podem ser afetadas; ocasionalmente, apenas as flexuras (axilas, áreas inguinais) estão envolvidas ("psoríase inversa").
- Pontilhados finos ("corrosão") nas unhas são altamente sugestivos; pode ocorrer onicólise.
- Pacientes com psoríase frequentemente têm uma prega interglútea rosada ou vermelha.
- Pode ocorrer artrite seronegativa, frequentemente envolvendo as articulações interfalangeanas distais.
- A psoríase eruptiva *(guttata)*, consistente em lesões miríades de 2 a 10 mm de diâmetro, ocorre ocasionalmente após faringite estreptocócica.
- Psoríase do tipo com manchas ou eritrodérmica extensiva com um início abrupto pode acompanhar a infecção por HIV.

PSORÍASE – 3D

Qual é o diagnóstico diferencial da psoríase?

Diagnóstico Diferencial
- Dermatite atópica (eczema).
- Dermatite de contato.
- Eczema numular (eczema discoide, dermatite numular).
- *Tinea,* candidíase ou intertrigo.
- Dermatite seborreica.
- Pitiríase rósea.
- Sífilis secundária.
- Pitiríase rubra pilar.
- Onicomicose (constatações ungueais).
- Aspectos cutâneos de artrite reativa.
- Linfoma cutâneo de células T (micose fungoide).

PSORÍASE – 3E

Quais são os procedimentos diagnósticos na psoríase?

Procedimentos Diagnósticos

- A combinação de manchas vermelhas com escamas prateadas nos cotovelos e joelhos com escamas no couro cabeludo ou corrosão nas unhas ou onicólise é diagnóstico.

- Lesões de psoríase são bem demarcadas e afetam as superfícies extensoras em contraste com a dermatite atópica, que tem manchas mal demarcadas em uma distribuição flexural.

- Nas dobras corporais, raspagem e cultura para *Candida spp*. e o exame do couro cabeludo e unhas irão distinguir a psoríase do intertrigo e da candidíase.

PSORÍASE – 3F

Quais são os tratamentos para psoríase?

Medicamentos

- Nunca use corticosteroides sistêmicos; eles podem repercutir em graves erupções.
- β-bloqueadores, agentes antimaláricos, estatinas e lítio podem alargar ou piorar a psoríase.

Doença limitada (< 10% da superfície corporal)

- Corticosteroides tópicos ou análogos da vitamina D, como loção de calcipotriol ou calcitriol, podem ser utilizados.
- A oclusão sozinha elimina as manchas isoladas em 30 a 40% dos pacientes.

- Para o couro cabeludo, xampu de alcatrão, ácido salicílico e preparações de corticosteroides estão disponíveis.
- Tacrolimo ou pimecrolino tópicos podem ser eficazes em psoríase no pênis, na virilha e no rosto.

Doença moderada (10-30% da superfície corporal) a grave (> 30% da superfície corporal)

- Metotrexato é bastante eficaz, e a ciclosporina melhora drasticamente casos graves.
- Acitretina, um retinoide sintético (e teratogênico), é mais eficaz para psoríase pustulosa.
- Inibidores do fator de necrose tumoral (TNF), alefacept e anticorpos monoclonais IL-12/23 podem ser considerados.

Procedimentos Terapêuticos

- Fototerapia ultravioleta (UV) ou UVB de banda estreita pode ser utilizada com ou sem alcatrão de carvão.
- PUVA (psoraleno combinado com raio ultravioleta A) pode ser eficaz, mesmo que o tratamento padrão com UVB tenha falhado.

ASMA – 4A

Uma mulher de 25 anos previamente hígida apresenta-se no seu consultório com queixas de episódios de falta de ar e opressão no tórax. Ela vem sentindo estes sintomas que são intermitentes por cerca de 2 anos, mas afirma que eles pioraram recentemente, ocorrendo 2 a 3 vezes ao mês. Ela notou que os sintomas pioram durante os meses da primavera e desde que seu novo colega de quarto se mudou para sua casa com seu gato. Ela não tem sintomas induzidos por exercícios ou noturnos. A paciente fuma ocasionalmente quando sai com amigos, bebe socialmente e não tem histórico de uso de drogas. Nota-se no exame sibilo moderado na expiração final.

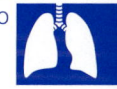

Quais são os principais aspectos dos problemas desta paciente? De que forma você deve refletir sobre os problemas dela?

Aspectos principais: Dispneia e opressão torácica; gatilhos ambientais; histórico familiar; sibilo expiratório no exame físico.

Como refletir: Quais são outras possíveis causas da dispneia e o que torna a asma a causa mais provável nesta paciente? Quais são os gatilhos ambientais comuns a serem explorados? Sobre quais doenças atópicas associadas você perguntaria? Quais são os fatores exacerbadores não mediados por alergia a serem explorados? Como você pode estabelecer melhor a gravidade dos sintomas de asma e o potencial para exacerbações com risco de vida? (Histórico de visitas ao departamento de emergências, admissões hospitalares e entubações). Se ela não teve sibilo audível no exame, por quais outros sinais sutis você poderia procurar? (Tempo expiratório aumentado, tosse induzida por respiração rápida). O que os testes da função pulmonar (PFTs) provavelmente mostrariam? Quando você começar o tratamento da asma, o que deveria servir como parâmetro para o grau de controle? (Número de episódios por semana, taxa de pico do fluxo expiratório [PEFR]). A que ponto você adicionaria um medicamento de controle diário e qual seria sua primeira opção? Além da medicação, quais são outras intervenções importantes? (Redução de alérgenos, cessação do tabagismo).

ASMA – 4B

Quais são os fundamentos do diagnóstico e as considerações gerais sobre asma?

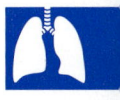

- Os sintomas pioram frequentemente à noite ou de manhã cedo.
- Expiração prolongada e sibilos difusos no exame físico.
- Limitação do fluxo de ar no teste da função pulmonar ou desafio de broncoprovocação positivo.

Considerações Gerais

- Hospitalização e taxas de mortalidade mais altas entre indivíduos de raça negra.
- Afeta 5% da população: a prevalência e a gravidade têm aumentado nos Estados Unidos.

Fundamentos do Diagnóstico

- Sintomas episódicos ou crônicos de obstrução do fluxo de ar.
- Reversibilidade da obstrução do fluxo de ar, seja espontaneamente, seja após terapia broncodilatadora.

ASMA – 4C

Quais são os sintomas e sinais da asma?

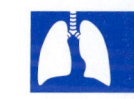

Sintomas e Sinais
- Sibilo expiratório episódico e dificuldade respiratória, opressão no peito e tosse.
- Produção excessiva de expectoração.
- Os sintomas são normalmente piores à noite.
- Aeroalérgenos comuns incluem ácaros, baratas, gatos e pólen.
- Precipitações inespecíficas incluem exercícios, infecções do trato respiratório, rinite e sinusite, gotejamento pós-nasal, aspiração, refluxo gastroesofágico, alterações no clima e estresse.
- O tabagismo aumenta os sintomas e piora a função pulmonar.
- Certos medicamentos (incluindo aspirina e medicamentos anti-inflamatórios não esteroides) podem ser gatilhos.
- Alterações nasais condizentes com alergia e evidência de doenças alérgicas cutâneas.
- Sibilo com respiração normal ou uma fase expiratória forçada prolongada.

ASMA – 4D

Qual é o diagnóstico diferencial da asma?

Diagnóstico Diferencial
- Paralisia ou disfunção das pregas vocais.
- Aspiração de corpos estranhos ou massa laringotraqueal.
- Estenose traqueal ou traqueomalácia.
- Angioedema ou edema nas vias aéreas a partir de lesão por inalação.
- Doença pulmonar obstrutiva crônica.
- Bronquiectasia.
- Aspergilose broncopulmonar alérgica.
- Fibrose cística.
- Pneumonia eosinofílica.
- Bronquiolite obliterante.
- Síndrome de Churg-Strauss.
- Causas psiquiátricas, como transtorno de conversão.

ASMA – 4E

Quais são as constatações laboratoriais, de imagem e de procedimentos na asma?

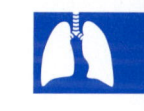

Testes Laboratoriais
- PFTs: espirometria (volume expiratório forçado em 1 segundo [FEV_1], capacidade vital forçada [FVC], índice FEV_1/FVC) antes e após a administração de um broncodilatador de curta duração, com reversibilidade da obstrução após o broncodilatador.
- Monitoramento da PEFR pode quantificar a gravidade e guiar as decisões quanto ao tratamento.
- Gases sanguíneos arteriais podem mostrar uma alcalose respiratória e um aumento na diferença de oxigênio alveolar-arterial; em exacerbações graves, a hipoxemia se desenvolve, e a P_{ACO_2} normaliza-se.
- Uma P_{ACO_2} aumentada e acidose respiratória podem predizer insuficiência respiratória.

Estudos de Imagem
- Radiografias torácicas normalmente mostram hiperinsuflação, mas podem incluir enrijecimento da parede brônquica e sombras vasculares pulmonares periféricas diminuídas.

Procedimentos Diagnósticos
- Teste de provocação brônquica com histamina inalada ou metacolina quando há suspeita de asma, mas a espirometria não é diagnóstica.
- Testes de exercícios e de pele para alérgenos ambientais podem ser úteis.

ASMA – 4F

Quais são os tratamentos para asma?

Medicamentos

- Terapias de controle a longo prazo incluem corticosteroides, agonistas-β_2 de longa ação inalados (frequentemente em combinação com corticosteroides inalados), corticosteroides sistêmicos, modificadores de leucotrienos, inibidores de mediadores e inibidores da fosfodiesterase.
- Terapia de alívio ou terapias de "resgate" incluem agonistas-β_2 de curta ação inalados, anticolinérgicos inalados e corticosteroides sistêmicos.
- Exacerbações agudas são tratadas com agonistas-β_2 de curta ação inalados com ou sem corticosteroides sistêmicos, dependendo da gravidade.

- Exacerbações graves (PEFR < 40% do previsto ou recorde pessoal) também podem requerer tratamento com oxigênio, brometo de ipratrópio inalado e sulfato de magnésio intravenoso.
- Tratamento para asma crônica é guiado pela gravidade da asma.
- Tratamento para asma moderada intermitente requer agonistas-β_2 de curta ação inalados para resgate.
- Tratamento para asma moderada persistente inclui o uso diário de uma terapia de controle a longo prazo.
- Tratamento para asma moderada persistente requer aumento na dosagem de corticosteroides ou adição de agonistas-β_2 de longa ação inalados.
- Tratamento de asma gravemente persistente requer doses diárias altas de corticosteroides inalados e agonistas-β_2 de longa duração.
- Teofilina é uma alternativa menos preferida aos broncodilatadores de longa ação.

CÂNCER DE PULMÃO – 5A

Um homem de 73 anos apresenta-se para o seu médico com uma nova tosse produtiva de sangue. Ele relata perda de peso gradual de aproximadamente sete quilos nos últimos 6 meses. Ele tem histórico de tabagismo de dois maços por dia nos últimos 50 anos. No exame físico, ele teve sons respiratórios diminuídos e macicez à percussão na base pulmonar esquerda. Sua radiografia torácica mostra um derrame pleural no hemitórax esquerdo e consolidação no pulmão homolateral.

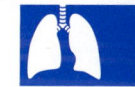

Quais são os principais aspectos dos problemas deste paciente? De que forma você deve refletir sobre os problemas dele?

Aspectos principais: Paciente idoso; tosse nova e hemoptise; perda de peso; histórico de tabagismo importante; base pulmonar maciça com provável derrame pleural maligno; consolidação na radiografia torácica.

Como refletir: A neoplasia de pulmão é a principal causa da morte relacionada com o câncer, tem uma alta taxa de mortalidade no momento da detecção e é plenamente evitável. Este paciente apresenta-se com significativos aspectos de alto risco, incluindo um histórico de tabagismo de 100 maços/ano, hemoptise e perda de peso. Exceto câncer primário de pulmão, quais outros processos mórbidos poderiam causar esta apresentação? (Tuberculose, pneumonia, abscesso pulmonar, linfoma, tumor metastático). Quais constatações no exame neurológico sugerem complicações de câncer de pulmão? (Qualquer anormalidade no estado mental, nervos cranianos, motor, sensorial ou de coordenação podem indicar metástase cerebral; rouquidão ou síndrome de Horner pode indicar compressão do nervo laríngeo recorrente ou do gânglio simpático por um tumor apical [de Pancoast]). Quais são os próximos passos na avaliação deste paciente? (Tomografia computadorizada [CT] para caracterizar a localização do tumor, biópsia simples, iniciar a avaliação do estágio e planejar possível cirurgia. O diagnóstico patológico é essencial). Qual diagnóstico de imagem é necessário para a avaliação do estágio? (CT, tomografia por emissão de pósitrons [PET]-CT e ressonância magnética [MRI] são utilizadas na avaliação do diagnóstico; o cérebro e o abdome, além do tórax, devem ser avaliados). No tratamento de câncer primário de pulmão, utilizam-se cirurgia, quimioterapia e radioterapia, dependendo do tipo de tumor e do estagiamento. Se este paciente não for um candidato para cirurgia ou quimioterapia, quais terapias paliativas devem ser consideradas? (Toracentese, radioterapia, oxigênio, opioides para dor e dispneia).

CÂNCER DE PULMÃO – 5B

Quais são os fundamentos do diagnóstico e as considerações gerais sobre câncer de pulmão?

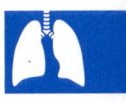

Considerações Gerais

- O câncer de pulmão é a principal causa de mortes por câncer. O tabagismo causa mais de 90% dos casos de câncer de pulmão. O câncer de pulmão é frequentemente diagnosticado em adultos idosos.
- O câncer de pulmão de pequenas células (SCLC) (10-15%) é agressivo e propenso à propagação hematogênica.
- O câncer de pulmão de células não pequenas (NSCLC) se propaga mais lentamente e possui diferentes tipos histológicos.
  - O carcinoma de células escamosas (20%) surge a partir do epitélio brônquico (normalmente localizado no centro).
  - O adenocarcinoma (35-40%) surge a partir das glândulas mucosas, como um nódulo ou massa periférica.
  - O carcinoma de células grandes (3-5%) é heterogêneo; apresenta-se como uma massa central ou periférica.
  - O carcinoma de células bronquioalveolares (2%) surge a partir das células epiteliais distais aos bronquíolos terminais e propaga-se ao longo de estruturas alveolares preexistentes (crescimento lepídico).

Fundamentos do Diagnóstico

- Tosse nova ou mudança na tosse crônica, dispneia, hemoptise, anorexia, perda de peso.
- Nódulo ou massa em crescimento, ou opacidade persistente na radiografia de tórax ou na tomografia computadorizada.
- Constatações citológicas ou histológicas de câncer de pulmão na expectoração, no fluido pleural ou no espécime de biópsia.

CÂNCER DE PULMÃO – 5C

Quais são os sintomas e sinais do câncer de pulmão?

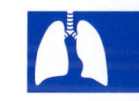

Sintomas e Sinais
- Setenta e cinco a 90% são sintomáticos no momento do diagnóstico; a apresentação depende do tipo e da localização do tumor.
- Anorexia, perda de peso e astenia, tosse nova ou alterada, hemoptise, dor decorrente das metástases.
- Propagação local pode resultar em obstrução endobrônquica e pneumonia pós-obstrutiva, derrames ou uma alteração na voz causada por envolvimento do nervo laríngeo recorrente.
- Síndrome da veia cava superior.
- Síndrome de Horner.
- Metástases cerebrais podem-se apresentar com cefaleia, náusea, vômito, tontura ou convulsões.
- Síndromes paraneoplásicas, incluindo a síndrome de secreção inapropriada de hormônio antidiurético (SIADH) (10-15% de SCLC) e hipercalcemia.

CÂNCER DE PULMÃO – 5D

Qual é o diagnóstico diferencial do câncer de pulmão?

Diagnóstico Diferencial
- Pneumonia.
- Tuberculose.
- Câncer metastático no pulmão.
- Nódulo (ou nódulos) pulmonar benigno.
- Tumor carcinoide brônquico.
- Linfoma.
- Infecção pelo complexo *Mycobacterium avium*.
- Pneumonia fúngica.
- Sarcoidose.
- Aspiração de corpo estranho (retido).

CÂNCER DE PULMÃO – 5E

Quais são as constatações laboratoriais, de imagem e de procedimentos no câncer de pulmão?

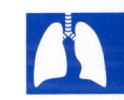

Testes Laboratoriais
- É necessário um espécime do tecido ou de citologia para o diagnóstico.
- A citologia da expectoração é específica, mas insensível; marcadores tumorais séricos não são sensíveis nem específicos.
- Testes da função pulmonar são necessários em todos os pacientes com NSCLC antes da cirurgia.

Estudos de Imagem
- Constatações anormais são vistas na radiografia torácica ou na tomografia computadorizada; a CT determina o estágio e a ressecabilidade.
- Para constatação do estágio, uma MRI do cérebro, uma CT abdominal ou PET podem procurar por metástases.

Procedimentos Diagnósticos
- Toracentese e citologia de derrames malignos; aspiração dos nódulos linfáticos por agulha fina.
- Broncoscopia, mediastinoscopia, cirurgia toracoscópica ou toracotomia, se necessário, para diagnóstico do tecido.

CÂNCER DE PULMÃO – 5F

Quais são os tratamentos para câncer de pulmão?

Medicamentos

- Quimioterapia antes (neoadjuvante) ou depois (adjuvante) da cirurgia ou radioterapia em NSCLC, frequentemente com base em platina.
- Bevacizumabe e erlotinibe podem ser utilizados em NSCLC em estágio avançado.
- SCLC é tratado com quimioterapia, normalmente cisplatina e etoposide.

Cirurgia

- Ressecção cirúrgica em NSCLC nos estágios I-III; protocolos multimodais no estágio III; medidas paliativas no estágio IV.
- Ressecção de metástases solitárias no cérebro pode melhorar a qualidade de vida.

Procedimentos Terapêuticos

- Radioterapia é utilizada como parte dos regimes multimodais em NSCLC; também pode ser paliativa.

DISPNEIA – 6A

Uma mulher de 39 anos apresenta-se com um início gradual de dispneia ao longo dos últimos 6 meses, tanto em repouso (quando é leve) quanto com esforço (quando pode forçá-la a parar a atividade para "recuperar o fôlego"). Previamente, ela sempre foi saudável; suas únicas hospitalizações foram para partos vaginais espontâneos sem complicação nas idades de 27 e 30 anos. Ela não fuma cigarros e não tem alergias conhecidas. Na revisão dos sintomas, ela nega dor torácica pleurítica ou de esforço, tosse e sibilo; às vezes, ela tem palpitações com atividade. No ano passado, ela teve menstruações fortes que duraram até 6 a 7 dias, frequentemente encharcando diversos absorventes por dia. Duas semanas atrás, ela consultou seu ginecologista, que pediu um hemograma completo (CBC) que mostrou um nível de hemoglobina de 7,2 g/dL e hematócrito de 21%. A ultrassonografia pélvica mostrou um grande útero miomatoso. As constatações radiográficas foram negativas.

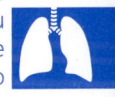

Quais são os principais aspectos dos problemas desta paciente? De que forma você deve refletir sobre os problemas dela?

Aspectos principais: Mulher em pré-menopausa; início gradual de dispneia de esforço; não fumante; sem dor torácica, tosse ou sibilo; menstruações vigorosas; anemia grave; achados anormais na ultrassonografia pélvica; padrão normal na radiografia de tórax.

Como refletir: Em pacientes com dispneia progressiva subaguda, problemas cardiopulmonares devem ser excluídos primeiro. A ausência de dor torácica pleurítica, tosse, sibilo e histórico de tabagismo afasta as causas pulmonares, e a ausência de dor torácica, ortopneia, dispneia noturna paroxística, síncope, edema periférico e palpitações, possíveis causas cardíacas. Em vez disso, esta paciente teve uma outra importante causa: anemia grave. Quais outras causas não cardíacas de dispneia devem ser consideradas? (Fraqueza muscular respiratória, metemoglobinemia, ingestão de cianeto, intoxicação por monóxido de carbono [CO], acidose metabólica, embolia pulmonar crônica e causas patogênicas [pânico ou ansiedade]). A oximetria de pulso normalmente fornece uma estimativa da PA_{O_2}. Como estará a sua saturação de oxigênio? (Com anemia, deve estar normal). De que forma ela deve ser tratada? (Suplementação de ferro, miomectomia eletiva de pronto. A transfusão pré-operatória provavelmente será necessária, considerando possível perda cirúrgica de sangue).

DISPNEIA – 6B

Quais são os fundamentos do diagnóstico e as considerações gerais sobre dispneia?

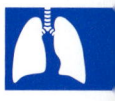

- Medição dos sinais vitais e oximetria de pulso; exames cardíaco e torácico.
- Radiografia torácica; gasometria do sangue arterial (ABG).

Considerações Gerais

- Dispneia é a percepção subjetiva de respiração desconfortável e pode ser causada por uma grande variedade de doenças que aumentam o esforço respiratório ou produzem taquipneia compensatória (p. ex., hipoxemia, acidose).

Fundamentos do Diagnóstico

- Febre, tosse, dor torácica; início, duração, gravidade e periodicidade dos sintomas.

DISPNEIA – 6C

Quais são os sintomas e sinais da dispneia?

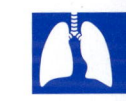

Sintomas e Sinais
- Início rápido, dispneia grave: sugere pneumotórax, embolia pulmonar ou edema pulmonar intermitente.
- Dor torácica pleurítica: sugere pneumotórax, embolia pulmonar, pericardite ou pleurisia.
- Imobilização, câncer ou trauma na extremidade inferior: sugere embolia pulmonar.
- Tosse e febre: sugere doença pulmonar, particularmente infecções, miocardite ou pericardite.
- Sibilo: sugere bronquite aguda, doença pulmonar obstrutiva crônica (COPD), asma, corpo estranho ou disfunção das pregas vocais.
- Dispneia proeminente sem aspectos de acompanhamento: sugere causas não cardiopulmonares.
- Segundo som cardíaco pulmonar acentuado (P2 alto): sugere hipertensão pulmonar ou embolia pulmonar.
- Também observe o padrão respiratório: avalie a ortopneia e a dispneia noturna paroxismal.

DISPNEIA – 6D

Qual é o diagnóstico diferencial da dispneia?

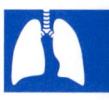

- Pulmonar: obstrução do fluxo de ar (asma, COPD, obstrução da via aérea superior), doença pulmonar restritiva (doença pulmonar intersticial, espessamento pleural ou derrame, fraqueza muscular respiratória, obesidade), pneumonia, pneumotórax, embolia pulmonar, aspiração, síndrome da angústia respiratória aguda.
- Cardíaca: isquemia miocárdica, insuficiência cardíaca congestiva, obstrução pulmonar, arritmia, tamponamento cardíaco.
- Metabólica: acidose, hipercapnia, sepse, envenenamento por CO.
- Hematológica: anemia, metemoglobinemia.
- Psiquiátrica: ansiedade.

Diagnóstico Diferencial

- Aguda: asma, pneumonia, edema pulmonar, pneumotórax, êmbolo pulmonar, acidose metabólica, síndrome da angústia respiratória aguda, ataque de pânico.

DISPNEIA – 6E

Quais são as constatações laboratoriais, de imagem e de procedimentos na dispneia?

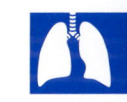

Estudos de Imagem
- A radiografia de tórax é essencial.
- A tomografia computadorizada do tórax de alta resolução pode avaliar embolia pulmonar e doenças pulmonares intersticial e alveolar.

Testes Laboratoriais
- Teste do peptídeo atrial natriurético sérico tipo B (BNP) pode ajudar a distinguir causas cardíacas de não cardíacas.
- Análise da gasometria do sangue arterial (ABG).
- Medição do hematócrito ou hemoglobina, da metemoglobina ou de CO, conforme indicado.

Procedimentos Diagnósticos
- Oximetria de pulso em repouso e em ambulação (não suplanta a gasometria do sangue arterial e, quando indicada, medição do CO e da metemoglobina).
- Eletrocardiografia (ECG).
- Espirometria em pacientes com suspeita de doença obstrutiva ou restritiva das vias áreas.

DISPNEIA – 6F

Quais são os tratamentos para a dispneia?

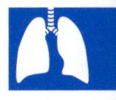

Medicamentos

- O tratamento deve ter como alvo a causa subjacente (p. ex., transfusão de hemoderivado e reposição de ferro para anemia grave causada pela perda de sangue; agonista-β_2 inalado, anticolinérgico e corticosteroide para asma).

- A terapia com opioides pode aliviar a dispneia que ocorre em pacientes aproximando-se do fim da vida.

Procedimentos Terapêuticos

- Oxigênio suplementar deve ser dado para pacientes com hipoxemia; tal suplementação em COPD grave com hipoxemia confere um benefício quanto à mortalidade.

- Reabilitação pulmonar deve ser feita em pacientes com COPD ou fibrose pulmonar intersticial.

DOENÇA PULMONAR OBSTRUTIVA CRÔNICA – 7A

Um homem de 72 anos com doença pulmonar obstrutiva crônica (COPD) apresenta-se ao departamento de emergência com dispneia de agravamento progressivo. Utilizando 2 L/min de oxigênio domiciliar, ele é normalmente capaz de andar pela casa sem limitações. Nos últimos 4 anos, no entanto, ele teve aumento da dispneia aos esforços e aumento de tosse produtiva com expectoração verde espessa. Ele não teve dor torácica ou piora no seu edema crônico moderado no tornozelo. Ele fumou dois maços de cigarro por dia nos últimos 50 anos. Testes prévios da função pulmonar (PFTs) demonstraram diminuições no volume expiratório forçado no primeiro segundo (FEV_1) e no índice FEV_1/FVC (capacidade vital forçada). O exame físico mostra taquicardia, taquipneia e diminuição dos sons respiratórios com sibilo difuso bilateralmente. A análise da gasometria do sangue arterial (ABG) mostra acidemia a partir de uma acidose respiratória parcialmente compensada. Ele é colocado sob ventilação não invasiva com pressão positiva com melhora acentuada em sua acidemia.

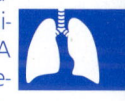

Quais são os principais aspectos dos problemas deste paciente? De que forma você deve refletir sobre os problemas dele?

Aspectos principais: Piora da dispneia; alteração na tosse e expectoração; uso caseiro de oxigênio; histórico de tabagismo de 100 maços-ano; padrão obstrutivo na espirometria; sibilo e angústia respiratória; edema de membros inferiores; acidemia com acidose respiratória parcialmente compensada; melhora sob ventilação não invasiva com pressão positiva.

Como refletir: Este paciente com COPD apresenta-se em um surto de agudização. Como recebe oxigênio domiciliar ele tem pouca reserva pulmonar. Qual teste melhor avalia a gravidade de seu estado pulmonar? (Gasometria arterial). Sua gasometria arterial mostra acidose respiratória aguda, e a ventilação não invasiva com pressão positiva é iniciada. Além do suporte ventilatório, quais são as prioridades do tratamento? (Corticosteroides, agonistas-β, agentes anticolinérgicos inalados). Quais acontecimentos clínicos necessitariam de transição para a entubação endotraqueal? (Estado mental alterado, falha em diminuir a Pa_{CO_2}). Quando o paciente voltar ao seu estado basal, quais terapias diminuem as exacerbações da COPD? (Cessação do tabagismo, corticosteroides inalados, influenza e vacinações pneumocócicas). Qual outra terapia diminui a taxa de mortalidade? (Oxigênio caseiro).

DOENÇA PULMONAR OBSTRUTIVA CRÔNICA – 7B

Quais são os fundamentos do diagnóstico e as considerações gerais sobre a doença pulmonar obstrutiva crônica?

Considerações Gerais

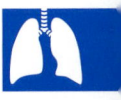

- A obstrução do fluxo de ar é causada por bronquite crônica, enfisema ou ambos.
- A obstrução é progressiva e pode ser acompanhada por hiper-reatividade brônquica, que é parcialmente reversível.
- A bronquite crônica é caracterizada por secreções mucosas excessivas com tosse produtiva por 3 meses ou mais por, ao menos, 2 anos consecutivos.
- O enfisema é o alargamento anormal dos espaços de ar distal aos bronquíolos terminais com destruição das paredes brônquicas sem fibrose.
- O tabagismo é a causa mais importante; 80% dos pacientes têm exposição ao tabagismo.

Fundamentos do Diagnóstico

- Histórico de tabagismo.
- Tosse crônica, dispneia e tosse produtiva.
- Roncos, diminuição da intensidade dos sons respiratórios e expiração prolongada no exame físico.
- Limitação do fluxo de ar no PFT.

DOENÇA PULMONAR OBSTRUTIVA CRÔNICA – 7C

Quais são os sintomas e sinais da doença pulmonar obstrutiva crônica?

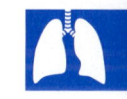

Sintomas e Sinais

- Apresentação normalmente aos 40-50 anos de idade com tosse produtiva e dispneia.
- Dispneia inicialmente ocorre apenas aos grandes esforços, progredindo para sintomas durante o repouso no caso de doença grave.
- Exacerbação dos sintomas vai além da variação normal diária, frequentemente incluindo aumento da dispneia e da gravidade da tosse, aumento no volume de expectoração ou uma mudança no aspecto da expectoração.
- Infecções (virais mais comumente do que bacterianas) precedem exacerbações na maioria dos pacientes.
- COPD em estágio avançado é caracterizada por hipoxemia, pneumonia, hipertensão pulmonar, *cor pulmonale* e insuficiência respiratória.
- Sintomas clínicos podem estar ausentes no início.
- Pacientes são frequentemente divididos em duas classes: "sopradores rosados" ou "pletóricos azuis", dependendo da prevalência do enfisema ou da bronquite crônica.

DOENÇA PULMONAR OBSTRUTIVA CRÔNICA – 7D

Qual é o diagnóstico diferencial da doença pulmonar obstrutiva crônica?

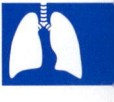

Diagnóstico Diferencial

- Asma.
- Bronquiectasia, que apresenta pneumonia recorrente e hemoptise, com constatações radiográficas distintas.
- Micose broncopulmonar.
- Obstrução do fluxo de ar central.
- Deficiência grave de α_1-antripsina.
- Fibrose cística, que é normalmente vista primeiro em crianças e adultos jovens.

DOENÇA PULMONAR OBSTRUTIVA CRÔNICA – 7E

Quais são as constatações laboratoriais e de imagem em doença pulmonar obstrutiva crônica?

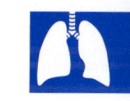

Testes Laboratoriais

- O exame da expectoração pode revelar patógenos, embora as culturas sejam mal correlacionadas com exacerbações.
- A eletrocardiografia mostra taquicardia sinusal, anormalidades condizentes com *cor pulmonale* na fase avançada, ou taquicardia supraventricular e irritabilidade ventricular.
- Gasometrias arteriais são desnecessárias a menos que haja suspeita de hipoxemia ou hipercapnia e podem mostrar uma acidose respiratória compensada com piora da acidose durante exacerbações.
- A espirometria mostra reduções no FEV_1 e na relação FEV_1/FVC em doenças em estágio avançado, FVC reduzida em doenças graves e aumento da capacidade pulmonar total (TLC) e do volume residual (RV) em virtude do aprisionamento de ar.
- A obtenção de um nível de α_1-antitripsina pode revelar uma deficiência enzimática em pacientes jovens com enfisema.

Estudos de Imagem

- Radiografias em pacientes com bronquite crônica podem mostrar marcas peribrônquicas e perivasculares não específicas.
- Radiografias simples são insensíveis no enfisema; elas podem mostrar hiperinflação com um diafragma achatado ou insuficiência arterial periférica.
- Tomografia computadorizada do tórax é mais sensível e específica para o diagnóstico de enfisema.
- Ecocardiograma com Doppler estima a pressão arterial pulmonar se houver suspeita de hipertensão pulmonar.

DOENÇA PULMONAR OBSTRUTIVA CRÔNICA – 7F

Quais são os tratamentos para doença pulmonar obstrutiva crônica?

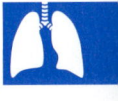

Medicamentos
- Oxigênio suplementar em pacientes hipoxêmicos aumenta a sobrevivência e reduz as hospitalizações.
- Broncodilatadores oferecem melhora nos sintomas, na tolerância ao exercício e na saúde geral.
- Brometo de ipratrópio e agonistas-β_2 de curta ação (albuterol) são usados frequentemente em combinação.
- Agonistas-β_2 de longa duração (formoterol, salmeterol) e anticolinérgicos (tiotrópio) também são benéficos.
- Corticosteroides são frequentemente utilizados para exacerbações; eles normalmente não são eficazes em pacientes ambulatoriais.

- Antibióticos melhoram levemente os resultados em exacerbações agudas.
- Opioides e medicamentos sedativo-hipnóticos podem conduzir dispneia grave e refratária.

Cirurgia
- O transplante de pulmão melhora muito a função pulmonar e a tolerância ao exercício.
- A cirurgia de redução do volume pulmonar em pacientes altamente selecionados resulta em melhoras modestas. A bulectomia é usada como alívio da dispneia em pacientes com enfisema pulmonar bolhoso.

Procedimentos Terapêuticos
- Cessação do tabagismo é a meta mais importante.
- A ventilação não invasiva com pressão positiva em exacerbações reduz a necessidade de entubação, encurta a duração da estadia na unidade de tratamento intensivo e pode reduzir o risco de infecções associadas aos cuidados médicos.

EMBOLIA PULMONAR – 8A

Um homem de 57 anos passa por uma artroplastia total do joelho direito decorrente de uma doença articular degenerativa grave. Quatro dias depois, ele desenvolve dispneia e dor torácica pleurítica do lado direito. Ele está em angústia respiratória moderada com frequência respiratória de 28 respirações por minuto, frequência cardíaca de 120 batimentos por minuto, pressão sanguínea de 110/70 mm Hg e saturação de oxigênio de 88% em ar ambiente. O exame cardiopulmonar está normal. O membro inferior direito está no pós-operatório tardio, cicatrizando bem, com edema depressível 2+, sensibilidade na panturrilha, eritema e quente; sua perna esquerda está normal.

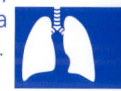

Quais são os principais aspectos dos problemas deste paciente? De que forma você deve refletir sobre os problemas dele?

Aspectos principais: Cirurgia recente; dispneia aguda; dor torácica pleurítica; taquipneia e taquicardia; hipóxia (dessaturação de oxigênio); sinais de trombose venosa profunda (DVT), incluindo sensibilidade na panturrilha e edema.

Como refletir: Este paciente apresenta início repentino de dispneia, dor torácica, taquipneia, hipoxemia e taquicardia. Qual é o diagnóstico diferencial deste cenário? (Infarto agudo do miocárdio, pneumotórax, tamponamento cardíaco, embolia pulmonar [PE]). Quais aspectos tornam a PE mais provável? (Aspecto pleurítico da dor torácica, exames cardiopulmonares normais, início pós-cirúrgico). Qual é o tratamento imediato e quais são as prioridades de diagnóstico neste paciente instável? (Oxigênio suplementar, acesso intravenoso; eletrocardiograma [ECG], radiografia torácica). Se o ECG mostrar apenas taquicardia sinusal, e a radiografia torácica mostrar apenas campos pulmonares limpos, como a possibilidade de PE deve ser avaliada? (CT helicoidal). Há alguma utilidade no teste de D-dímero? (Não). Este teste é mais utilizado para uma "probabilidade intermediária" do que para este cenário de "probabilidade alta". Sua CT mostra êmbolos pulmonares bilaterais extensos. Como você decide se esta é uma PE "maciça" ou "submaciça"? ("PE maciça" indica comprometimento hemodinâmico [choque cardiogênico] e é tratada por trombólise; na "PE submaciça", a função da trombólise é menos clara). Neste caso, dado que a pressão sanguínea está provavelmente abaixo do patamar normal, mas ele não está em choque, de que forma você poderá avaliar melhor a tensão cardíaca direita? (Ecocardiograma). Qual tratamento você deveria iniciar independentemente da decisão da trombólise? (Heparina ou heparina de baixo peso molecular [LMWH]). Uma propedêutica para trombofilia é indicada? (Não. A cirurgia e a estase mais provavelmente "provocaram" a PE do que causaram trombofilia). Qual é a duração típica da anticoagulação para tromboembolismo venoso (VTE) "provocado"? (6 meses).

EMBOLIA PULMONAR – 8B

Quais são os fundamentos do diagnóstico e as considerações gerais sobre embolia pulmonar?

Fundamentos do Diagnóstico

- Predisposição à trombose venosa, normalmente das extremidades inferiores.
- Normalmente dispneia, dor torácica, hemoptise ou síncope.
- Taquipneia e uma diferença entre a PO_2 alveolar e arterial mais ampla.
- Defeitos característicos na cintigrafia de ventilação/perfusão pulmonar, CT helicoidal torácica ou angiografia pulmonar.

Considerações Gerais

- Terceira causa mais comum de morte em pacientes hospitalizados; frequentemente não reconhecida *antemortem*.
- Fatores de risco: imobilidade, hiperviscosidade, pressões venosas centrais aumentadas, lesão vascular (trauma, DVT prévia, cirurgia ortopédica), estados de hipercoagulabilidade.
- PE desenvolve-se em 50 a 60% dos pacientes com DVT proximal de membros inferiores; 50% são assintomáticos; a hipoxemia resulta de obstrução vascular, levando à ventilação do espaço morto, desvio da direita para a esquerda e débito cardíaco diminuído.
- Outros tipos de êmbolos pulmonares: embolia gordurosa, embolia aérea, embolia de líquido amniótico, embolia séptica (p. ex., endocardite), embolia tumoral, embolia de corpo estranho e embolia parasitária (esquistossomose).

EMBOLIA PULMONAR – 8C

Quais são os sintomas e sinais da embolia pulmonar?

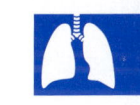

Sintomas e Sinais
- Constatações clínicas dependem do tamanho do êmbolo e do estado cardiopulmonar preexistente do paciente.
- Dispneia ocorre em 75 a 85%, e dor torácica em 65 a 75% dos pacientes.
- Taquipneia pode ser o único sinal; é encontrada normalmente em mais de 50% dos pacientes.
- Sintomas e sinais menos comuns incluem febre, hemoptise, tosse, crepitações (estertores), angina e um componente pulmonar acentuado da segunda bulha cardíaca.
- Sinal de Homans é a dor com flexão dorsal forçada do tornozelo e sugere DVT na extremidade inferior ipsolateral; é uma constatação rara.
- Noventa e sete por cento dos pacientes no estudo da Investigação Prospectiva do Diagnóstico de Embolia Pulmonar (PIOPED) tinham *ao menos um* dos seguintes sintomas:
  - Dispneia.
  - Taquipneia.
  - Dor torácica com a respiração.

EMBOLIA PULMONAR – 8D

Qual é o diagnóstico diferencial da embolia pulmonar?

Diagnóstico Diferencial
- Infarto agudo do miocárdio (ataque cardíaco).
- Pneumonia.
- Pericardite.
- Insuficiência cardíaca.
- Pleurite (pleurisia).
- Pneumotórax.
- Tamponamento pericárdico.

EMBOLIA PULMONAR – 8E

Quais são as constatações laboratoriais e de imagem na embolia pulmonar?

Testes Laboratoriais
- As constatações no ECG são anormais em 70% dos pacientes, normalmente com taquicardia sinusal e alterações nos segmentos ST-T não específicas.
- A alcalose respiratória aguda, a hipoxemia e o gradiente de O_2 arterial-alveolar ampliado (A-$a\,Do_2$) podem ser vistos, mas estas constatações não são diagnósticas.
- O teste do D-dímero é muito sensível, mas não é específico para VT.

Estudos de Imagem
- As constatações radiográficas torácicas mais comuns são atelectasia, infiltrados, efusões pleurais, sinal de Westermark (oligoemia focal com uma artéria pulmonar central proeminente) e corcunda de Hampton (área com base pleural de densidade aumentada a partir de hemorragia intraparenquimatosa).
- A cintigrafia pulmonar de ventilação e perfusão (varredura V/Q) pode excluir a PE, se as constatações forem normais, ou fazer o diagnóstico, se a probabilidade for alta; varreduras indeterminadas são comuns e não ajudam nos esforços de diagnóstico.
- A arteriografia por CT helicoidal é o estudo diagnóstico inicial de escolha porque é muito sensível e não invasivo, mas requer administração de radiocontraste intravenoso.
- Os estudos de trombose venosa incluem ultrassonografia Doppler dos membros inferiores e podem estabelecer a necessidade de tratamento, evitando testes invasivos em pacientes com alta suspeita de PE.
- A angiografia pulmonar é o padrão de referência para o diagnóstico de PE, mas é invasiva.

EMBOLIA PULMONAR – 8F

Quais são os tratamentos para embolia pulmonar?

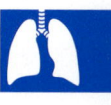

- Durações do tratamento são de 6 meses para um episódio inicial com um fator de risco reversível, 12 meses após um episódio idiopático inicial e 6 a 12 meses a perpétuo em pacientes com fatores de risco irreversíveis ou doença recorrente.
- Terapia trombolítica aumenta a hemorragia intracraniana, mas é indicada em pacientes hemodinamicamente instáveis.

Cirurgia

- A embolectomia pulmonar é um procedimento de emergência com uma alta taxa de mortalidade, realizada em poucos centros médicos.

Procedimentos Terapêuticos

- Dispositivos de cateter que fragmentam e extraem trombos foram utilizados em poucos pacientes.
- A interrupção (filtros de IVC) da veia cava inferior (IVC) pode ser indicada quando há uma contraindicação significativa à anticoagulação ou quando ocorre recorrência apesar da anticoagulação adequada.
- Filtros de IVC diminuem a incidência a curto prazo de PE, mas aumentam a taxa a longo prazo de DVT recorrente; assim, devem ser tomadas providências para sua remoção no momento da inserção.

Medicamentos

- Anticoagulação completa com heparina deve começar com a avaliação diagnóstica em pacientes com uma probabilidade clínica moderada à alta de PE e sem contraindicações.
- LMWHs são tão eficazes quanto à heparina não fracionada e não requerem monitoramento da coagulação.
- Varfarina é uma opção para a terapia oral de anticoagulação.

FARINGITE – 9A

Uma mulher de 19 anos apresenta-se em sua clínica de cuidados primários reclamando de uma dor de garganta que dura 2 dias. Ela também relata febre que chegou a 38,4°C no dia anterior. Ela nega tosse. Um colega em seu ambiente de trabalho também teve sintomas similares. No exame físico, seu pescoço revela linfadenopatia cervical anterior suave e suas tonsilas estão inflamadas e exsudativas.

Quais são os principais aspectos dos problemas desta paciente?
De que forma você deve refletir sobre os problemas dela?

Aspectos principais: Mulher jovem; contato com doença; dor de garganta; febre; falta de tosse; adenopatia cervical; tonsilas exsudativas.

Como refletir: A avaliação da faringite aguda em adultos requer que o clínico separe a faringite viral da provável infecção estreptocócica β-hemolítica do grupo A, enquanto permanece vigilante para causas mais sérias de dor de garganta. Por que é importante identificar e tratar a faringite estreptocócica β-hemolítica do grupo A? (Risco de febre reumática subsequente e glomerulonefrite). Quantos critérios de Centor estão presentes nesta paciente? (Quatro de quatro critérios de diagnóstico: febre, ausência de tosse, linfadenopatia cervical suave, exsudato tonsilar). Se um teste rápido para estreptococos resultasse negativo neste caso, qual seria a estratégia de tratamento apropriada? (A terapia com antibióticos em um paciente com quatro de quatro critérios de Centor é razoável independentemente do resultado do teste rápido). Quais outras importantes doenças infecciosas se apresentam com faringite em adultos jovens e devem ser consideradas? (Síndrome de Lemierre [*Fusobacterium necrophorum*], infecção aguda por HIV, faringite gonocócica, mononucleose infecciosa [vírus Epstein-Barr ou EBV] e infecção por citomegalovírus). Se a mononucleose fosse uma consideração, qual antibiótico deveria ser evitado por causa da alta frequência de erupção cutânea associada? (Ampicilina). Se a paciente fornecer um histórico de encontro sexual de alto risco recente, ela deve receber um teste anti-HIV neste momento? (Não. Anticorpos detectáveis levam entre 3 semanas a 2 meses para se formarem na maioria dos pacientes infectados. Uma quantificação de ácido nucleico para carga viral do HIV seria mais apropriada).

FARINGITE – 9B

Quais são os fundamentos do diagnóstico e as considerações gerais sobre faringite?

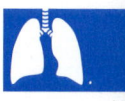

Considerações Gerais

- A principal preocupação é determinar se a causa é infecção estreptocócica β-hemolítica do grupo A por causa das complicações da febre reumática e da glomerulonefrite.
- Cerca de 1/3 dos pacientes com mononucleose infecciosa tem tonsilite estreptocócica secundária, requerendo tratamento.
- Ampicilina deve rotineiramente ser evitada, se houver suspeita de mononucleose, porque ela induz erupções cutâneas.

Fundamentos do Diagnóstico

- Dor de garganta, febre, adenopatia cervical anterior e exsudato tonsilar sugerem infecção estreptocócica β-hemolítica do grupo A.

FARINGITE – 9C

Quais são os sintomas e sinais da faringite?

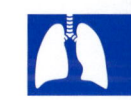

Sintomas e Sinais

- Os critérios diagnósticos de Centor para infecção estreptocócica β-hemolítica do grupo A são febre acima de 38°C, adenopatia cervical anterior suave, ausência de tosse e exsudato faringotonsilar.
- A dor de garganta pode ser grave, com odinofagia, adenopatia suave e uma erupção escarlatiniforme.
- Rouquidão, tosse e coriza não são sugestivas de infecção estreptocócica β-hemolítica do grupo A.
- Linfadenopatia acentuada e um exsudato tonsilar roxo-esbranquiçado desgrenhado, normalmente se estendendo para dentro da nasofaringe, sugerem mononucleose, especialmente se estiver presente em um adulto jovem.

FARINGITE – 9D

Qual é o diagnóstico diferencial da faringite?

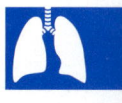

- Candidíase.
- Gengivoestomatite ulcerativa necrosante (Doença por fusoespiroqueta, angina de Vincent).
- Abscesso retrofaríngeo.
- Difteria.
- Outras faringites bacterianas: *Neisseria gonorrhoeae,* micoplasma, estreptococos anaeróbicos, *Corynebacterium haemolyticum.*
- Epiglotite.

Diagnóstico Diferencial
- Faringite viral ou EBV, ou mononucleose infecciosa.
- Infecção primária por HIV.

FARINGITE – 9E

Quais são as constatações laboratoriais na faringite?

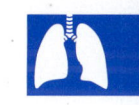

Testes Laboratoriais

- A presença dos quatro critérios diagnósticos de Centor sugere fortemente infecção estreptocócica β-hemolítica do grupo A, e alguns tratariam a paciente independentemente dos resultados laboratoriais.
- Quando três dos quatro critérios de Centor estão presentes, a sensibilidade laboratorial para o teste rápido do antígeno para infecção estreptocócica β-hemolítica do grupo A excede 90%.
- Quando apenas um critério de Centor está presente, a infecção estreptocócica β-hemolítica do grupo A é improvável.
- Com cerca de 90% de sensibilidade, as razões entre linfócitos e glóbulos brancos de mais de 35% sugerem infecção por EBV e não tonsilite.
- Considere o teste anti-HIV ou de quantificação da carga viral para infecção aguda por HIV.

FARINGITE – 9F

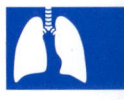

Quais são os tratamentos para faringite?

- Macrolídeos são úteis para pacientes alérgicos à penicilina.
- Medicamentos analgésicos e anti-inflamatórios (aspirina, acetaminofeno).

Cirurgia
- Remoção das tonsilas em casos de abscessos recorrentes.

Medicamentos
- Injeção intramuscular de penicilina benzatina ou penicilina V potássica oral para infecção estreptocócica β-hemolítica do grupo A.

Procedimentos Terapêuticos
- Evitar esportes de contato na mononucleose (risco de ruptura esplênica).

PNEUMONIA – 10A

Um homem de 67 anos com um histórico de alcoolismo apresenta-se há 2 dias com febre, calafrios, tremores, falta de ar e uma tosse produtiva de expectoração amarelo-escura. Ele teve uma libação alcoólica recente que acabou 2 dias antes da sua admissão e ele acordou com estes sintomas. No exame físico, sua temperatura é de 39,5°C, sua frequência respiratória é de 30 respirações/min e ele está em angústia respiratória moderada. Seu campo pulmonar direito inferior tem crepitações respiratórias na ausculta. Os testes laboratoriais revelam uma contagem de glóbulos brancos de 16.000/mcL. Uma radiografia torácica mostra consolidação focal nos lobos médio e inferior direito.

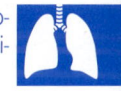

Quais são os principais aspectos dos problemas deste paciente? De que forma você deve refletir sobre os problemas dele?

Aspectos principais: Histórico de alcoolismo predispondo à aspiração; febre e calafrios; tremores; dispneia; tosse com expectoração purulenta; taquipneia; consolidação no exame e na radiografia; leucocitose.

Como refletir: A pneumonia é um diagnóstico clínico em que sintomas, exame, contagem de glóbulos brancos e radiografia torácica são considerados. Embora todos estes apontem para um diagnóstico de pneumonia neste caso, quais outras causas são plausíveis? (Pneumonite por aspiração, neoplasia pulmonar, abscesso pulmonar, síndrome da angústia respiratória aguda, bronquite, tuberculose, embolia pulmonar, insuficiência cardíaca congestiva, atelectasia, reação a drogas). Quais são os próximos passos diagnósticos? (Hemocultura; gasometria arterial). Os patógenos e os resultados variam conforme os fatores de risco epidemiológico. Este paciente tem provavelmente pneumonia adquirida na comunidade (CAP), mas a exposição recente a estabelecimentos de saúde e estado imune (incluindo teste HIV) devem ser avaliados. Seu alcoolismo pode indicar abuso de outras substâncias, e ambos aumentam o risco de tuberculose. Quais patógenos são mais prováveis neste caso? (A apresentação aguda de sua doença é mais condizente com pneumonia bacteriana "típica" a partir de *Streptococcus pneumoniae, Haemophilus influenzae* e *Klebsiella pneumoniae*. A pneumonia "atípica", p. ex., *Mycoplasma pneumoniae*, é menos provável em pacientes admitidos em hospitais. Mas a cobertura antibiótica empírica para ambos os tipos pode ser importante. Embora a pneumonia por *Staphylococcus aureus* seja incomum, está associada à morbidade, então a cobertura para ela pode ser apropriada com doença grave e para pacientes que necessitem de cuidado intensivo). Se este paciente responder ao tratamento com antibióticos dentro dos primeiros 2 a 3 dias, sua duração deve ser de 7 dias para a maioria dos patógenos.

PNEUMONIA – 10B

Quais são os fundamentos do diagnóstico e as considerações gerais sobre pneumonia?

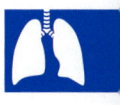

- Expectoração purulenta.
- CAP ocorre fora do hospital; a pneumonia adquirida no hospital (HAP) ocorre mais de 48 horas após a admissão; a pneumonia associada à ventilação (VAP) desenvolve-se em pacientes com ventilação mecânica; a pneumonia associada aos cuidados de saúde (HCAP) ocorre nos membros da comunidade com altas exposições a estabelecimentos de cuidados de saúde.

Fundamentos do Diagnóstico

- Febre ou hipotermia, taquipneia, tosse com ou sem expectoração, dispneia, desconforto torácico, suores ou calafrioios (ou ambos).
- Sons respiratórios brônquicos ou crepitações inspiratórias na auscultação torácica, opacidade na radiografia torácica.
- Leucocitose.

Considerações Gerais

- Pode ser bacteriana (p. ex., *S. pneumoniae, M. pneumoniae, Chlamydophila pneumoniae, Neisseria meningitides, Moraxella catarrhalis, K. pneumoniae*) ou viral (p. ex., influenza, vírus sincicial respiratório, adenovírus).
- Organismos da HAP incluem *S. aureus* e *Pseudomonas aeruginosa*.

PNEUMONIA – 10C

Quais são os sintomas e sinais da pneumonia?

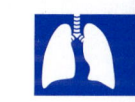

Sintomas e Sinais
- Início agudo ou subagudo de febre, tosse com ou sem expectoração e dispneia podem estar presentes.
- Tremores, suores, calafrios, pleurisia, desconforto torácico e hemoptise são comuns.
- Fadiga, anorexia, dor de cabeça, mialgias e dor abdominal podem estar presentes.
- As constatações físicas incluem febre ou hipotermia, taquipneia, taquicardia, diminuição da saturação de oxigênio, estertores ou sons respiratórios anormais e embotamento à percussão.
- Os sintomas podem ser mais não específicos em HAP e VAP.

PNEUMONIA – 10D

Qual é o diagnóstico diferencial da pneumonia?

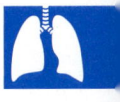

Diagnóstico Diferencial
- Pneumonia por aspiração ou pneumonite.
- Síndrome da angústia respiratória aguda (ARDS).
- Bronquite.
- Abscesso pulmonar ou neoplasia.
- Tuberculose.
- Embolia pulmonar.
- Infarto miocárdico ou insuficiência cardíaca crônica.
- Sarcoidose.
- Doença pulmonar intersticial.
- Reações a medicamentos.
- Hemorragia pulmonar.
- Atelectasia.

PNEUMONIA – 10E

Quais são as constatações laboratoriais, de imagem e de procedimentos na pneumonia?

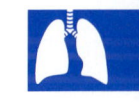

Testes Laboratoriais
- Cultura de escarro pela coloração de Gram, culturas de sangue, teste rápido de influenza ou avaliações do antígeno da urina para *Legionella pneumophila* e *S. pneumoniae* podem guiar o tratamento antibiótico.
- Todos os pacientes hospitalizados devem ter um hemograma completo, perfil bioquímico e análise da gasometria arterial.
- Teste de HIV deve ser considerado em todos os pacientes adultos.

Estudos de Imagem
- As constatações radiográficas torácicas variam de opacidades irregulares do espaço aéreo a consolidações lobares com broncogramas de ar a opacidades alveolares difusas ou intersticiais.
- A resolução das opacidades pode levar 6 semanas ou mais.

Procedimentos Diagnósticos
- Indução de expectoração e broncoscopia por fibra óptica são indicadas para pacientes que não podem fornecer amostras ou que possam ter *Pneumocystis jiroveci* ou pneumonia por *Mycobacterium tuberculosis*.
- Toracentese com análise de liquido pleural deve ser realizada em todos os pacientes com derrames.
- Aspiração endotraqueal e broncoscopia por fibra óptica com lavagem em pacientes com VAP.

PNEUMONIA – 10F

Quais são os tratamentos para pneumonia?

Medicamentos

- O tratamento é fundamentado nos fatores de risco e na gravidade da doença.
- A terapia pode utilizar um macrolídeo ou doxiciclina com ou sem um β-lactâmico, ou uma fluoroquinolona respiratória (p. ex., moxifloxacina, gemifloxacina ou levofloxacina).
- Pacientes em unidades de tratamento intensivo recebem tanto um β-lactâmico com azitromicina como uma fluoroquinolona respiratória.
- O tratamento em pacientes em risco de infecção por *Pseudomonas* deve incluir um antipneumocócico, um antipseudomona β-lactâmico (piperacilina-tazobactam, cefepima, imipenemo, meropenemo), ciprofloxacina ou levofloxacina e/ou um aminoglicosídeo (gentamicina, tobramicina, amicacina).
- Pacientes com HAP ou VAP precisam de cobertura empírica tanto para *Pseudomonas* quanto para *Staphylococcus aureus* resistente à meticilina (MRSA).

SINUSITE – 11A

Um homem de 25 anos apresenta-se na unidade de emergência com 3 semanas de dor e opressão na região facial. Ele descreve um volume e uma sensibilidade em sua bochecha. Ele também teve eliminação de secreção nasal amarelo-esverdeada juntamente com febre subjetiva, halitose e mal-estar. Ele sentiu que estava melhorando 1 semana atrás, mas seus sintomas retornaram piores do que nunca. No exame físico, o seu seio maxilar direito está sensível à palpação e percussão.

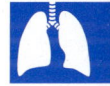

Quais são os principais aspectos dos problemas deste paciente? De que forma você deve refletir sobre os problemas dele?

Aspectos principais: Dor facial unilateral, pressão e sensibilidade; descarga nasal purulenta; febre e halitose; resolução parcial com piora subsequente; sensibilidade no seio maxilar sob exame.

Como refletir: Pressão sinusal e corrimento nasal, acompanhados de cefaleia, tosse ou febre subjetiva, é uma combinação comum de constatações em sinusite. A maioria dos casos é causada por rinossinusite, autolimitada e tratada sintomaticamente. As duas tarefas principais para o médico são determinar a probabilidade de sinusite bacteriana e excluir complicações sérias. Quais são os elementos do histórico clínico associados à sinusite bacteriana? (Dor facial unilateral, descarga nasal purulenta, febre, odontalgia associada, resolução parcial seguida de piora dos sintomas ["piora dupla"] e duração > 7 dias). Quais organismos estão comumente implicados na sinusite bacteriana? (*Streptococcus pneumoniae*, outros estreptococos, *Haemophilus influenzae*; possivelmente *Staphylococcus aureus* ou *Moraxella catarrhalis*). Quais são os "sinais de alerta" para uma complicação séria? (Envolvimento dos olhos [proptose, diplopia], estado mental alterado e eritema facial, sugerindo celulite. O comprometimento imune deve aumentar a vigilância para tais complicações). Quando se deve considerar um estudo de imagem do seio ou encaminhamento para um otorrinolaringologista para uma endoscopia nasal? (Pacientes que recebem tratamento antibiótico apropriado e não apresentam melhora em até 4 semanas). Quais são os antibióticos de primeira linha para o tratamento da sinusite bacteriana aguda? (Amoxicilina, trimetoprim–sulfametoxazol [TMP-SMZ], doxiciclina). Quais outros tratamentos podem ajudar? (Descongestionante nasal, descongestionante intranasal [por ≤ 3 dias], *spray* intranasal de esteroide e lavagem salina intranasal).

SINUSITE – 11B

Quais são os fundamentos do diagnóstico e as considerações gerais sobre sinusite?

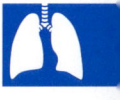

Fundamentos do Diagnóstico
- Descarga nasal amarelo-esverdeada purulenta ou expectoração e obstrução nasal.
- Início agudo (1-4 semanas de duração) de dor facial ou pressão sobre o seio ou os seios afetados.
- Sintomas associados, incluindo tosse, halitose, febre e cefaleia.

Considerações Gerais
- Doença comum que afeta cerca de 20 milhões de americanos anualmente.
- É normalmente resultado de comprometimento do transporte mucociliar e obstrução do complexo ostiomeatal, ou "poros" sinusais.
- Mucosa edemaciada causa obstrução do complexo, resultando no acúmulo da secreção mucosa na cavidade sinusal que se torna secundariamente infectada por bactérias.
- Patógenos típicos são *S. pneumoniae;* outros estreptococos; *H. influenza* e, menos comumente, *S. aureus* e *M. catarrhalis.*
- Escoamento nasal sem cor e resposta fraca a descongestionantes sugerem sinusite.

SINUSITE – 11C

Quais são os sintomas e sinais da sinusite?

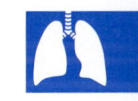

Sintomas e Sinais
- A rinossinusite bacteriana pode ser distinguida da rinite viral quando os sintomas duram mais de 10 dias após o início ou pioram em até 10 dias após uma melhora inicial.
- Os sintomas inespecíficos incluem febre, mal-estar, halitose, cefaleia, hiposmia e tosse.
- A sinusite maxilar apresenta-se com volume facial unilateral, pressão e sensibilidade sobre a bochecha; a dor pode estar ligada ao incisivo superior e aos dentes caninos.
- A sinusite etmoide é normalmente acompanhada de sinusite maxilar; os sintomas são similares.
- A sinusite esfenoide é normalmente vista no cenário de pansinusite, ou infecção de todos os seios paranasais em, ao menos, um lado; o paciente pode reclamar de dor de cabeça "no meio da cabeça".
- A sinusite frontal pode causar dor e sensibilidade na fronte.
- A sinusite adquirida no hospital pode apresentar-se sem nenhum sintoma, está normalmente associada a tubos nasogástricos e é uma fonte comum de febre em pacientes criticamente doentes.

SINUSITE – 11D

Qual é o diagnóstico diferencial da sinusite?

Diagnóstico Diferencial
- Infecção do trato respiratório superior.
- Rinite viral.
- Rinite alérgica.
- Polipose nasal.
- Abscesso dentário.
- Mucormicose rinocerebral.
- Otite média.
- Faringite.
- Dacriocistite.
- Câncer do seio paranasal.

SINUSITE – 11E

Quais são as constatações laboratoriais, de imagem e de procedimentos na sinusite?

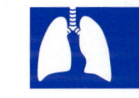

Estudos de Imagem
- Tomografias computadorizadas coronais sem contraste são mais esclarecedoras do que películas convencionais; fornecem um meio rápido e eficaz de avaliar todos os seios paranasais, identificam áreas de risco e direcionam a terapia; são indicadas quando os sintomas persistem por mais do que 4 a 12 semanas.
- Radiografias de rotina em série dos seios não são resolutivas, mas podem ser úteis em casos difíceis de serem avaliados, quando o paciente não responde à terapia apropriada ou quando apresenta sintomas ou sinais de infecções mais sérias (p. ex., mucormicose [infecção com *Rhizopus*, *Mucor*, *Absidia* ou *Cunninghamella*]) são notadas.

Procedimentos
- A endoscopia nasal é indicada quando os sintomas persistem por mais de 4 a 12 semanas.

Testes Laboratoriais
- O diagnóstico é normalmente feito apenas por meios clínicos.

SINUSITE – 11F

Quais são os tratamentos para sinusite?

Medicamentos

- Antibióticos devem ser dados se os sintomas durarem mais de 10 a 14 dias ou se sintomas graves, como febre, dor facial e edema periorbitário, forem evidentes na apresentação.
- A terapia de primeira linha é a amoxicilina, TMP-SMZ ou doxiciclina.
- Após o uso recente de antibiótico, a levofloxacina ou amoxicilina-clavulanato são apropriadas.
- A terapia de segunda linha inclui amoxicilina-clavulanato ou moxifloxacina.
- Infecções adquiridas no hospital podem requerer agentes de amplo espectro.
- Descongestionantes orais ou nasais podem ser usados para melhora dos sintomas

Procedimentos Terapêuticos

- Para sinusite adquirida no hospital, a remoção de um tubo nasogástrico, melhora na higiene nasal e culturas endoscópicas ou transantral (particularmente em infectados por HIV ou outros pacientes imunocomprometidos) podem ser úteis.

TOSSE – 12A

Um homem de 32 anos apresenta-se à unidade de emergência com 4 semanas de tosse. Ele descreve uma doença recente, coincidindo com o início da tosse, com congestão nasal, dor de garganta, fadiga e mialgias. Seus outros sintomas têm diminuído desde então, mas sua tosse continuou. Ele nega ter tido falta de ar, febre ou perda de peso. Ele não fuma cigarros nem usa drogas ilícitas. Seus sinais vitais e suas constatações no exame físico são normais.

Quais são os principais aspectos dos problemas deste paciente? De que forma você deve refletir sobre os problemas dele?

Aspectos principais: Curso de tempo de 4 semanas; doença viral recente com resolução de todos os sintomas exceto a tosse; sem falta de ar, febre ou perda ponderal; não fuma; sinais vitais e constatações no exame físico normais.

Como refletir: Tosse é comum e normalmente benigna, mas pode ser o sintoma de uma doença séria. Primeiro, considere se o paciente tem fatores de risco para uma causa subjacente grave de sua tosse. (Aqui, aparentemente, não existem fatores de risco; ele é jovem, não fuma e não tem problemas médicos crônicos, imunodeficiência ou viagem recente). Depois, reflita sobre as causas mais comuns da tosse que não se deve jamais ignorar. Quais aspectos nos asseguram de que ele não tenha pneumonia? (Ausência de expectoração, dor torácica pleurítica, dispneia, febre, hipóxia, taquicardia ou exame pulmonar anormal, p. ex., estertores ou egofonia). Quais aspectos nos asseguram de que ele não tenha neoplasia? (Sem histórico de tabagismo, perda de peso ou hemoptise). O que nos assegura de que ele não tenha tuberculose? Doença pulmonar intersticial? Doença cardíaca? Após, considere os diagnósticos mais prováveis. Uma duração de 4 semanas qualifica-se como tosse aguda, subaguda ou crônica? Existem causas infecciosas que se enquadram nesta apresentação? (Coqueluche). Qual é a causa mais provável? (Broncospasmo pós-infecção [ou sibilo induzido por vírus] é comum; uma tosse minimamente produtiva persiste por diversas semanas apesar da resolução de todos os outros sintomas).

Como ele deveria ser aconselhado e tratado? (Ele deve ser informado de que a tosse prolongada após uma infecção viral respiratória superior é comum; a terapia com broncodilatadores é eficaz para controle dos sintomas). Se a sua tosse persistir, qual informação adicional sobre fator de risco deve ser coletada? (Histórico de viagem explícito, histórico de asma, ocupacional ou outras exposições, fatores de risco de HIV).

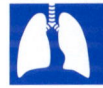

TOSSE – 12B

Quais são os fundamentos do diagnóstico e as considerações gerais sobre tosse?

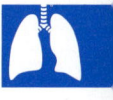

Considerações Gerais

- A tosse resulta da estimulação dos receptores nervosos aferentes mecânicos ou químicos na árvore brônquica.
- As síndromes de tosse são definidas como agudas (< 3 semanas), persistentes (> 3 semanas) ou crônicas (> 8 semanas).
- A tosse pós-infecção com duração de 3 a 8 semanas é denominada *tosse subaguda* para distinguir esta entidade clínica distinta da tosse aguda e persistente.
- A prevalência da infecção de coqueluche em adultos com uma tosse com duração de mais de 3 semanas é de 20%, embora a prevalência exata seja difícil de avaliar por causa da sensibilidade limitada dos testes diagnósticos.

Fundamentos do Diagnóstico

- Idade, duração da tosse, dispneia (em repouso ou com esforço), histórico de tabagismo.
- Sinais vitais (temperatura, frequência respiratória, frequência cardíaca).
- Exame torácico.

TOSSE – 12C

Quais são os sintomas e sinais da tosse?

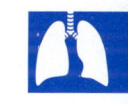

Sintomas e Sinais

- O momento de apresentação e o aspecto da tosse normalmente não são úteis no estabelecimento da causa.
- A dispneia (em repouso ou com esforço) pode ser reflexo de uma condição mais séria.
- Tosse equivalente asmática: considere-a em adultos com tosse noturna proeminente.
- Pneumonia: taquicardia, taquipneia, febre, coqueluche, sons respiratórios diminuídos, frêmito tátil, egofonia.
- Bronquite aguda: chiado e roncos.
- Sinusite crônica: gotejamento pós-nasal, dor de garganta, dor facial.
- Doença pulmonar obstrutiva crônica (COPD): tosse com produção de escarro, teste do fósforo anormal (incapacidade de apagar um fósforo a distância de dez polegadas).
- Insuficiência cardíaca: coqueluche basilar simétrica, pressão venosa jugular elevada, refluxo hepatojugular positivo.

TOSSE – 12D

Qual é o diagnóstico diferencial da tosse?

Diagnóstico Diferencial

Tosse aguda

- Mais frequentemente infecção respiratória alta viral ou tosse infecciosa pós-viral, mas pode ser gotejamento pós-nasal (rinite alérgica), pneumonia, edema pulmonar ou embolia pulmonar.

Tosse persistente

- Causas mais comuns: gotejamento pós-nasal, asma, doença do refluxo gastroesofágico (GERD).
- Infecções pulmonares: pós-virais, coqueluche, bronquietasia, bronquite eosinofílica, tuberculose, fibrose cística, complexo *Mycobacterium avium*, infecção por micoplasma ou clamídia, vírus sincicial respiratório.
- Doenças pulmonares não infecciosas: asma (tosse equivalente), COPD, inibidores da enzima conversora de angiotensina, exposições ambientais, lesões endobrônquicas (p. ex., tumor), doença pulmonar intersticial, sarcoidose, microaspiração, β-bloqueadores (causando asma).
- Não pulmonares: GERD, gotejamento pós-nasal (rinite alérgica), sinusite, insuficiência cardíaca crônica, laringite, canal da orelha ou irritação da membrana timpânica, tosse psicogênica ou por hábito.

TOSSE – 12E

Quais são as constatações laboratoriais, de imagem e de procedimentos na tosse?

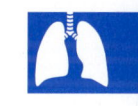

Testes Laboratoriais
- Oximetria de pulso ou medição da gasometria arterial.
- Taxa de pico de fluxo expiratório ou espirometria.

Estudos de Imagem
- Radiografias de tórax para sinais vitais anormais ou exame torácico, pessoas idosas e imunocomprometidas e tosse inexplicada com duração de mais de 3 a 6 semanas.

Procedimentos Diagnósticos
- Detecção de coqueluche por cultura e PCR específica do lavado nasofaríngeo.
- Procedimentos de reserva para pacientes com tosse persistente que não respondem aos ensaios terapêuticos.
- Tomografia computadorizada dos seios paranasais para tosse com gotejamento pós-nasal, espirometria para sibilo ou possível asma, monitoramento do pH esofágico para tosse com sintomas de GERD.

TOSSE – 12F

Quais são os tratamentos para a tosse?

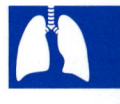

- Macrolídeo ou doxiciclina devem ser dados para infecções documentadas de clamídia ou micoplasma.
- Gravidade e duração da tosse por bronquite aguda podem ser reduzidas com terapia inalada de agonistas-β_2.
- Dextrometorfano diminui a gravidade da tosse causada por infecções do trato respiratório.
- Gotejamento pós-nasal pode ser tratado com anti-histamínicos, descongestionantes ou esteroides nasais.
- GERD pode ser tratada com bloqueadores de H_2 ou inibidores da bomba de prótons.

Tosse persistente

- Antibióticos de macrolídeo reduzem a transmissão na coqueluche, mas não afetam a duração da tosse, se a infecção tiver duração de mais de 7 a 10 dias. (A tosse pode durar até 6 meses).
- Terapia de nebulização com lidocaína ou a terapia oral de codeína ou sulfato de morfina podem ser dadas para tosse idiopática persistente.

Medicamentos

Tosse aguda

- Tratamento deve ter como alvo a causa subjacente da doença e o próprio reflexo da tosse.
- Amantadina, rimantadina, oseltamivir e zanamivir podem diminuir a duração da influenza.

CHOQUE – 13A

Uma mulher jovem é trazida ao departamento de emergência por uma ambulância após um acidente grave de veículo automotor. Ela está inconsciente. Sua pressão sanguínea é de 64/40 mm Hg, e sua frequência cardíaca é de 150 batimentos/min. Ela foi entubada e está sendo ventilada manualmente. Não há evidência de traumatismo craniano. As pupilas estão com 2 mm de dilatação e reativas. Ela reage à dor. O exame cardíaco não revela sopros, galopes ou atritos. Os pulmões estão limpos na ausculta. O abdome está tenso, com sons intestinais diminuídos. As extremidades estão frias e úmidas com pulsos filiformes.

Quais são os principais aspectos dos problemas desta paciente? De que forma você deve refletir sobre os problemas dela?

Aspectos principais: Trauma; taquicardia e hipotensão; estado mental alterado; abdome tenso no cenário de trauma, sugerindo sangramento interno; extremidades frias sugerindo alta resistência vascular sistêmica; suspeita de hipovolemia por causa da perda de sangue.

Como refletir: Por causa da urgência e da confusão que acompanham uma apresentação nesta situação, a confiança nos protocolos é essencial e melhora inequivocamente os resultados. Comece com o algoritmo ABCDE, com avaliações primária e secundária da cabeça aos pés. Neste caso, a avaliação de acordo com o protocolo revela hipotensão e evidência de pouca perfusão – a definição de "choque" – e um abdome rígido sem outras fontes óbvias de perda sanguínea. Quais são as prioridades imediatas de tratamento? (Acesso intravenoso periférico calibroso com rápida reposição volêmica, tipo sanguíneo e compatibilidade, colocação de acesso venoso profundo e de linha arterial, iniciar de agentes pressóricos). Quais são as prioridades imediatas de diagnóstico? (Eletrocardiografia [ECG], radiografia de tórax, imagem abdominal). Como o abdome tenso pode explicar a pressão sanguínea da paciente? (Perda de sangue no espaço peritoneal com compressão da veia cava limitando o retorno venoso). Para evitar focar-se no choque hipovolêmico como a única causa, o que mais pode causar ou contribuir para o choque nesta paciente? (Dissecção aórtica traumática, tamponamento cardíaco, pneumotórax hipertensivo, outra fonte de sangramento, insuficiência suprarrenal subjacente). Quais são outras classes principais de choque? (Cardiogênico, obstrutivo e distributivo [séptico, anafilático e neurogênico]). Quais efeitos da baixa perfusão nos órgãos-alvo podem ser avaliados e monitorados durante a ressuscitação? (Estado mental; débito urinário; evidência na ECG de isquemia cardíaca e arritmia; perfusão periférica com pulsos, temperatura da pele, cor e preenchimento capilar).

CHOQUE – 13B

Quais são os fundamentos do diagnóstico e as considerações gerais sobre choque?

Considerações Gerais

- Pode ser classificado como hipovolêmico, cardiogênico, obstrutivo e distributivo (incluindo séptico, anafilático e neurogênico):
  - Hipovolêmico resulta a partir de volume intravascular diminuído.
  - Cardiogênico resulta a partir de insuficiência cardíaca com inabilidade do coração de manter a perfusão tecidual.
  - Obstrutivo resulta a partir da diminuição aguda no débito cardíaco.
  - Causas distributivas incluem sepse (mais comum), anafiláticas e neurogênicas; uma redução na resistência vascular sistêmica (SVR) resulta em débito cardíaco inadequado e hipoperfusão tecidual apesar do volume circulatório normal.
- Séptico pode ser causado por bactérias Gram-negativas ou Gram-positivas.
- Anafilático é causado por uma resposta alérgica IgE mediada.
- Neurogênico causado por lesão na medula espinal ou agentes anestésicos peridurais.

Fundamentos do Diagnóstico

- Hipotensão; taquicardia; oligúria; estado mental alterado; extremidades frias e úmidas.
- Hipoperfusão periférica e distribuição de oxigênio prejudicada.

CHOQUE – 13C

Quais são os sintomas e sinais do choque?

Sintomas e Sinais
- Hipotensão, pulsos periféricos fracos ou filiformes, extremidades frias ou cianóticas.
- Vasoconstrição esplâncnica pode levar à oligúria, isquemia intestinal e disfunção hepática.
- Estado mental pode estar normal ou alterado (p. ex., inquietação, agitação, confusão, letargia ou coma).
- Choque hipovolêmico: pressão venosa jugular (JVP) baixa e pressão de pulso estreita a partir do volume sistólico reduzido.
- Choque cardiogênico: JVP elevada, hipoperfusão global com oligúria, estado mental alterado, extremidades frias, edema pulmonar se houver insuficiência cardíaca esquerda.
- Choque obstrutivo: a pressão venosa central (CVP) pode estar elevada.
- Choque distributivo: sons cardíacos hiperdinâmicos, extremidades aquecidas, pressão de pulso ampla a partir de um volume sistólico elevado.
  - Choque séptico: evidência de infecção e hipoperfusão orgânica (acidose láctica, oligúria, estado mental alterado) apesar da reposição volêmica.
  - Choque anafilático: evidência de exposição a alérgenos (injetados, p. ex., veneno; ingeridos, p. ex., alimentos; por contato, p. ex., medicação tópica; inalados, p. ex., pó da casca de amendoim).
  - Choque neurogênico: evidência de lesão ao sistema nervoso central e hipotensão apesar da reposição volêmica.
  - Choque por insuficiência suprarrenal aguda: evidência de hipocortisolismo.

CHOQUE – 13D

Qual é o diagnóstico diferencial do choque?

Diagnóstico Diferencial

- Hipovolêmico: perda de sangue a partir do trato gastrointestinal, do útero ou do trato urinário ou perda de líquidos e eletrólitos a partir de vômito ou diarreia.
- Cardiogênico: infarto de miocárdio, cardiomiopatia, contusão miocárdica, regurgitação valvular ou estenose, arritmias.
- Obstrutivo: tamponamento cardíaco, pneumotórax de tensão, embolia pulmonar maciça.
- Distributivo: sepse, síndrome da resposta inflamatória sistêmica a partir de queimaduras ou pancreatite grave, anafilaxia, lesão traumática na medula espinal, insuficiência suprarrenal aguda.
  - Séptico: bacteriemia Gram-negativa, cocos Gram-positivos, anaeróbicos Gram-negativos.
  - Anafilaxia: exposição a alérgenos via injeção, ingestão, contato ou inalação.
  - Neurogênico: lesão na medula espinal, anestesia peridural ou raquidiana, estimulação parassimpática vagal, levando à hipotensão, bradicardia ou síncope (p. ex., susto, dor, dilatação gástrica).
  - Insuficiência suprarrenal aguda: crise suprarrenal na doença de Addison ou outro hipocortisolismo.

CHOQUE – 13E

Quais são as constatações laboratoriais, de imagem e de procedimentos no choque?

Testes Laboratoriais
- Hemograma completo, eletrólitos séricos e glicose, parâmetros de coagulação.
- Determinações da gasometria arterial, culturas sanguíneas, tipo sanguíneo e compatibilidade.

Estudos de Imagem
- Radiografia de tórax.
- Ecocardiografia transesofágica mostra preenchimento ventricular esquerdo reduzido em choques hipovolêmico e obstrutivo ou ventrículo esquerdo dilatado no choque cardiogênico.

Procedimentos Diagnósticos
- ECG.
- Colocação da linha arterial para monitoramento da pressão sanguínea e do oxigênio arterial.
- Um cateter de Foley deve ser inserido para monitorar o débito urinário.
- O cateter de artéria pulmonar pode distinguir o choque cardiogênico do choque séptico e monitorar os efeitos da reposição volêmica ou dos medicamentos compressórios.
- Medições da pressão venosa central (CVP) podem sugerir o estado volêmico.
- O índice cardíaco é frequentemente baixo no choque cardiogênico e alto no choque séptico.
- A resistência vascular sistêmica (SVR) é baixa nos choques séptico e neurogênico, e alta nos choques hipovolêmico e cardiogênico.

CHOQUE – 13F

Quais são os tratamentos para choque?

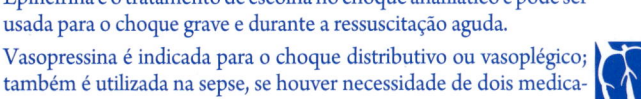

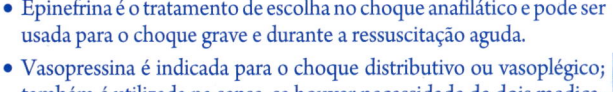

- Epinefrina é o tratamento de escolha no choque anafilático e pode ser usada para o choque grave e durante a ressuscitação aguda.
- Vasopressina é indicada para o choque distributivo ou vasoplégico; também é utilizada na sepse, se houver necessidade de dois medicamentos.
- Antibióticos de amplo espectro são administrados em choque séptico.

Cirurgia

- Estimulação transcutânea ou transvenosa ou bomba de balão intra-arterial para choque cardiogênico.

Procedimentos Terapêuticos

- Reposição volêmica com líquidos ou hemoderivados é crítica.
- Cateteres de artéria pulmonar são frequentemente úteis para o choque cardiogênico.
- Periocardiocentese ou janela pericárdica, colocação de tubo torácico, ou terapia trombolítica direcionada por cateter são utilizadas conforme indicado para o choque obstrutivo.
- Correção da acidose pode ser alcançada com bicarbonato de sódio ou hemodiálise.

Medicamentos

- Norepinefrina é normalmente usada para o choque vasoplégico, mas pode ser utilizada em todas as causas.
- Dobutamina é o medicamento de primeira linha para choque cardiogênico.
  - Amrinona ou milrinona podem ser substituídas por dobutamina.
  - Dopamina tem efeito dopaminérgico e efeito β-agonista em baixas doses e efeitos α-adrenérgicos em altas doses.

DISLIPIDEMIA – 14A

Um homem de 47 anos apresenta-se ao médico de cuidados primários para um exame geral de rotina. O paciente nega quaisquer sintomas, mas está preocupado com seu peso e dieta, que consiste em muita gordura saturada. No exame físico, sua pressão sanguínea é de 153/102 mm Hg, e seu biotipo revela uma grande quantidade de obesidade abdominal. Os testes sanguíneos revelam um nível de triglicerídeo sérico de 321 mg/dL, nível de colesterol-lipoproteína de alta densidade (HDL) de 24 mg/dL, lipoproteína de baixa densidade (LDL) de 132 mg/dL e hemoglobina A_{1c} de 6,2%.

Quais são os principais aspectos dos problemas deste paciente? De que forma você deve refletir sobre os problemas dele?

Aspectos principais: Homem obeso; circunferência abdominal aumentada; pressão sanguínea elevada; nível elevado de triglicerídeo sérico; baixo nível de colesterol HDL; resistência à insulina consistente com a síndrome metabólica.

Como refletir: O colesterol LDL sérico e o colesterol HDL, juntamente com triglicerídeos, são importantes marcadores de risco para doença arterial coronariana (CAD). O colesterol LDL elevado está associado a aumento de CAD, e o LDL é o principal alvo das terapias de diminuição de lipídios. Este paciente tem um padrão diferente, mas igualmente importante, de dislipidemia: HDL baixo e triglicerídeos elevados. O grau ao qual estas anormalidades são preditoras independentes de CAD é debatido porque elas andam muito frequentemente junto com outras anormalidades metabólicas, coletivamente denominadas de *síndromes metabólicas*. Quais são os elementos desta síndrome? Quais outras causas secundárias de hipertrigliceridemia devem ser consideradas? (Abuso de álcool, hipotireoidismo, síndrome nefrótica, doença familiar de metabolismo de triglicerídeo e medicamentos [p. ex., corticosteroides]). Qual é uma importante complicação de triglicerídeos elevados? Este paciente tem probabilidade de experienciar esta complicação? (Pancreatite, que ocorre tipicamente com níveis maiores de 2.000 mg/dL). Ele deveria receber terapia-alvo para abaixar seus triglicerídeos? (Não necessariamente). A perda de peso e a redução dos fatores de risco de CAD conhecidos por melhorarem os resultados são a estratégia de tratamento principal para dislipidemia. As primeiras intervenções devem ser dieta, exercícios, controle da pressão sanguínea e medicação com estatina. Terapias-alvo para diminuição dos triglicerídeos são recomendadas para pacientes com níveis acima de 500 mg/dL. Quais medicamentos diminuem os triglicerídeos? (Derivados de ácido fíbrico [p. ex., gemfibrozila, fenofibrato]). Quais desvantagens pode haver em prescrever ácido nicotínico para este paciente? (Piora na intolerância à glicose).

DISLIPIDEMIA – 14B

Quais são os fundamentos do diagnóstico e as considerações gerais sobre dislipidemia?

Fundamentos do Diagnóstico

- Colesterol sérico total ou colesterol LDL elevados, colesterol sérico HDL baixo ou triglicerídeos séricos elevados.
- Em casos graves, associada a anormalidades metabólicas, ocorre deposição superficial de lipídios.

Considerações Gerais

- Colesterol e triglicerídeos são os dois principais lipídios circulantes.
- Níveis elevados de colesterol LDL são associados a um risco maior de doença cardíaca aterosclerótica; o alto nível de colesterol HDL está associado a um risco menor.
- Distúrbios genéticos familiares são uma causa incomum, mas frequentemente letal, de colesterol elevado.

DISLIPIDEMIA – 14C

Quais são os sintomas e sinais da dislipidemia?

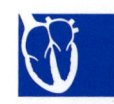

Sintomas e Sinais
- A dislipidemia é normalmente assintomática.
- Níveis extremamente altos de quilomícrons ou partículas de lipoproteína de densidade muito baixa são associados a xantomas eruptivos.
- Níveis de LDL muito altos são associados a xantomas tendinosos.
- Triglicerídeos muito altos (> 2.000 mg/dL) são associados à *lipemia retinalis* (vasos de cor creme no fundo dos olhos) ou pancreatite.
- A síndrome metabólica consiste em uma circunferência abdominal larga na cintura, pressão sanguínea elevada, triglicerídeos elevados, colesterol HDL baixo e nível elevado de glicose sérica.

DISLIPIDEMIA – 14D

Qual é o diagnóstico diferencial da dislipidemia?

Diagnóstico Diferencial

Hipercolesterolemia (colesterol sérico elevado)

- Hipotireoidismo, *diabetes mellitus,* síndrome de Cushing, doença hepática obstrutiva, síndrome nefrótica, doença renal crônica, anorexia nervosa, hipercolesterolemia familiar, idiopática.

- Medicamentos: contraceptivos orais, tiazidas, β-bloqueadores, corticosteroides, ciclosporina.

Hipertrigliceridemia (triglicerídeos séricos elevados).

- Álcool, obesidade, síndrome metabólica, *diabetes mellitus,* insuficiência renal crônica, gravidez.

- Lipodistrofia (p. ex., inibidores da protease), familiar.

- Medicamentos: contraceptivos orais, tiazidas, β-bloqueadores, corticosteroides, resinas de ligação de ácidos biliares, isotretinoína.

DISLIPIDEMIA – 14E

Quais são as constatações laboratoriais na dislipidemia?

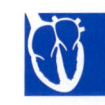

Testes Laboratoriais

- Painel lipídico de jejum; rastreamento para distúrbios lipídicos em pacientes com mais de 35 anos de idade ou com fatores de risco para doença cardíaca coronariana, doença vascular, insuficiência cardíaca ou histórico familiar de doença cardíaca prematura.
- Hormônio sérico estimulante da tireoide (TSH) para rastrear hipotireoidismo.
- Outros testes apenas conforme indicado pelos sintomas e sinais sugestivos de uma causa secundária.
- Colesterol LDL (é classificado em cinco categorias: ótimo, abaixo de 100 mg/dL; quase ótimo, 100 a 129 mg/dL; limítrofe alto, 130 a 159 mg/dL; alto 160 a 189 mg/dL; muito alto, 190 mg/dL ou mais).
- O colesterol LDL é estimado pela seguinte fórmula: colesterol LDL = (colesterol total) − (colesterol HDL) − (Triglicerídeos/5).

DISLIPIDEMIA – 14F

Quais são os tratamentos para dislipidemia?

- Niacina pode reduzir o LDL, aumentar o HDL e reduzir os triglicerídeos, mas pode causar rubor.
- Resinas de ligação de ácidos biliares (p. ex., colestiramina, colestipol) reduzem principalmente o LDL; elas possuem muitos efeitos colaterais gastrointestinais.
- Derivados de ácido fíbrico (p. ex., gemfibrozila, fenofibrato) reduzem o LDL e os triglicerídeos e elevam o HDL; os efeitos colaterais são maiores quando são tomados com estatinas.

Procedimentos Terapêuticos

- Dietas de baixo teor em gordura podem produzir diminuição moderada (5-10%) no colesterol LDL.
- Substituir as gorduras monossaturadas por gorduras saturadas pode diminuir o LDL sem afetar o HDL.
- Exercícios e consumo moderado de álcool podem aumentar os níveis de HDL.
- Reduzir o álcool e os alimentos gordurosos e controlar a hiperglicemia são ações eficazes para a hipertrigliceridemia.

Medicamentos

- Limiar para o colesterol LDL para tratamento depende do risco absoluto de doença cardíaca coronariana e do nível de LDL.
- Inibidores da HMG-CoA redutase (estatinas) reduzem o LDL, os eventos coronarianos e a mortalidade.

DOR TORÁCICA – 15A

Um homem de 55 anos apresenta-se na clínica queixando-se de dor torácica. Nos últimos 5 meses, ele notou uma opressão torácica subesternal intermitente irradiando para seu braço esquerdo. A dor ocorre principalmente quando ele se exercita vigorosamente e é aliviada com repouso. Ele não apresenta dispneia associada, náusea, vômito ou diaforese. Seu histórico médico é significativo para hipertensão e hiperlipidemia. Ele está em uso de atenolol e fazendo uma dieta com baixo teor de gordura. Seu pai faleceu de infarto do miocárdio (MI) aos 56 anos de idade. Ele tem um histórico de tabagismo de 50 maços/ano e atualmente está tentando parar. Seu exame físico está normal, exceto por uma pressão sanguínea de 145/95 mm Hg; sua frequência cardíaca é de 75 batimentos/min.

Quais são os principais aspectos dos problemas deste paciente? De que forma você deve refletir sobre os problemas dele?

Aspectos principais: Homem de meia-idade; dor intermitente com exercício e aliviada com repouso; localização subesternal com radiação para o braço; fatores de risco: hiperlipidemia, hipertensão, histórico familiar, tabagismo.

Como refletir: Ao avaliar um paciente com dor torácica, primeiro determine se a dor é aguda no início (ou progressiva) com aspectos relacionados com a síndrome coronária aguda (ACS), a embolia pulmonar, a dissecção aórtica, o pneumotórax ou outra emergência. Mas a maioria dos pacientes com dor torácica não necessitam de avaliação emergencial. A dor torácica deste paciente tem características de angina típica, incluindo a localização subesternal, início com exercícios, irradiação para o braço e alívio com repouso. Os fatores de risco para doença arterial coronariana (CAD) são avaliados juntamente com o histórico, o exame e o eletrocardiograma (ECG). Quais são os principais fatores de risco de CAD? (Idade, sexo, histórico familiar, tabagismo, *diabetes mellitus,* hipertensão, baixo colesterol-lipoproteína de alta densidade [HDL], alto colesterol não HDL). Isto poderia ser estenose aórtica? (Com base apenas no histórico, poderia. O exame dos pulsos cardíaco e carotídeo ajudará a distinguir). Embora outras causas (espasmo esofagiano ou dor musculoesquelética) sejam possíveis, os sintomas, longo histórico de tabagismo e histórico familiar conferem uma alta probabilidade de CAD. Existem diversas opções de testes não invasivos para CAD; todas envolvem um estressor (exercício ou farmacológico) e um detector (ECG, ecocardiografia, medicina nuclear). A terapia médica é indicada nesta etapa evolutiva da doença? (Sim: aspirina, estatina, β-bloqueador e terapia de nitroglicerina, dada a alta suspeita de CAD).

DOR TORÁCICA – 15B

Quais são os fundamentos do diagnóstico e as considerações gerais sobre dor torácica?

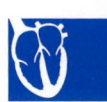

Fundamentos do Diagnóstico
- Início da dor torácica, sinais, localização, duração, frequência e fatores exacerbantes e de alívio sintomático.
- Presença de dispneia; sinais vitais e exame cardíaco.
- ECG e biomarcadores.

Considerações Gerais
- Podem significar doenças cardiovascular, pulmonar/pleural, esofágica/gastrointestinal, musculoesquelética ou psiquiátrica.
- Causas com risco de vida: ACS, pericardite, dissecção aórtica, embolia pulmonar, pneumonia, pneumotórax hipertensivo e perfuração esofágica.
- HIV, lúpus eritematoso sistêmico e artrite reumatoide predispõem à doença coronária.
- Câncer, trauma, cirurgia recente, imobilização e histórico de trombose predispõem à embolia pulmonar.

DOR TORÁCICA – 15C

Quais são os sintomas e sinais da dor torácica?

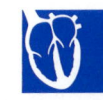

Sintomas e Sinais

- Isquemia miocárdica: incipiente, dolorosa, retroesternal, mal localizada; descrita como pressão, aperto ou compressão; pode irradiar para a garganta, mandíbula, ombros ou braços; precipitada por exercícios ou estresse e aliviada com repouso ou nitroglicerina; tontura, náusea, diaforese e um sentimento de desgraça iminente; adultos mais idosos podem reclamar de fadiga em vez de dor torácica; hipotensão, galope S_3 ou S_4, crepitações pulmonares, pressão venosa jugular elevada.
- Pericardite: dor maior em decúbito dorsal *vs.* posição ereta; massagem com fricção cardíaca com o paciente sentado para frente.
- Dissecção aórtica: início abrupto, dor dilacerante, irradia para as costas; pressões sanguíneas diferenciais.
- Embolia pulmonar: apresentações abrangentes; pode ter um exame normal.
- Perfuração esofágica: procedimentos médicos recentes, vômito grave ou esforço para vomitar, enfisema subcutâneo.

DOR TORÁCICA – 15D

Qual é o diagnóstico diferencial da dor torácica?

- Pulmonar: pneumonia, pleurite, bronquite, pneumotórax, tumor.
- Gastrointestinal: ruptura esofágica, doença do refluxo gastroesofágico (GERD), espasmo esofágico, síndrome de Mallory-Weiss, úlcera péptica, doença biliar, pancreatite, dor gastrointestinal funcional.
- Musculoesquelético: doença cervical, torácica ou do ombro, costocondrite, bursite subacromial.
- Outros: ansiedade ou ataque de pânico, herpes-zóster, distúrbios de mama, tumores na parede torácica, síndrome do desfiladeiro torácico, mediastinite.

Diagnóstico Diferencial

- Cardiovascular: isquemia miocárdica, pericardite, dissecção aórtica, estenose aórtica, embolia pulmonar, cardiomiopatia, miocardite, prolapso da válvula mitral, hipertensão pulmonar, cardiomiopatia hipertrófica obstrutiva (HOCM), insuficiência aórtica.

DOR TORÁCICA – 15E

Quais são as constatações laboratoriais, de imagem e de procedimentos na dor torácica?

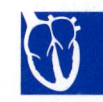

Testes Laboratoriais
- Troponina cardíaca I para suspeita de ACS.
- Teste do D-dímero, se negativo, pode excluir a embolia pulmonar em pacientes com probabilidade clínica baixa.

Estudos de Imagem
- Radiografia torácica, especialmente com dispneia.
- Tomografia computadorizada (CT) para diagnóstico de perfuração esofágica, dissecção aórtica e embolia pulmonar.
- Cintigrafia de ventilação/perfusão para embolia pulmonar, se o paciente não puder tolerar uma CT.

Procedimentos Diagnósticos
- O ECG é garantido na maioria dos pacientes; as constatações normais do ECG não excluem ACS ou outros diagnósticos.
- Testes de estresse ao exercício, com imagem de perfusão para fatores de risco cardiovasculares e testes normais.

DOR TORÁCICA – 15F

Quais são os tratamentos para dor torácica?

Medicamentos
- O tratamento deve ser guiado pela etiologia subjacente.

  ○ Nitroglicerina de curta ação, conforme necessário, aspirina diária, β-bloqueador, nitrato de longa ação, estatina para angina de peito estável.
  ○ Há relatos de que o ensaio empírico com terapia em alta dose de inibidores da bomba de próton melhora os sintomas em pacientes com dor torácica não cardíaca de etiologia não conhecida.

ESTENOSE AÓRTICA – 16A

Um homem de 52 anos é trazido ao departamento de emergência após um episódio de síncope. Enquanto estava correndo no parque, ele repentinamente perdeu a consciência. Ele não teve sintomas premonitórios e nenhum sintoma ou deficiência ao recobrar a consciência. Durante várias semanas ele sentiu opressão torácica esternal com exercício. Não sentiu dispneia em repouso, dispneia com exercício, ortopneia ou dispneia noturna paroxística. Quando criança, ele teve um sopro cardíaco (nunca mais avaliado). No exame, sua pressão sanguínea é de 110/90 mm Hg, sua frequência cardíaca é de 95 batimentos/min, sua frequência respiratória é de 15 respirações/min, e sua saturação de oxigênio é de 98%. O pulso carotídeo está fraco e retardado em seu sinal. O exame cardíaco revela um íctus cardíaco apical sustentado deslocado lateralmente; um sopro mesossistólico de graus 3/6, mais alto na base e irradiando ao pescoço; e um galope S_4. Os pulmões estão limpos. Não há edema nas extremidades inferiores. O eletrocardiograma mostra hipertrofia ventricular esquerda (LVH).

Quais são os principais aspectos dos problemas deste paciente?
De que forma você deve refletir sobre os problemas dele?

Aspectos principais: Meia-idade; sopro na infância; síncope sem fenômenos premonitórios ou pós-ictais; angina de peito; sem sinais de insuficiência cardíaca (por enquanto); pressão de pulso estreita; pulsos *parvus* (fraco) e *tardus* (tardio); sopro sistólico na base irradiando para as carótidas; galope S_4; eletrocardiograma mostrando LVH.

Como refletir: Com recente pressão torácica subesternal e, então, síncope repentina, quais diagnósticos são mais prováveis? (Doença arterial coronariana, infarto agudo do miocárdio [MI], arritmia ventricular transitória). No entanto, o exame físico sugere doença cardíaca valvular. A irradiação do sopro para o coração estabelece esta situação como estenose aórtica (AS) em oposição à esclerose aórtica que é mais comum. O pulso arterial carotídeo diminuído e atrasado indica estenose aórtica grave. Por que ele tem um íctus cardíaco apical sustentado e lateralmente deslocado? (LVH causada por um gradiente de alta pressão através da válvula aórtica). Seu sopro na infância sugere qual predisposição à AS? (Válvula aórtica bicúspide). Quais são os próximos passos em seu tratamento? (Enzimas cardíacas para excluir MI; ecocardiografia para avaliar a válvula aórtica; consulta para discutir uma substituição da válvula aórtica).

ESTENOSE AÓRTICA – 16B

Quais são os fundamentos do diagnóstico e as considerações gerais sobre estenose aórtica?

- Sopro sistólico áspero, classicamente crescendo-decrescendo ao longo da borda esternal esquerda, frequentemente irradiando para o pescoço e, às vezes, associado a um arrepio.
- Eletrocardiografia (ECG) com LVH; válvula calcificada na radiografia; a ecocardiografia é o diagnóstico.

Considerações Gerais
- Válvula bicúspide congênita é a etiologia mais comum em pacientes de meia-idade.
- Causa em pacientes mais idosos é normalmente degeneração a partir de uma calcificação progressiva.
- É mais frequente em homens, fumantes e pacientes com hipercolesterolemia e hipertensão.
- Doença arterial coronariana é frequentemente coincidente, porque os fatores de risco são os mesmos.

Fundamentos do Diagnóstico
- Pulsos carotídeos diminuídos e atrasados (pulsos *parvus* e *tardus*).
- S_2 suave, ausente ou paradoxalmente dividido.

ESTENOSE AÓRTICA – 16C

Quais são os sintomas e sinais da estenose aórtica?

Sintomas e Sinais
- Pulsos carotídeos diminuídos e retardados (pulsos *parvus* e *tardus*); S_2 suave, ausente ou paradoxalmente dividido.
- Sopro sistólico áspero frequentemente irradiando para as carótidas e, às vezes, com clique de ejeção, arrepio ou ambos.
- O sopro pode ser mais alto no ápice e lembrar regurgitação mitral (fenômeno de Gallavardin).
- Com válvula bicúspide, normalmente assintomática, até meia-idade ou idade idosa e pode coincidir com coarctação da aorta ou dilatação da raiz aórtica.
- LVH pode levar a uma disfunção miocárdica.
- Pacientes podem-se apresentar com insuficiência cardíaca ventricular esquerda (LV) com exercício, angina de peito ou síncope.

ESTENOSE AÓRTICA – 16D

Qual é o diagnóstico diferencial da estenose aórtica?

Diagnóstico Diferencial

- Outras causas de angina de peito (p. ex., doença arterial coronariana, vasospasmo coronário) ou de dor torácica (p. ex., embolia pulmonar).
- Outras causas de síncope (p. ex., arritmia cardíaca, síncope vasovagal, convulsão).
- Outras causas de insuficiência cardíaca (HF).
- Sopro sistólico a partir de uma causa diferente.
- Hipertensão pulmonar.
- Esclerose aórtica sem estenose.
- Coarctação da aorta.

ESTENOSE AÓRTICA – 16E

Quais são as constatações laboratoriais, de imagem e de procedimentos na estenose aórtica?

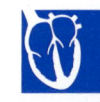

Estudos de Imagem
- A radiografia de tórax ou a fluoroscopia podem mostrar uma silhueta cardíaca aumentada e uma válvula calcificada.
- A ecocardiografia com Doppler é normalmente diagnóstica e pode estimar o gradiente através da válvula aórtica.

Procedimentos Diagnósticos
- O ECG normalmente mostra hipertrofia LV.
- A cateterização cardíaca fornece dados confirmatórios, avalia a hemodinâmica e exclui doença arterial coronariana concomitante.

Testes Laboratoriais
- O peptídeo atrial natriurético do tipo B pode ser útil no diagnóstico e prognóstico de HF, resultando de AS.

ESTENOSE AÓRTICA – 16F

Quais são os tratamentos para estenose aórtica?

Medicamentos

- O tratamento médico pode estabilizar a insuficiência cardíaca, mas a intervenção cirúrgica é definitiva.
- A terapia de diminuição de lipídios pode teoricamente diminuir a progressão da AS.
- O controle da hipertensão sistêmica é importante para reduzir a pós-carga em excesso.

Procedimentos Terapêuticos e Cirurgia

- A substituição da válvula aórtica é indicada para todos os pacientes adultos sintomáticos e aqueles com disfunção LV ou gradiente de pico maior do que 64 mm Hg na ecocardiografia ou Doppler.
- A valvuloplastia por balão é paliativa em adolescentes, mas ineficaz a longo prazo em adultos.
- As válvulas pericárdicas parecem durar mais tempo do que as válvulas de origem suína; nenhuma requer varfarina.
- As válvulas mecânicas têm uma duração mais longa, mas requerem terapia com varfarina.
- A substituição percutânea da válvula pode ser uma opção para pacientes em alto risco cirúrgico.

ESTENOSE MITRAL – 17A

Uma mulher de 45 anos apresenta-se com dispneia e batimentos cardíacos irregulares. Nas duas últimas semanas, ela ficou facilmente "sem fôlego" com atividades mínimas. Ela notou um batimento cardíaco acelerado e uma sensação de esmagamento em seu peito. Na infância, ela ficou doente por diversas semanas após uma dor de garganta grave. No exame, nota-se que sua frequência cardíaca é de 120 a 130 batimentos por minuto, e seu ritmo é irregularmente irregular. Ela tem pulsos venosos jugulares distendidos e estertores em ambas as bases pulmonares. O exame cardíaco também revela um sopro diastólico decrescente de baixa intensidade, escutado melhor no ápice na posição de decúbito lateral esquerdo. Um eletrocardiograma (ECG) mostra fibrilação atrial e alargamento atrial esquerdo (LA).

Quais são os principais aspectos dos problemas desta paciente? De que forma você deve refletir sobre os problemas dela?

Aspectos principais: Dispneia; ritmo taquicardíaco irregularmente irregular; fibrilação atrial no ECG; possível febre reumática na infância; distensão venosa jugular; edema pulmonar; sopro diastólico decrescente no ápice e na axila; alargamento LA.

Como refletir: A avaliação das palpitações é mais urgente quando estão associadas a sinais de comprometimento hemodinâmico (vertigens, síncope ou dispneia). Com o pulso irregularmente irregular, um ECG é feito, confirmando a fibrilação atrial. O exame mostra insuficiência cardíaca (HF) esquerda com dilatação e edema pulmonar. Como a fibrilação atrial leva à HF aguda? (O início de nova fibrilação atrial isoladamente pode causar fluxo ascendente ineficiente. A fibrilação atrial também ocorre comumente em HF diastólica; com fração de ejeção declinando em HF sistólica e com dilatação LA, especialmente em estenose mitral). O sopro diastólico aqui sugere estenose mitral. Um histórico cuidadoso pode revelar uma diminuição no nível de atividade, conforme a estenose mitral progride. A cardioversão elétrica ou química deve ser realizada? (Não. Há um alto risco de embolização sistêmica em pacientes com fibrilação atrial por > 48 horas, e aqueles com estenose mitral estão em risco mais elevado ainda). Como ela deveria ser tratada? (Inicialmente, controle da frequência e diurese para melhorar seus sintomas. A ecocardiografia pode caracterizar a área da válvula e o gradiente. Consultas para cirurgia cardíaca ou cardiológica podem ajudar a decidir entre reparo percutâneo *versus* cirúrgico).

ESTENOSE MITRAL – 17B

Quais são os fundamentos do diagnóstico e as considerações gerais sobre estenose mitral?

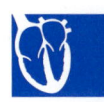

Fundamentos do Diagnóstico

- Dispneia com exercício, ortopneia e dispneia paroxística noturna; sintomas frequentemente precipitados pelo início de fibrilação atrial ou gravidez.

- Estenose mitral moderada causa edema pulmonar; estenose mitral grave apresenta-se com hipertensão pulmonar e baixo débito cardíaco.

- ECG pode mostrar anormalidade LA e fibrilação atrial; a ecocardiografia é diagnóstica.

Considerações Gerais

- Doença cardíaca reumática subjacente em quase todos os pacientes (embora um histórico de febre reumática seja frequentemente ausente).

- Também pode ocorrer por causa de doença congênita, calcificação do ânulo invadindo os folhetos ou incompatibilidade do aro anular e da válvula protética.

ESTENOSE MITRAL – 17C

Quais são os sintomas e sinais da estenose mitral?

Sintomas e Sinais
- Um estalido de abertura após A_2 causado por uma válvula mitral rígida.
- Sopro diastólico de baixa intensidade (estrondo) no ápice com o paciente na posição de decúbito esquerdo; aumentado com exercícios breves.
- Estenose moderada: dispneia com exercício e fadiga são comuns, especialmente com taquicardia.
- Estenose grave: congestão pulmonar em repouso com dispneia, fadiga, HF do lado direito, ortopneia, dispneia noturna paroxística e hemoptise ocasional.
- Aumento repentino na frequência cardíaca pode precipitar edema pulmonar.
- Fibrilação atrial é comum e pode precipitar dispneia ou edema pulmonar.

ESTENOSE MITRAL – 17D

Qual é o diagnóstico diferencial da estenose mitral?

Diagnóstico Diferencial

- Prolapso da válvula mitral.
- Mixoma atrial.
- *Cor triatriatum* (anomalia atrial congênita).

ESTENOSE MITRAL – 17E

Quais são as constatações de imagem e de procedimentos na estenose mitral?

Estudos de Imagem
- A ecocardiografia de Doppler confirma o diagnóstico e quantifica a gravidade com base na espessura e mobilidade do folheto mitral, nas cicatrizes submitrais e no cálcio comissural.

Procedimentos Diagnósticos
- O ECG tipicamente mostra anormalidade do LA e frequentemente fibrilação atrial.
- A cateterização cardíaca pode detectar doença na válvula, coronariana ou miocárdica; é normalmente feita apenas após uma decisão de intervenção ter sido tomada.

ESTENOSE MITRAL – 17F

Quais são os tratamentos para estenose mitral?

Medicamentos
- Controlar a frequência cardíaca para maior enchimento diastólico do ventrículo esquerdo.
- Anticoagulação com varfarina para pacientes com fibrilação atrial.

Cirurgia
- Intervenção para aliviar a estenose é indicada para doença sintomática ou hipertensão pulmonar.
- É feita a reposição cirúrgica da válvula em combinação com estenose e regurgitação ou quando a válvula mitral está significativamente distorcida e calcificada.

Procedimentos Terapêuticos
- A valvuloplastia percutânea com balão pode ser feita quando há regurgitação mitral mínima.

HIPERTENSÃO – 18A

Um homem negro de 57 anos apresenta-se à clínica para um exame físico de rotina. Ao chegar, nota-se que ele tem uma pressão sanguínea de 160/90 mm Hg, a qual foi verificada após ele ter ficado sentado na sala de exames por 20 minutos. Você analisa seu relatório e vê que durante suas duas visitas prévias ele teve pressões sanguíneas de 154/91 e 161/89 mm Hg. Ele nega quaisquer sintomas. Ele também nega o uso recente de cafeína ou outro estimulante.

Quais são os principais aspectos dos problemas deste paciente? De que forma você deve refletir sobre os problemas dele?

Aspectos principais: Pressão sanguínea elevada em diversas ocasiões e após estar em repouso; etnia afro-americana; ausência de causa temporária.

Como refletir: A hipertensão deste paciente é provavelmente primária ou secundária? Quais são algumas causas de hipertensão secundária? Quais prescrições, medicamentos de venda livre e outras substâncias podem causar hipertensão? (Medicamentos anti-inflamatórios não esteroides [NSAIDs], contraceptivos orais, simpaticomiméticos). Quais fatores dietéticos e de estilo de vida terão mais impacto em sua pressão sanguínea? (Uso de álcool, ingestão de sódio). Na ausência de outras comorbidades, qual seria seu agente anti-hipertensivo de primeira escolha? Há probabilidade de este paciente necessitar de mais de um medicamento? (Com duas de três leituras >160 mm Hg, isto é hipertensão de estágio 2; agentes múltiplos provavelmente serão necessários). Como você avaliaria os danos aos órgãos-alvo? Qual evidência você pode encontrar nos exames cardíaco e oftálmico, estudos laboratoriais padrão, exame de urina ou eletrocardiografia (ECG)?

Qual é a meta de tratamento para a pressão sanguínea sistólica neste paciente? (<140 mm Hg). Quais comorbidades diminuiriam a meta de tratamento da pressão sanguínea sistólica para 130 mm Hg? (Diabetes, doença arterial coronariana [CAD] e doença renal crônica). Se a pressão sanguínea deste paciente não atingisse a meta de tratamento apesar da terapia com um inibidor da enzima conversora de angiotensina (ACE), um β-bloqueador e um bloqueador do canal de cálcio, a pressão sanguínea deste paciente seria caracterizada como "hipertensão resistente"? (Não. Os critérios de hipertensão resistente demandam um regime de três ou mais agentes, incluindo um *diurético*. Um diurético de tiazida deve geralmente ser o primeiro ou segundo agente).

HIPERTENSÃO – 18B

Quais são os fundamentos do diagnóstico e as considerações gerais sobre hipertensão?

Considerações Gerais

- Doença comum da qual muitos pacientes não têm conhecimento, e a maioria não tem um bom controle.
- Mais comum em afro-americanos, e a incidência aumenta com a idade.
- Classificada como normal (pressão sanguínea < 120/< 80 mm Hg), pré-hipertensão (pressão sanguínea sistólica [SBP] de 120-139 mm Hg ou pressão sanguínea diastólica [DBP] de 80-89 mm Hg), de estágio 1 (SBP de 140-159 mm Hg ou DBP de 90-99 mm Hg), ou de estágio 2 (SBP > 160 mm Hg ou DBP > 100 mm Hg).
- Hipertensão grave é normalmente causada por doença renal parenquimatosa, estenose da arteria renal, anormalidades endócrinas, uso de drogas ou cessação abrupta de medicamentos anti-hipertensivos.
- Normalmente não há causa identificável de hipertensão, embora a causa deva ser procurada.
- Hipertensão resistente é definida como uma falha em alcançar o controle da pressão sanguínea em pacientes aderentes a doses completas de um regime de três medicamentos (incluindo um diurético).

Fundamentos do Diagnóstico

- Normalmente assintomática, mas ocorre cefaleia ao acordar e visão embaçada em hipertensão grave.

HIPERTENSÃO – 18C

Quais são os sintomas e sinais da hipertensão?

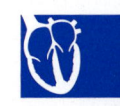

Sintomas e Sinais
- Normalmente assintomática.
- Cefaleias são os sintomas mais frequentes, mas não são específicos.
- Pressão sanguínea elevada.
- A2 alto no exame cardíaco.
- Estreitamento arteriolar da retina com "fiação de prata", entalhe arteriovenoso.
- Hemorragias em forma de chama.
- Constatações laboratoriais são geralmente normais.

HIPERTENSÃO – 18D

Qual é o diagnóstico diferencial da hipertensão?

Diagnóstico Diferencial
- Diagnóstico incorreto por causa de hipertensão "do avental branco" ou manguito de pressão sanguínea muito pequeno.
- Causas suprarrenais: hiperaldosteronismo primário, síndrome de Cushing, feocromocitoma.
- Causas renais: doença renal crônica, estenose arterial renal.
- Medicamentos: contraceptivos orais, NSAIDs, venlafaxina.
- Causas endócrinas: hipertireoidismo, hipercalcemia, acromegalia.
- Coarctação da aorta.
- Obesidade.
- Pressão intracraniana aumentada.
- Apneia obstrutiva do sono.
- Uso de álcool, cocaína ou anfetamina.

HIPERTENSÃO – 18E

Quais são as constatações laboratoriais na hipertensão?

Testes Laboratoriais
- Análise do sedimento urinário.
- Creatinina sérica, nitrogênio ureico sanguíneo, glicose em jejum, colesterol, ácido úrico.
- Hemoglobina.
- ECG
- Quando há suspeita de uma causa secundária, considere radiografia torácica, níveis plasmáticos de metanefrina, concentração plasmática de aldosterona, atividade plasmática da renina ou eletrólitos na urina, conforme indicado.

HIPERTENSÃO – 18F

Quais são os tratamentos para hipertensão?

Medicamentos

- O início de terapia medicamentosa é fundamentado no nível da pressão sanguínea, presença de falha orgânica terminal e perfil geral de risco cardiovascular.
- As classes de medicamentos incluem diuréticos, agentes bloqueadores β-adrenérgicos, inibidores da ACE e bloqueadores do receptor de angiotensina, agentes bloqueadores do canal de cálcio, bloqueadores α-adrenérgicos, vasodilatadores e agentes de ação central.
- A escolha dos medicamentos é fundamentada na presença de indicações específicas da doença (p. ex., β-bloqueadores em CAD e insuficiência cardíaca, inibidores da ACE em doença renal e insuficiência cardíaca).

Procedimentos Terapêuticos

- Redução de peso, restrição de álcool, redução de sal, aumento de atividade física, cessação de tabagismo.
- Alterações de dieta (dieta DASH): alto consumo de frutas e vegetais, baixo consumo de gordura e sal.
- Tratamento agressivo dos fatores de risco, incluindo uso de estatina, deve ser considerado em todos os pacientes com hipertensão.

INFARTO AGUDO DO MIOCÁRDIO – 19A

Um homem de 71 anos apresenta-se ao departamento de emergência com um início repentino de dor torácica subesternal há 1 hora. Ele descreve a dor como uma sensação de pressão pesada que irradia para ambos os braços e tem uma intensidade de 10 em uma escala de 1 a 10. Sua dor começou quando ele estava andando em seu jardim e melhorou, mas não se resolveu, com repouso. Seu histórico médico é significativo para *diabetes mellitus*. Ele fumou um maço de cigarros por dia nos últimos 50 anos. Sua mãe faleceu de infarto de miocárdio (MI) aos 56 anos de idade. No exame do coração, você escuta um galope de S_4 e, no exame pulmonar, você escuta crepitações finas bibasais. Seu eletrocardiograma (ECG) mostra elevações de 3 mm no segmento ST nas derivações II, III e aVF.

Quais são os principais aspectos dos problemas deste paciente? De que forma você deve refletir sobre os problemas dele?

Aspectos principais: Idade avançada; início repentino de dor torácica subesternal irradiando para os braços; dor piora com exercícios; fatores de risco cardíaco para *diabetes mellitus*, tabagismo e histórico familiar; galope de S_4 e crepitações consistentes com edema pulmonar; ECG com elevações no segmento ST em uma distribuição inferior.

Como refletir: A síndrome coronária aguda (ACS) inclui angina instável, MI sem elevação no segmento ST, e MI com elevação no segmento ST; todos resultam de isquemia do miocárdio causada por trombose em uma região de aterosclerose coronária. Existem outras causas de MI, mas a ACS é a mais comum. Este paciente tem dor torácica *típica*, ou seja, subesternal, "pressão" ou "aperto", por esforço e aliviada com repouso ou nitroglicerina. A irradiação nos braços correlaciona-se fortemente com dor torácica cardíaca. Para avaliar um paciente com dor torácica, primeiro determine a probabilidade de ACS como sua causa; então, estratifique o risco de mortalidade para assegurar a intervenção a tempo em pacientes de alto risco. Aqui o histórico por si só sugere fortemente ACS. O paciente está fadado a ser de alto risco por causa das elevações no segmento ST no ECG. Se o segmento ST mostrasse depressões, ele ainda seria considerado um paciente de alto risco? (Sim. A evidência de uma insuficiência cardíaca nova confere o alto risco). Quais medicamentos devem ser administrados com o diagnóstico? (Aspirina; clopidogrel, heparina ou heparina de baixo peso molecular [LMWH]; nitroglicerina; morfina, se necessário). Ele deve receber um β-bloqueador? (Não. Sua insuficiência cardíaca nova é uma contraindicação relativa). Se não houver no hospital instalações para cateterização cardíaca, de que forma ele deve ser tratado? (Se a transferência para outra instituição para intervenção coronária percutânea (PCI) em até 90 minutos do seu primeiro contato médico não for possível e havendo contraindicação, a terapia fibrinolítica deve ser dada).

INFARTO AGUDO DO MIOCÁRDIO – 19B

Quais são os fundamentos do diagnóstico e as considerações gerais sobre infarto agudo do miocárdio?

- ECG: elevação no segmento ST ou bloqueio do ramo cardíaco esquerdo.
- Tratamento de reperfusão imediata é garantido com PCI em até 90 minutos (preferencialmente) ou trombólise em até 30 minutos da chegada e dentro de 6 a 12 horas do início dos sintomas.

Considerações Gerais

- Resulta, na maioria dos casos, de um trombo coronário oclusivo na região de uma placa aterosclerótica preexistente (embora não necessariamente grave).
- Mais raramente, pode resultar de vasospasmo, fluxo sanguíneo inadequado no miocárdio (p. ex., hipotensão) ou demanda metabólica excessiva.
- Muito raramente pode ser causado por oclusão embólica, vasculite, dissecção da raiz aórtica ou coronária, ou aortite.
- Uso de cocaína pode causar MI e deve ser considerado em indivíduos jovens sem fatores de risco.

Fundamentos do Diagnóstico

- Desenvolvimento repentino de desconforto torácico anterior prolongado (> 30 minutos) ou pressão.
- Às vezes mascarado como insuficiência cardíaca (HF) aguda, síncope, acidente vascular encefálico ou choque.

INFARTO AGUDO DO MIOCÁRDIO – 19C

Quais são os sintomas e sinais do infarto agudo do miocárdio?

Sintomas e Sinais
- Início recente de angina de peito, alteração no padrão da angina, pressão torácica, aperto ou "indigestão".
- Características da dor: similar à angina na região e irradiação, mas mais grave; normalmente ocorre em repouso, frequentemente de manhã cedo; aumenta rapidamente; responde minimamente à nitroglicerina sublingual ou opioides orais.
- Sintomas associados incluem diaforese, fraqueza, apreensão, síncope ou pré-síncope, dispneia, ortopneia, tosse, sibilo, náusea e vômito.
- Trinta e três por cento dos pacientes não experimentam dor torácica, especialmente pacientes mais velhos, mulheres e pacientes com *diabetes mellitus*.
- Bradicardia acentuada (infarto inferior) a taquicardia (atividade simpática aumentada, baixo débito cardíaco ou arritmia).
- Turgência jugular indica hipertensão atrial, frequentemente decorrente de um infarto ventricular direito ou pressões de enchimento ventriculares esquerdas (LV) elevadas.
- S_4 é comum; sons cardíacos leves ou S_3 indicam disfunção significativa no LV.
- Sopro de regurgitação mitral indica normalmente disfunção muscular papilar ou, raramente, ruptura.
- Cianose e temperatura fria indicam baixo débito.

INFARTO AGUDO DO MIOCÁRDIO – 19D

Qual é o diagnóstico diferencial do infarto agudo do miocárdio?

Diagnóstico Diferencial
- Dissecção aórtica.
- Embolia pulmonar.
- Pneumotórax hipertensivo.
- Pericardite.
- Ruptura esofágica.
- Cardiomiopatia de estresse (cardiomiopatia de Tako-Tsubo ou síndrome do balonamento apical).

INFARTO AGUDO DO MIOCÁRDIO – 19E

Quais são as constatações laboratoriais, de imagem e de procedimentos no infarto agudo do miocárdio?

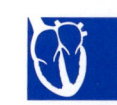

Testes Laboratoriais
- CK-MB quantitativa (creatina quinase-faixa miocárdica), troponina I e elevação da troponina T são vistas já em 4 a 6 horas após o início; elas estão quase sempre anormais em 8 a 12 horas.
- As troponinas podem permanecer elevadas por 5 a 7 dias ou mais e não são geralmente úteis para avaliar suspeita de reinfarto precoce.

Estudos de Imagem
- Radiografias torácicas: sinais de CHF; frequentemente atrasados em relação às constatações clínicas.
- Ecocardiografia: avalia a função LV global e regional e o movimento da parede.

Procedimentos Diagnósticos
- ECG: a evolução clássica de alterações vai de ondas T apiculadas ("hiperagudas") a elevações no segmento ST, ao desenvolvimento da onda Q até inversão na onda T; isto pode ocorrer por algumas horas até diversos dias.
- Angiografia: pode demonstrar acinesia ou discinesia, mede a fração de ejeção e faz o diagnóstico de oclusão na artéria coronária.
- Medições hemodinâmicas com cateter de Swan-Ganz: podem não ter valor no tratamento de suspeita de choque cardiogênico.

INFARTO AGUDO DO MIOCÁRDIO – 19F

Quais são os tratamentos para o infarto agudo do miocárdio?

- Terapia trombolítica reduz a mortalidade e limita o tamanho do infarto naqueles que não podem obter uma PCI ou quando a PCI será atrasada; os maiores benefícios ocorrem, se iniciada dentro das primeiras 3 horas.
- Inibidores da glicoproteína IIb/IIIa, especificamente abciximab, demonstraram reduzir eventos trombóticos acentuados e possivelmente a taxa de mortalidade para pacientes submetidos a uma PCI primária.

Procedimentos Terapêuticos

- Uma elevação no segmento ST conota uma oclusão coronariana aguda e justifica uma terapia de reperfusão imediata.
- A PCI primária é a abordagem de escolha em pacientes com contraindicações absolutas e muitas contraindicações relativas à terapia trombolítica.
- Em pacientes com choque cardiogênico, a cateterização precoce e a revascularização percutânea ou cirúrgica são o tratamento preferível e demonstraram reduzir a mortalidade.
- Como uma abordagem intervencionista aguda carrega um risco menor de complicações hemorrágicas, ela pode também ser a estratégia preferível em muitos pacientes mais idosos.

Medicamentos

- Dose completa de aspirina imediatamente; carga de clopidogrel e dosagem diária; nitroglicerina para redução da dor isquêmica, da pressão sanguínea e da congestão pulmonar.
- Sulfato de morfina, se a nitroglicerina não aliviar a dor.
- LMWHs (como enoxaparina) (preferível) ou heparina não fracionada, ou fondaparinux reduzem a mortalidade.

INSUFICIÊNCIA CARDÍACA – 20A

Um homem de 75 anos com um histórico de doença arterial coronariana (CAD) e múltiplos infartos de miocárdio (MIs) prévios apresenta-se ao seu médico de atenção primária com dispneia crescente. A tolerância do paciente a exercícios passou de andar 10 quarteirões sem parar a necessitar parar para recuperar o fôlego após andar pela sala. Ele não consegue ficar na posição horizontal e à noite usa quatro travesseiros para ficar mais elevado na cama. No exame físico, ele tem crepitações bilaterais até a metade de seus campos pulmonares, seus pulsos venosos jugulares (JVPs) estão elevados e suas extremidades inferiores apresentam edemas depressíveis.

Quais são os principais aspectos dos problemas deste paciente? De que forma você deve refletir sobre os problemas dele?

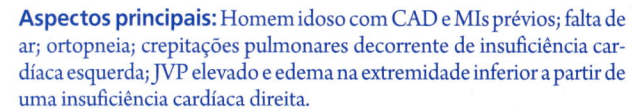

Aspectos principais: Homem idoso com CAD e MIs prévios; falta de ar; ortopneia; crepitações pulmonares decorrente de insuficiência cardíaca esquerda; JVP elevado e edema na extremidade inferior a partir de uma insuficiência cardíaca direita.

Como refletir: A insuficiência cardíaca (HF) é uma importante síndrome prevalente. O diagnóstico imediato e um tratamento eficiente melhoram a morbidade, a mortalidade e a qualidade de vida. Como neste caso, o diagnóstico de HF tipicamente começa com uma queixa de dispneia indiferenciada ao exercitar-se. Este paciente descreve também ortopneia. Quais sintomas adicionais devem ser também obtidos? (Dor torácica com exercício, dispneia paroxística noturna, edema na extremidade inferior, síncope ou pré-síncope, palpitações). Quais patologias cardíacas podem produzir HF (bem como os sinais no exame físico encontrados neste paciente)? (Função sistólica prejudicada, função diastólica prejudicada e doença valvular).

Qual sinal no exame físico deve estar presente com disfunções sistólica e diastólica? (Ponto de impulso máximo [PMI] alargado, sustentado e deslocado no ápice). Após um diagnóstico de HF ser feito, a causa subjacente deve ser identificada. Neste caso, o paciente tem CAD, e um ecocardiograma ou um estudo de imagem com radionuclídeos pode mostrar anormalidades no movimento da parede condizentes com isquemia ou infarto. Quais classes de medicamentos melhoram a mortalidade e devem ser adicionados se ainda não forem parte deste regime? (Inibidores da enzima conversora de angiotensina [ACE], β-bloqueadores, bloqueador do receptor de aldosterona). Um diurético de alça deve ser iniciado para alívio sintomático imediatamente após a avaliação dos eletrólitos e da função renal. Se este paciente provar ter uma fração de ejeção menor do que 35%, quais outras intervenções podem ajudar? (O desfibrilador cardíaco implantável melhora a mortalidade. A estimulação biventricular pode melhorar significativamente os sintomas e a função sistólica em alguns pacientes).

INSUFICIÊNCIA CARDÍACA – 20B

Quais são os fundamentos do diagnóstico e as considerações gerais sobre insuficiência cardíaca?

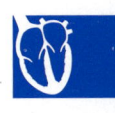

Considerações Gerais

- A HF ocorre como uma restrição ao débito cardíaco ou à função diastólica com retenção de fluidos.
- Exacerbações agudas podem ser causadas pela ingestão excessiva de sal, por arritmias ou por êmbolos pulmonares.
- A HF por débito alto é causada por tirotoxicose, beribéri, anemia grave ou desvio arteriovenoso.
- A disfunção sistólica é causada por MI, abuso de etanol, hipertensão de longa duração, miocardite viral (incluindo HIV), doença de Chagas ou, então, é idiopática.
- A disfunção diastólica está associada ao preenchimento anormal de um LV ("rígido") causado por hipertensão crônica, hipertrofia LV e *diabetes mellitus*.

Fundamentos do Diagnóstico

- Sintomas de HF ventricular esquerda (LV) ou ventricular direita (RV).

INSUFICIÊNCIA CARDÍACA – 20C

Quais são os sintomas e sinais da insuficiência cardíaca?

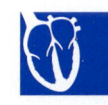

Sintomas e Sinais

- HF LV: dispneia com exercício, ortopneia, dispneia paroxística noturna, tosse crônica não produtiva (frequentemente piora na posição deitada), noctúria, fadiga e intolerância a exercícios.
- Exame físico em HF LV: crepitações e macicez à percussão nas bases, elevação paraesternal e íctus de LV sustentado e alargado, galope S_3, galope S_4 na disfunção diastólica.
- HF RV: anorexia, náusea, dor no quadrante superior direito causada por congestão passiva crônica do fígado e intestino.
- Exame físico em HF RV: pulsações venosas jugulares elevadas e anormais, hepatomegalia, refluxo hepatojugular, ascite e edema periférico depressível.
- Taquicardia, hipotensão, pressão de pulso reduzida, extremidades frias e diaforese.
- HF grave de longa duração: caquexia ou cianose.

INSUFICIÊNCIA CARDÍACA – 20D

Qual é o diagnóstico diferencial da insuficiência cardíaca?

Diagnóstico Diferencial
- Doença pulmonar obstrutiva crônica (COPD).
- Pneumonia.
- Cirrose.
- Insuficiência venosa periférica.
- Síndrome nefrótica.

INSUFICIÊNCIA CARDÍACA – 20E

Quais são as constatações laboratoriais, de imagem e de procedimentos na insuficiência cardíaca?

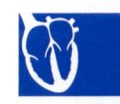

Testes Laboratoriais
- Hemograma completo, eletrólitos séricos, creatinina, hormônio estimulador da tireoide (TSH), ferritina.
- Eletrocardiografia (ECG) para pesquisar arritmia, MI, hipertrofia LV, retardos de condução, alterações de repolarização.
- Peptídeo atrial natriurético do tipo B muito elevado; valor preditivo negativo alto.

Estudos de Imagem
- Radiografia de tórax: cardiomegalia, edema pulmonar e efusões pleurais.
- Ecocardiografia: tamanho ventricular e função, anormalidades valvulares, efusões pericárdicas, desvios intracardíacos e anormalidades no movimento da parede.
- Imagem de estresse: indicado, se houver anormalidades no ECG ou suspeita de isquemia miocárdica.

Procedimentos Diagnósticos
- Cateterização cardíaca esquerda para detectar CAD.
- Cateterização cardíaca direita: em pacientes não responsivos à terapia-padrão.

INSUFICIÊNCIA CARDÍACA – 20F

Quais são os tratamentos para insuficiência cardíaca?

Medicamentos
- Inibidores da ACE iniciados em baixas doses também diminuem a mortalidade; bloqueadores do receptor de angiotensina II são dados para pacientes intolerantes à ACE.
- β-bloqueadores em pacientes estáveis (não exacerbações agudas) possuem benefícios na mortalidade.
- Bloqueadores da aldosterona, como espironolactona ou eplerenona, diminuem a mortalidade.
- Diuréticos de alça ou tiazidas reduzem os sintomas de sobrecarga de fluidos.
- Digoxina pode reduzir os sintomas, mas não possui um benefício na mortalidade.
- Agentes inotrópicos (p. ex., dobutamina ou milrinona) podem ser dados, quando há choque cardiogênico ou espera de transplante.

Cirurgia
- Revascularização coronária, desfibriladores implantáveis ou ressincronização em pacientes selecionados.
- Transplante cardíaco para HF avançada.

Procedimentos Terapêuticos
- Restrição de sal e fluidos.

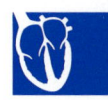

REGURGITAÇÃO AÓRTICA – 21A

Um homem de 64 anos apresenta-se à clínica com um histórico de 3 meses de piora de sua dispneia. Ele sente falta de ar após caminhar um quarteirão ou subir um lance de escadas. Ele acorda no meio da noite dispneico, engasgando, e tem de se apoiar em diversos travesseiros para conseguir dormir. No exame físico, sua pressão sanguínea está em 190/60 mm Hg, e seus pulsos estão hiperdinâmicos. Seu íctus cardíaco está deslocado para a esquerda e para baixo. Há estertores sobre ambos os campos pulmonares inferiores. Há dois sopros cardíacos distintos: um sopro diastólico precoce estridente mais alto na borda esternal inferior esquerda e um estrondo diastólico ouvido no ápice. A radiografia torácica mostra cardiomegalia e edema pulmonar. A ecocardiografia mostra regurgitação aórtica (AR) grave com hipertrofia ventricular esquerda (LVH) e dilatação.

Quais são os principais aspectos dos problemas deste paciente? De que forma você deve refletir sobre os problemas dele?

Aspectos principais: Dispneia progressiva ao exercitar-se, dispneia noturna paroxística, ortopneia; edema pulmonar e cardiomegalia indicando insuficiência cardíaca (HF); pressão de pulso ampliada; pulsos hiperdinâmicos; sopro diastólico precoce na borda esternal esquerda; estrondo diastólico no ápice (sopro de Austin Flint); ecocardiograma diagnóstico de AR com LVH e dilatação.

Como refletir: Este paciente apresenta sintomas (dispneia ao exercitar-se, dispneia noturna paroxística e ortopneia) e sinais (estertores) de HF. Um médico consegue distinguir entre causas sistólica, diastólica e valvular baseando-se nos sintomas? (Não confiavelmente). Os sopros sugerem uma causa valvular. O sopro diastólico na borda esternal superior esquerda e o estrondo diastólico apical sugerem AR. Quais outros dados auxiliam no diagnóstico de AR? (A pressão de pulso ampla, a pressão sanguínea sistólica e o pulso carotídeo também são características de AR). Quais processos subjacentes causam AR? (Doença cardíaca reumática, válvula bicúspide congênita, endocardite infecciosa, hipertensão, necrose medial cística, síndrome de Marfan, dissecção aórtica, espondilite anquilosante e artrite reativa). A ecocardiografia é a chave para o diagnóstico e para monitorar a progressão da AR. Estudos de imagem pela tomografia computadorizada (CT) com contraste podem ser indicados para avaliar o diâmetro da raiz aórtica ou o aneurisma ascendente. De que forma este paciente deve ser tratado? (O controle da pressão sanguínea com redução da pós-carga pode diminuir a regurgitação. Este paciente está sintomático, e uma substituição eletiva da válvula é indicada).

REGURGITAÇÃO AÓRTICA – 21B

Quais são os fundamentos do diagnóstico e as considerações gerais sobre regurgitação aórtica?

Fundamentos do Diagnóstico

- Normalmente assintomática até a meia-idade; a partir daí se apresenta com insuficiência do lado esquerdo ou dor torácica.
- Pressão de pulso ampla; sopro diastólico ao longo da borda esternal esquerda.
- ECG mostra hipertrofia ventricular esquerda; radiografia mostra dilatação ventricular esquerda (LV).
- Ecocardiografia com Doppler é diagnóstica.

Considerações Gerais

- A doença cardíaca reumática é menos comum desde o advento dos antibióticos.
- As causas não reumáticas incluem valvulopatia congênita bicúspide, endocardite infecciosa, hipertensão, necrose medial cística, síndrome de Marfan, dissecção aórtica, espondilite anquilosante e artrite reativa.
- A LVH ocorre em razão do aumento tanto da pré-carga quanto da pós-carga.

REGURGITAÇÃO AÓRTICA – 21C

Quais são os sintomas e sinais da regurgitação aórtica?

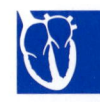

Sintomas e Sinais
- Sopro diastólico aórtico decrescente estridente ao longo da borda esternal esquerda sem variação respiratória.
- Pulso de Corrigan ou pulso de Water-Hammer: elevação e quedas rápidas de pressões sistólicas altas a pressões diastólicas baixas; pulsos de Quincke; leitos ungueais pulsáteis.
- Sinal de Duroziez: sopro intermitente em uma artéria femoral comprimida parcialmente.
- Sinal de Musset: incapacidade de manter a cabeça ereta com cada pulso.
- Sinal de Hill: pressão sistólica na perna acima de 40 mm Hg a mais do que no braço.
- Dispneia com exercício e fadiga são os sintomas mais frequentes, mas dispneia noturna paroxística e edema pulmonar também podem ocorrer.
- AR crônica progride normalmente com lentidão; AR aguda pode apresentar-se com insuficiência LV aguda.

REGURGITAÇÃO AÓRTICA – 21D

Qual é o diagnóstico diferencial da regurgitação aórtica?

Diagnóstico Diferencial
- Dissecção aórtica.
- Sopro de Graham Steel (insuficiência pulmonar após hipertensão pulmonar).
- Estenose mitral.
- Estenose tricúspide.
- Sopro de Dock de estenose da artéria descendente anterior esquerda.

REGURGITAÇÃO AÓRTICA – 21E

Quais são as constatações laboratoriais, de imagem e de procedimentos na regurgitação aórtica?

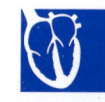

Estudos de Imagem
- A radiografia torácica mostra cardiomegalia com proeminência de LV e, às vezes, dilatação aórtica.
- A ecocardiografia com fluxometria Doppler confirma o diagnóstico e estima a gravidade.
- Avaliações ecocardiográficas em série determinam o momento da substituição da válvula.
- CT ou ressonância magnética podem estimar o tamanho da raiz aórtica e excluir aneurisma.

Procedimentos Diagnósticos
- O ECG mostra hipertrofia LV.
- A cateterização cardíaca auxilia a quantificar a gravidade e avalia as artérias coronárias.

Testes Laboratoriais
- O peptídeo natriurético sérico do tipo B pode ser um sinal precoce de disfunção LV.

REGURGITAÇÃO AÓRTICA – 21F

Quais são os tratamentos para regurgitação aórtica?

- β-bloqueadores, inibidores da enzima conversora da angiotensina ou bloqueadores dos receptores da angiotensina II podem diminuir a taxa de dilatação aórtica naqueles com síndrome de Marfan.

Cirurgia
- Cirurgia eletiva é indicada com sintomas ou naqueles com uma fração de ejeção abaixo de 55% ou com volume LV aumentado.
- Cirurgia urgente é indicada em pacientes com AR aguda.
- Válvulas mecânicas duram mais do que válvulas de tecido, mas requerem anticoagulação.

Medicamentos
- O tratamento da hipertensão para diminuir a pós-carga pode reduzir a gravidade da regurgitação.

REGURGITAÇÃO MITRAL – 22A

Um homem de 58 anos apresenta-se ao departamento de emergência com 20 minutos de dor torácica esternal muito forte e dispneia acentuada. O exame físico mostra crepitações inspiratórias nos 3/4 inferiores de ambos os campos pulmonares, macicez basilar à percussão, íctus ventricular esquerdo (LV) hiperdinâmico, pulso carotídeo ascendente acelerado, sopro pansistólico no ápice que irradia para a axila e galope S_3. A eletrocardiografia (ECG) mostra elevações do segmento ST nas derivações II, III e aVF. A radiografia torácica mostra linhas B de Kerley e efusões pleurais bilaterais consistentes com edema pulmonar agudo. A ecocardiografia de Doppler mostra regurgitação mitral grave, e a ecocardiografia transesofágica revela uma cúspide mitral posterior descendo até o átrio esquerdo (LA) e discinesia do segmento da parede lateral basal do LV. O diagnóstico é infarto de miocárdio (MI) posterolateral com regurgitação mitral aguda, resultando de isquemia muscular papilar e ruptura.

Quais são os principais aspectos dos problemas deste paciente? De que forma você deve refletir sobre os problemas dele?

Aspectos principais: Dor torácica muito forte e isquemia miocárdica; dispneia; crepitações, macicez à percussão, e galope S_3 e radiografia de tórax, indicando edema pulmonar; LV hiperdinâmico, pulso ascendente carotídeo acelerado e sopro pansistólico no ápice irradiando para a axila; diagnóstico no ecocardiograma de regurgitação mitral.

Como refletir: Este paciente se apresenta com um MI com elevação ST e insuficiência cardíaca (HF) esquerda aguda. Quais complicações de MI agudo levam à HF aguda? (Disfunção miocárdica LV, ruptura do septo ou parede LV livre com tamponamento, arritmia ou disfunção valvular aguda). Quais constatações de exame sugerem regurgitação mitral aguda como a causa de HF? (O aspecto do sopro, precórdio hiperdinâmico e curso ascendente carotídeo acelerado). No MI agudo, a ruptura verdadeira dos músculos papilares é muito menos comum do que a disfunção muscular papilar ou o deslocamento (causado por dilatação LV). Com disfunção ou deslocamento, a angiografia e a revascularização percutânea normalmente são os primeiros passos, com a regurgitação mitral resolvendo-se com reperfusão. Aqui a ecocardiografia revela a cúspide mitral posterior descendo até o LA, sugerindo ruptura do músculo papilar. Qual é a intervenção ideal? (Revascularização da artéria coronária com enxerto, com reparo ou substituição da válvula mitral).

REGURGITAÇÃO MITRAL – 22B

Quais são os fundamentos do diagnóstico e as considerações gerais sobre regurgitação mitral?

Fundamentos do diagnóstico

- Sopro pansistólico no ápice irradiando para a axila; associada a galope S_3, quando o volume regurgitado é grande.
- ECG com anormalidade LA, hipertrofia LV (LVH) e frequentemente fibrilação atrial; alargamento LA e LV na radiografia.
- As constatações radiográficas são diagnósticas e podem ajudar a decidir quando operar.

Considerações Gerais

- A causa e precisão da regurgitação mitral determinam a apresentação clínica; pode ser assintomática ou causar HF do lado esquerdo.
- A regurgitação mitral resulta de:
  - Isquemia na base ou ruptura do músculo papilar (isquemia miocárdica, infarto ou infecção [endocardite]).
  - Deslocamento dos músculos papilares (cardiomiopatia dilatada).
  - Comprimento excessivo das cordas ou degeneração das cúspides (prolapso da válvula mitral).
  - Ausência de contração do ânulo (calcificação anular).
  - Cicatrizes (febre reumática, invasão calcificante).

REGURGITAÇÃO MITRAL – 22C

Quais são os sintomas e sinais da regurgitação mitral?

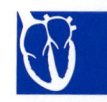

Sintomas e Sinais

- Sopro pansistólico no ápice, irradiando para a axila na maioria dos pacientes.
- Íctus do LV hiperdinâmico, pulso ascendente carotídeo acelerado e frequentemente associado a um galope S_3.
- Pode ser assintomática por muitos anos (ou a vida toda).
- Na regurgitação mitral aguda, a pressão atrial esquerda eleva-se abruptamente, levando a edema pulmonar se for grave.
- Na regurgitação mitral crônica, a dispneia com exercício e a fadiga pioram gradualmente ao longo dos anos.
- O alargamento LA e LV crônico pode causar subsequente fibrilação atrial e disfunção LV.
- A embolização sistêmica é relativamente incomum comparada a outras causas de fibrilação atrial.

REGURGITAÇÃO MITRAL – 22D

Qual é o diagnóstico diferencial da regurgitação mitral?

Diagnóstico Diferencial
- Estenose aórtica.
- Esclerose aórtica.

- Regurgitação tricúspide.
- Cardiomiopatia hipertrófica obstrutiva (HOCM).
- Defeito no septo atrial.
- Defeito no septo ventricular.

REGURGITAÇÃO MITRAL – 22E

Quais são as constatações laboratoriais, de imagem e de procedimentos na regurgitação mitral?

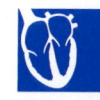

Estudos de Imagem
- A radiografia de tórax mostra alargamentos atrial e ventricular esquerdos.
- A ecocardiografia de Doppler confirma o diagnóstico e estima a gravidade.
- A ecocardiografia transesofágica pode revelar a causa, identificar candidatos para reparo e diagnosticar endocardite.

Testes Laboratoriais
- O peptídeo atrial natriurético do tipo B (BNP) pode identificar disfunção LV.

Procedimentos Diagnósticos
- O ECG mostra anormalidade atrial esquerda e hipertrofia LV; frequentemente fibrilação atrial.

REGURGITAÇÃO MITRAL – 22F

Quais são os tratamentos para regurgitação mitral?

Cirurgia
- A regurgitação mitral aguda, resultando de endocardite, MI e cordoalhas tendíneas rompidas requer, frequentemente, cirurgia de emergência.
- A regurgitação crônica requer, normalmente, cirurgia, quando sintomas são desenvolvidos ou, em pacientes assintomáticos, quando a dimensão sistólica final no LV é maior do que 4 cm, ou a fração de ejeção é menor do que 60%.
- A substituição da válvula mitral utiliza válvulas mecânicas ou bioprotéticas.

Medicamentos
- Vasodilatadores diminuem a resistência vascular sistêmica e podem estabilizar a regurgitação mitral aguda, enquanto espera-se pela cirurgia.

Procedimentos Terapêuticos
- Novas abordagens percutâneas para reparo da válvula mitral estão sendo exploradas.

ANEMIA POR DEFICIÊNCIA DE FERRO – 23A

Um homem de 65 anos previamente hígido apresenta-se à clínica com reclamação de fadiga com duração de 3 meses. O questionamento revela fraqueza difusa e cansaço ao subir ladeira ou mais de um lance de escadas. Todos estes sintomas pioraram lentamente com o tempo. Com exceção de tonturas, a revisão dos sistemas foi negativa. O paciente não tem histórico médico, histórico social ou histórico familiar significativo. No exame físico, ele parece um pouco pálido, com sinais vitais normais, exceto por um pulso em repouso de 118 batimentos/min. O exame físico, fora isso, é normal exceto por seu exame retal, que revela fezes marrons, guaiaco-positivas (condizente com sangue oculto nas fezes). Um hemograma completo (CBC) revela anemia microcítica com baixo volume corpuscular médio (MCV).

Quais são os principais aspectos dos problemas deste paciente? De que forma você deve refletir sobre os problemas dele?

Aspectos principais: Fadiga, fraqueza e dispneia de início insidioso; palidez no exame físico; fezes guaiaco-positivas; anemia microcítica.

Como refletir: Diversos dos sintomas e sinais deste paciente – fadiga, dispneia, tontura, fraqueza e taquicardia – podem sugerir causas cardíacas e pulmonares para seu diagnóstico diferencial. *Mas não se esqueça de anemia!* Após estabelecer que o paciente está anêmico, olhe a contagem de reticulócitos. A anemia proliferativa indica hemólise ou sangramento ativo. A anemia hipoproliferativa, que é mais comum, indica frequentemente um estado de deficiência. A anemia é avaliada mais profundamente olhando o MCV. Na anemia por deficiência de ferro, o MCV é alto ou baixo? (Baixo). O que os estudos de ferro sérico – ferritina, ferro, transferrina (capacidade de ligação total do ferro) e a porcentagem de saturação – mostram? O que o esfregaço periférico mostra? Qual é a contagem plaquetária na deficiência de ferro? Sempre que você determinar que a etiologia da anemia é a deficiência de ferro, você *deve* investigar a causa. Conceitue suas possíveis causas, rastreando o caminho a partir da ingestão de ferro na dieta para absorção à biodisponibilidade para possível perda (de sangue). Quais são as patologias potenciais em cada estágio? Por exemplo, onde o ferro é absorvido e o que pode interromper esta absorção? Embora o trato gastrointestinal (GI) seja a fonte mais comum de perda sanguínea, esteja certo de também considerar outras fontes de perda de sangue (p. ex., uterina, urinária, pulmonar).

ANEMIA POR DEFICIÊNCIA DE FERRO – 23B

Quais são os fundamentos do diagnóstico e as considerações gerais sobre anemia por deficiência de ferro?

Considerações Gerais

- Causa mais comum de anemia em todo o mundo.
- Mais comum em mulheres como um resultado de perdas menstruais.
- Causas:
  - Perda de sangue (GI, menstrual, doação repetida de sangue)
  - Deficiência na dieta ou absorção diminuída de ferro
  - Necessidades aumentadas (gestação, lactação)
  - Hemoglobinúria.
  - Sequestro de ferro (hemossiderose pulmonar).
- Mulheres com graves perdas menstruais podem necessitar de mais ferro do que a quantidade que pode ser absorvida prontamente; assim, elas se tornam frequentemente deficientes em ferro.
- Gestação e lactação aumentam também a necessidade de ferro, requerendo suplementação.
- Uso de aspirina a longo prazo pode causar perda de sangue GI mesmo sem lesão estrutural documentada.
- Procure por uma fonte de sangramento GI, se outros locais de perda de sangue forem excluídos.

Fundamentos do Diagnóstico

- Ferritina sérica < 12 mcg/L e resposta à terapia de ferro.
- Causada por sangramento em adultos a não ser que seja provado o contrário.

ANEMIA POR DEFICIÊNCIA DE FERRO – 23C

Quais são os sintomas e sinais da anemia por deficiência de ferro?

Sintomas e Sinais

- Sintomas de anemia (p. ex., cansaço fácil, taquicardia, palpitações e taquipneia com exercício).
- Alterações cutâneas e mucosas (p. ex., língua lisa, unhas quebradiças e queilose).
- Disfagia resultando de membranas esofágicas (síndrome de Plummer-Vinson).
- Alotriofagia (*i. e.*, apetite por substâncias específicas [p.ex., pedaços de gelo, alface] frequentemente não ricos em ferro) é frequente.

ANEMIA POR DEFICIÊNCIA DE FERRO – 23D

Qual é o diagnóstico diferencial da anemia por deficiência de ferro?

Diagnóstico Diferencial

- Anemia microcítica resultando de outras causas:
  - Talassemia.
  - Anemia por doença crônica.
  - Anemia sideroblástica.
  - Envenenamento por chumbo.

ANEMIA POR DEFICIÊNCIA DE FERRO – 23E

Quais são as constatações laboratoriais em anemia por deficiência de ferro?

Testes Laboratoriais
- O diagnóstico pode ser feito por:
  - Confirmação laboratorial de um estado deficiente em ferro.
  - Avaliação da resposta a um ensaio terapêutico de reposição de ferro.
- O hematócrito é baixo, mas o MCV é inicialmente normal; após, o MCV é baixo.
- A contagem plaquetária pode aumentar.
- Um valor de ferritina abaixo de 12 mcg/L é um indicador altamente confiável de depleção de armazenamentos de ferro.
- No entanto, visto que os níveis de ferritina sérica podem-se elevar em resposta à inflamação ou a outros estímulos, um nível normal de ferritina não exclui um diagnóstico de deficiência de ferro.
- O ferro sérico é menor do que 30 mcg/dL, e a saturação de ferritina é menor do que 15% após os armazenamentos de ferro serem esgotados.
- Conforme a deficiência progride, anisocitose (variação no tamanho das hemácias [RBC]) e poiquilocitose (variação na forma das RBCs) desenvolvem-se.
- Um esfregaço de sangue periférico anormal mostra células acentuadamente hipocrômicas, células-alvo, células em forma de lápis hipocrômicas e, ocasionalmente, poucas RBCs nucleadas em deficiência grave de ferro.

ANEMIA POR DEFICIÊNCIA DE FERRO – 23F

Quais são os tratamentos para anemia por deficiência de ferro?

Medicamentos

- Sulfato de ferro oralmente é o tratamento de escolha; pode causar e-feitos colaterais GI, então uma dose baixa inicialmente melhora sua intolerância.
- Continue a terapia de ferro por 3 a 6 meses após a restauração do CBC normal para reabastecer os armazenamentos de ferro.

- Falha na resposta à terapia de ferro é normalmente causada pela falta de aderência do medicamento, mas pode ser causada por perda de sangramento contínua, pouca absorção ou diagnóstico incorreto (p. ex., anemia por doença crônica, talassemia ou doença celíaca).
- Indicações para ferro parenteral são intolerância ou insubmissão ao ferro oral ou perda de sangue contínua que não pode ser corrigida.
- Preparações de ferro parenteral incluem sacarose de ferro ou magnetita revestida por éter carboximetil sorbitol poliglucose (ferumoxitol).

Procedimentos Terapêuticos

- Tratar a causa subjacente da deficiência de ferro como a fonte do san-gramento GI.

ANEMIA POR DEFICIÊNCIA DE VITAMINA B_{12} – 24A

Uma mulher de 58 anos apresenta-se ao departamento de emergência com queixas de fadiga e fraqueza progressivas nos últimos 6 meses. Ela sente dispneia após caminhar por diversos quarteirões. Na revisão dos sistemas, ela menciona diarreia leve. Ela notou dormência e formigamento intermitentes de suas extremidades inferiores e uma perda de equilíbrio ao andar. Ela nega outros sintomas neurológicos ou cardíacos e não tem histórico de fezes escuras ou sanguinolentas ou outra perda de sangue. No exame físico, ela está taquicárdica com 110 batimentos/min; outros sinais vitais estão dentro dos limites normais. O exame da cabeça e do pescoço é notável para conjuntivas pálidas e uma língua vermelha carnosa com perda das papilas. O exame neurológico revela sensação diminuída à posição e vibração nas extremidades inferiores. O teste laboratorial mostra um nível de hematócrito baixo.

Quais são os principais aspectos dos problemas desta paciente? De que forma você deve refletir sobre os problemas dela?

Aspectos principais: Fadiga, fraqueza e dispneia de início insidioso; sintomas neurológicos, incluindo neuropatia periférica e ataxia; taquicardia e palidez com anemia; glossite; no exame, constatações neurológicas na coluna posterior.

Como refletir: A combinação de duas apresentações clínicas deve levantar a possibilidade de deficiência de vitamina B_{12}: anemia e sintomas neurológicos. Embora a neuropatia periférica seja a manifestação neurológica mais comum, quais outros sintomas neurológicos podem resultar da deficiência avançada de vitamina B_{12}? Em relação à anemia, em qual extensão o volume corpuscular médio (MCV) típico cai na deficiência de vitamina B_{12}; há exceções? Quais são as outras causas comuns de anemia macrocítica? Especificamente, quais são outros desarranjos metabólicos? Efeitos medicamentosos? Ingestões tóxicas? Quais são as constatações em um esfregaço de sangue periférico em deficiência de vitamina B_{12}? Qual seria a contagem de reticulócitos? Os sintomas de fadiga, fraqueza e dispneia desta paciente podem ser causados pela sua anemia? Nesta paciente, qual seria a causa mais comum de deficiência de vitamina B_{12}? Como você a diagnosticaria? Quais poderiam ser outras causas possíveis? Cirúrgicas? Infecciosas? Inflamatórias? Dieta?

ANEMIA POR DEFICIÊNCIA DE VITAMINA B_{12} – 24B

Quais são os fundamentos do diagnóstico e as considerações gerais sobre a deficiência de vitamina B_{12}?

Fundamentos do Diagnóstico

- Anemia macrocítica com nível sérico de vitamina B_{12} <100 pg/mL.
- Macro-ovalócitos e neutrófilos hipersegmentados.

Considerações Gerais

- A vitamina B_{12} é absorvida a partir da dieta (alimentos de origem animal) no íleo terminal após se ligar ao fator intrínseco, uma proteína secretada pelas células parietais gástricas e armazenada no fígado.

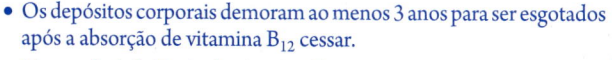

- Os depósitos corporais demoram ao menos 3 anos para ser esgotados após a absorção de vitamina B_{12} cessar.
- Causas da deficiência de vitamina B_{12}:
  - Produção diminuída do fator intrínseco: anemia perniciosa (causa mais comum), gastrectomia.
  - Deficiência na dieta (apenas em vegetarianos).
  - Competição por vitamina B_{12} no intestino: síndrome da alça cega, tênia do peixe (rara).
  - Absorção ileal diminuída de vitamina B_{12}: ressecção cirúrgica, doença de Crohn.
  - Insuficiência pancreática.
  - Infecção por *Helicobacter pylori*.
  - Deficiência de transcobalamina II (rara).
- A anemia perniciosa está associada à gastrite atrófica e outras doenças autoimunes (p. ex., deficiência de imunoglobulina A [IgA], síndromes de insuficiência endócrina poliglandular).

ANEMIA POR DEFICIÊNCIA DE VITAMINA B$_{12}$ – 24C

Quais são os sintomas e sinais da deficiência de vitamina B$_{12}$?

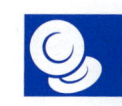

Sintomas e Sinais
- Anemia megaloblástica, que pode ser grave.
- Palidez e icterícia leve.
- Glossite e distúrbios gastrointestinais vagos (p. ex., anorexia, diarreia).
- Manifestações neurológicas:
  - Neuropatia periférica normalmente ocorre primeiro.
  - Então, a degeneração combinada subaguda da medula espinal afetando as colunas posteriores pode-se desenvolver, causando dificuldade no posicionamento e na sensação de vibração e equilíbrio.
  - Em casos avançados, demência ou outras alterações neuropsiquiátricas podem ocorrer.
  - Manifestações neurológicas precedem ocasionalmente alterações hematológicas; pacientes com sintomas e sinais neurológicos suspeitos devem ser avaliados para deficiência de vitamina B$_{12}$ apesar do MCV normal e ausência de anemia.

ANEMIA POR DEFICIÊNCIA DE VITAMINA B_{12} – 24D

Qual é o diagnóstico diferencial da deficiência de vitamina B_{12}?

Diagnóstico Diferencial
- Deficiência de ácido fólico (outra causa de anemia megaloblástica).
- Síndrome mielodisplásica (outra causa de anemia macrocítica com morfologia anormal).
- Outra causa de neuropatia periférica, ataxia ou demência.

ANEMIA POR DEFICIÊNCIA DE VITAMINA B$_{12}$ – 24E

Quais são as constatações laboratoriais e procedimentais na deficiência de vitamina B$_{12}$?

Testes Laboratoriais

- Anemia de gravidade variável; o hematócrito pode ser tão baixo quanto 10 a 15%.
- MCV é muito elevado a 110 até 140 fL, mas pode ser normal, se houver a presença de talassemia coexistente ou deficiência de ferro.
- Nível sérico baixo de vitamina B$_{12}$ estabelece o diagnóstico.
- Elevações no ácido metilmalônico sérico podem confirmar o diagnóstico.
- Esfregaço do sangue periférico mostra macro-ovalócitos, anisocitose, poiquilocitose e neutrófilos hipersegmentados com contagem média de lóbulos nos neutrófilos maior do que quatro ou um ou mais neutrófilo(s) com seis lóbulos.
- Contagem de reticulócitos reduzida, pancitopenia presente em casos graves.
- Desidrogenase láctica (LDH) sérica é elevada, e a bilirrubina indireta é modestamente aumentada.

Procedimentos Diagnósticos

- A morfologia da medula óssea mostra hiperplasia eritroide acentuada, alterações megaloblásticas nas séries eritroides e metamielócitos gigantes nas séries mieloides.

ANEMIA POR DEFICIÊNCIA DE VITAMINA B_{12} – 24F

Quais são os tratamentos para a deficiência de vitamina B_{12}?

- Antibióticos, se a deficiência de vitamina B_{12} for causada por crescimento bacteriano exagerado em uma alça cega.
- Enzimas pancreáticas devem ser dadas, se a deficiência for causada por insuficiência pancreática.
- Um agente anti-helmíntico deve ser dado, se a deficiência for causada por tênia do peixe.
- Altas doses de ácido fólico podem produzir respostas hematológicas em casos de deficiência de vitamina B_{12}, mas permitem o progresso de danos neurológicos.
- Transfusões devem geralmente ser evitadas, porque elas podem levar à insuficiência cardíaca.

Medicamentos

- Para anemia perniciosa:
  - Vitamina B_{12} via intramuscular ao menos mensalmente.
  - Cobalamina oral pode ser experimentada em vez de terapia parenteral, mas deve ser continuada diariamente indefinidamente.

DVT E TROMBOEMBOLISMO – 25A

Um homem de 57 anos é submetido a uma artroplastia do joelho decorrente de uma doença degenerativa grave nas articulações. Quatro dias após a cirurgia, ele desenvolve dispneia de início agudo e dor torácica pleurítica no hemitórax direito. Seu pai faleceu após uma embolia pulmonar (PE). O paciente está agora em sofrimento respiratório moderado com uma frequência respiratória de 28 respirações/min, frequência cardíaca de 120 batimentos/min e pressão sanguínea de 110/70 mm Hg. A saturação de oxigênio é de 90% em ar ambiente. O exame pulmonar está normal. O exame cardíaco revela taquicardia, mas fora isso é normal. O membro inferior direito está pós-cirúrgico, cicatrizando bem, com edema depressível 2+, sensibilidade na panturrilha, eritema e calor; a perna esquerda está normal.

Quais são os principais aspectos dos problemas deste paciente? De que forma você deve refletir sobre os problemas dele?

Aspectos principais: Cirurgia ortopédica recente; dispneia aguda, dor torácica pleurítica, taquicardia e taquipneia, sugerindo PE; histórico familiar de PE; edema na perna, sensibilidade, eritema e calor.

Como refletir: Dado o contexto pós-cirúrgico, os sintomas agudos e as anormalidades dos sinais vitais, a PE é provável, e o tratamento com heparina deve ser iniciado imediatamente. Uma angiografia por tomografia computadorizada (CT) pode ser realizada, quando o paciente estiver estável. O uso ou não de terapia trombolítica é uma questão-chave para este caso. A trombólise é conhecida por melhorar os resultados em PE maciça, mas é controversa em PE submaciça. O paciente tem taquicardia e não está francamente hipotenso neste momento. Qual estudo poderia ajudar com esta decisão? (Ecocardiografia para caracterizar o grau de tensão na câmara cardíaca direita). Quando um fator de risco reversível para trombose venosa profunda (DVT) ou PE é identificado, como uma imobilidade, um câncer, uma cirurgia recente ou uma lesão na parede dos vasos sanguíneos, diz-se que o evento é "provocado", a avaliação para trombofilia não é frequentemente realizada, e a anticoagulação é prescrita por 3 a 6 meses. Quando uma DVT ou PE não é provocada, o risco de recorrência é tão alto quando 7 a 10% por ano, e a anticoagulação por toda a vida é tipicamente indicada. Neste caso, a avaliação para um estado de hipercoagulabilidade é necessária para guiar a duração da anticoagulação; embora a cirurgia ortopédica recente seja um fator de risco reversível principal, o histórico familiar de PE sugere uma possível trombofilia herdada. A avaliação deve ser adiada por 3 meses, porque as proteínas C e S são consumidas durante a PE aguda.

DVT E TROMBOEMBOLISMO – 25B

Quais são os fundamentos do diagnóstico e as considerações gerais sobre trombose venosa profunda e tromboembolismo?

Considerações Gerais

- DVT e PE são duas manifestações da mesma doença.
- DVT pode estar na extremidade superior ou inferior, embora mais comumente ocorra nos membros inferiores.
- DVTs proximais ao joelho (poplítea e iliofemoral) embolizam com mais frequência do que os trombos distais.
- Fatores de risco incluem estase venosa (p. ex., imobilidade, hiperviscosidade, baixo débito cardíaco), lesão à parede dos vasos e hipercoagulabilidade (p. ex., contraceptivos orais, estados de hipercoagulabilidade herdados, malignidades).

Fundamentos do Diagnóstico

- Predisposição à trombose venosa.
- Dor, edema e rubor abaixo do nível dos trombos.
- Presença de doença tromboembólica, como PE.

DVT E TROMBOEMBOLISMO – 25C

Quais são os sintomas e sinais da trombose venosa profunda e do tromboembolismo?

Sintomas e Sinais
- Dor, edema e vermelhidão abaixo do nível dos trombos, normalmente unilateral.
- Pressões arteriais normais e perfusão na extremidade distal.
- Sinal de Homan: dor na panturrilha com dorsiflexão do tornozelo (sensibilidade limitada).
- A DVT pode ser detectável como um cordão palpável na panturrilha.
- A DVT pode estar associada a sintomas e sinais de PE (p. ex., dispneia, dor torácica, taquicardia e taquipneia).

DVT E TROMBOEMBOLISMO – 25D

Qual é o diagnóstico diferencial da trombose venosa profunda?

Diagnóstico Diferencial
- Tensão muscular.
- Cisto de Baker.
- Ruptura do tendão do calcâneo.
- Celulite.
- Tromboflebite superficial.
- Obstrução linfática (p. ex., tumor pélvico).
- Distrofia simpática por reflexo.
- Tumor ou fibrose obstruindo o fluxo venoso.
- Síndrome de May-Thurner (veia ilíaca esquerda comprimida pela artéria ilíaca comum direita).

DVT E TROMBOEMBOLISMO – 25E

Quais são as constatações laboratoriais, de imagem e procedimentais na trombose venosa profunda?

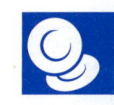

Testes Laboratoriais
- Um resultado negativo para o D-dímero pode excluir a DVT em pacientes com baixa probabilidade de pré-teste.
- Os pacientes podem ainda necessitar de testes laboratoriais para distúrbios de hipercoagulabilidade herdados. A avaliação deve ser adiada por 3 meses, porque os fatores, como as proteínas C e S, são consumidos durante a PE aguda.

Estudos de Imagem
- A ultrassonografia com Doppler é diagnóstica de DVT e é atualmente o estudo preferido.
- A ressonância magnética pode ser também diagnóstica e é útil em trombose não localizada nas extremidades.

Procedimentos Diagnósticos
- A venografia é o padrão-ouro, mas é invasiva e cara, sendo raramente utilizada.
- A pletismografia de impedância, que se apoia em alterações na impedância elétrica entre as veias patentes e obstruídas, é comparável à ultrassonografia na precisão.

DVT E TROMBOEMBOLISMO – 25F

Quais são os tratamentos para trombose venosa profunda e tromboembolismo?

- Após a terapia inicial, um antagonista da vitamina K com dose ajustada (p. ex., varfarina) é iniciado.
- A duração do tratamento é de, no mínimo, 3 meses para DVT provocada; o tratamento permanente deve ser considerado em pacientes com DVT não provocada.

Cirurgia
- Trombectomia cirúrgica ou trombólise direcionada, especialmente em tromboses ileofemorais grandes.

Procedimentos Terapêuticos
- Filtros nas veias cavas inferiores (IVC) em pacientes com contraindicação absoluta para anticoagulação.

Medicamentos
- A terapia anticoagulante é a pedra angular da terapia medicamentosa.
- A terapia inicial é feita com heparina de baixo peso molecular, fondaparinux ou heparina não fracionada.

ESTADOS DE HIPERCOAGULABILIDADE – 26A

Uma mulher de 23 anos apresenta-se ao departamento de emergência com dispneia de início agudo associada à dor torácica pleurítica à direita. Ela nega febre, arrepios, tosse e outros sintomas respiratórios. Ela não tem inchaço nas extremidades inferiores. Ela não esteve doente, acamada ou imóvel por um período prolongado. Cerca de 2 anos atrás, ela teve uma trombose venosa profunda (DVT) na extremidade inferior direita, enquanto tomava contraceptivos orais. Fora isso ela é saudável e atualmente não toma medicações. Em seu histórico familiar, seu pai faleceu de embolia pulmonar (PE). No exame físico, ela parece ansiosa e com desconforto respiratório leve. Sua frequência cardíaca foi de 110 batimentos/min, e sua frequência respiratória de 20 respirações/min. Ela não tem febre, e sua pressão sanguínea é normal. O restante do exame físico é normal. A cintigrafia pulmonar de ventilação/perfusão (V/Q) revela uma alta probabilidade de PE. Há suspeita de um estado hipercoagulável.

Quais são os principais aspectos dos problemas desta paciente? De que forma você deve refletir sobre os problemas dela?

Aspectos principais: Mulher jovem; início agudo de dispneia; dor torácica pleurítica; históricos pessoal e familiar de DVT; taquicardia; angústia respiratória; radiografia torácica normal; PE sugestiva na cintigrafia pulmonar V/Q

Como refletir: Nesta paciente, a dor torácica pleurítica, a taquicardia, o histórico de DVT e a ausência de outra causa provável de seus sintomas conferem uma alta probabilidade de PE. Ela deve ser tratada com heparina imediatamente mesmo antes da confirmação de PE por meio de uma angiografia por tomografia computadorizada (CT) ou uma cintigrafia pulmonar V/Q. Quando um fator de risco removível para DVT ou PE é identificado, a avaliação de uma causa herdada de trombofilia não é normalmente realizada, e a anticoagulação é de curto prazo. O que são fatores de risco removíveis? (Imobilidade, câncer, cirurgia recente ou dano à parede dos vasos sanguíneos). A DVT prévia desta paciente foi primeiramente considerada provocada, dado seu uso de contraceptivos orais. No entanto, o histórico familiar de PE sugere uma possível causa herdada; uma avaliação de trombofilia é apropriada. Quais testes devem ser feitos? (Tempo da protrombina [PT]; tempo de tromboplastina parcial ativada [aPTT], resistência da proteína C ativada; níveis de antitrombina [AT], proteína C e proteína S; teste do anticoagulante do lúpus). A anticoagulação permanente é indicada, independentemente da avaliação. Mas a avaliação é importante por outras razões (p. ex., implicações na fertilidade, orientação para os membros da família).

ESTADOS DE HIPERCOAGULABILIDADE – 26B

Quais são os fundamentos do diagnóstico e as considerações gerais sobre estados hipercoaguláveis?

Fundamentos do Diagnóstico

- Trombose, frequentemente nas veias profundas dos membros inferiores.
- Histórico familiar de distúrbios da coagulação, presença de doença sistêmica ou ausência de fatores causadores, associados à trombose, são pistas para um estado hipercoagulável.
- Tempos prolongados de coagulação em algumas doenças.

Considerações Gerais

- Estados de hipercoagulabilidade podem ser herdados ou adquiridos.
- Resistência à proteína C ativada (fator V de Leiden) é o problema herdado mais comum; deficiências de proteínas C e S, deficiências de AT e mutações da protrombina G20212A são também herdadas.
- Anticoagulantes lúpicos podem ocorrer em pacientes com ou sem lúpus eritematoso sistêmico ou outras doenças subjacentes.
- Pacientes com trombose recorrente ou séria, um histórico familiar de trombose, abortos espontâneos e lúpus eritematoso sistêmico, bem como pacientes sem fatores de risco para DVT ou PE, devem ser avaliados para estados hipercoaguláveis.

ESTADOS DE HIPERCOAGULABILIDADE – 26C

Quais são os sintomas e sinais dos estados de hipercoagulabilidade?

Sintomas e Sinais
- Risco aumentado de trombose e abortos espontâneos recorrentes com anticoagulantes lúpicos.
- Apesar do nome, não há aumento de sangramento com anticoagulantes lúpicos.
- Pode-se apresentar com DVT, incluindo dor, edema e rubor do membro com pulsos normais e perfusão das extremidades.
- Pode-se apresentar com êmbolos pulmonares com ou sem DVT óbvia, incluindo um início agudo de dispneia, hipoxemia, taquicardia e dor torácica.
- Estados de hipercoagulabilidade podem-se apresentar com trombose em locais incomuns (p. ex., o seio sagital do sistema nervoso central, as veias mesentéricas abdominais).

ESTADOS DE HIPERCOAGULABILIDADE – 26D

Qual é o diagnóstico diferencial dos estados de hipercoagulabilidade?

Diagnóstico Diferencial
- Causas herdadas: resistência à proteína C ativada (fator V de Leiden), mutação da protrombina G20212A, deficiência de AT, deficiências de proteínas C, S, hiper-homocisteinemia, disfibrinogenemia, plasminogênio anormal.

- Causas adquiridas: imobilidade ou estado pós-operatório, câncer, distúrbios inflamatórios (p. ex., colite ulcerativa), distúrbio mieloproliferativo (p. ex., policitemia vera ou trombocitose essencial), estrogênios e gravidez, trombocitopenia induzida por heparina, anticoagulantes lúpicos, síndrome nefrótica, hemoglobinúria noturna paroxística, coagulação intravascular disseminada, insuficiência cardíaca.

ESTADOS DE HIPERCOAGULABILIDADE – 26E

Quais são as constatações laboratoriais e de imagem nos estados de hipercoagulabilidade?

Testes Laboratoriais
- Hemograma completo, PT e aPTT para procurar por anormalidades.
- Ensaios e reação da cadeia de polimerase estão disponíveis para medir a resistência à proteína C ativada e os níveis de AT, de proteínas C e S.
- Anticoagulantes lúpicos: aPTT prolongado que não se corrige completamente no estudo misto (misturado com plasma normal contendo fatores de coagulação), indicando a presença de um anticoagulante e não uma deficiência de fator.
- Teste especializado para confirmação do anticoagulante lúpico: ensaio de neutralização de fosfolipídios em fase hexagonal, tempo do veneno de víbora de Russel diluído, ensaios de neutralização de plaquetas.

Estudos de Imagem
- Pacientes com sintomas ou sinais de DVT ou PE devem receber ultrassonografia com varredura de Doppler ou CT helicoidal, respectivamente.

ESTADOS DE HIPERCOAGULABILIDADE – 26F

Quais são os tratamentos para estados de hipercoagulabilidade?

Medicamentos

- Anticoagulação com varfarina ou heparina em doses-padrão para a maioria dos pacientes com trombose.
- Se a trombose for recorrente, a anticoagulação vitalícia é normalmente recomendada.
- Terapia de heparina não fracionada é difícil de monitorar em anticoagulantes lúpicos por causa da prolongação *in vitro* do aPTT nesta condição; portanto, a heparina de baixo peso molecular (LMWH) é preferível.
- Durante a gravidez, a profilaxia com LMWH deve ser providenciada para o anticoagulante lúpico.

Procedimentos Terapêuticos

- Os filtros da veia cava inferior temporária podem ser colocados em situações clínicas selecionadas.

CÂNCER COLORRETAL – 27A

Um homem de 54 anos apresenta-se à clínica para um exame de rotina. Ele está bem e sem queixas físicas. O histórico é notável apenas em virtude de um pai com câncer no cólon na idade de 55 anos. As constatações no exame físico são normais. O rastreamento de câncer é discutido, e o paciente é mandado de volta para casa com suprimentos de testes para sangue oculto nas fezes. Os resultados do teste de sangue oculto nas fezes são positivos. Uma colonoscopia subsequente revela um adenoma viloso, bem como um carcinoma de 2 cm.

Quais são os principais aspectos dos problemas deste paciente? De que forma você deve refletir sobre os problemas dele?

Aspectos principais: Histórico familiar de câncer no cólon em idade similar; rastreamento de rotina após os 50 anos; resultado positivo do teste de sangue oculto nas fezes; colonoscopia subsequente com adenoma e carcinoma.

Como refletir: Quais são as modalidades de rastreamento de câncer colônico recomendadas? Quando o rastreamento começa para um paciente sem histórico de polipose ou câncer de cólon? Quando o rastreamento deveria ter começado para o paciente neste caso? (Dez anos antes da idade em que seu pai foi diagnosticado). Quais características patológicas de pólipos encontrados na colonoscopia são consideradas um alto risco de progressão para câncer? (Adenoma tubular, adenoma viloso). Além do histórico familiar, quais são outros fatores de risco conhecidos para câncer de cólon? (Doença intestinal inflamatória; dietas baixas em fibras e altas em carne vermelha e gordura; etnia negra > etnia branca). Como se apresenta o câncer de cólon do lado direito? Como se apresenta o câncer de cólon do lado esquerdo? Qual é o próximo passo para este paciente? (Tomografia computadorizada [CT] do tórax, abdome e da pelve para avaliação do estágio pré-operatório). Para quais estágios de câncer colônico a quimioterapia é uma parte recomendada do tratamento?

CÂNCER COLORRETAL – 27B

Quais são os fundamentos do diagnóstico e as considerações gerais sobre câncer colorretal?

Fundamentos do Diagnóstico

- O histórico familiar ou pessoal de pólipos adenomatosos ou câncer colorretal são importantes fatores de risco.
- Os sintomas e sinais dependem da localização do tumor; o câncer colônico proximal causa sangue oculto nas fezes e anemia; o câncer colônico distal causa alteração nos hábitos intestinais e hematoquezia.
- O diagnóstico é estabelecido com colonoscopia.

Considerações Gerais

- Segunda causa principal de morte a partir de malignidades nos Estados Unidos.
- Muitos adenocarcinomas (~50%) ocorrem dentro do alcance de detecção por meio de sigmoidoscopia flexível.
- A maioria dos cânceres colorretais surge a partir da transformação maligna de um pólipo adenomatoso (adenoma tubular, túbulo-viloso ou viloso) ou de um pólipo serrilhado (adenoma serrilhado tradicional ou adenoma serrilhado séssil).
- Até 5% são causados por síndromes de polipose ou câncer colorretal não polipose hereditário.
- Os fatores de risco incluem idade avançada, histórico pessoal ou familiar, doença intestinal inflamatória (colite ulcerativa e colite de Crohn), dietas com muita gordura e carne vermelha e raça (negros > brancos).

CÂNCER COLORRETAL – 27C

Quais são os sintomas e sinais de câncer colorretal?

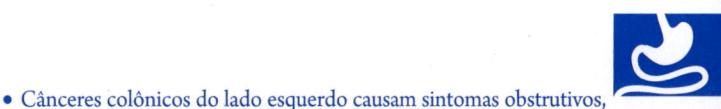

Sintomas e Sinais
- Adenocarcinomas crescem lentamente e podem ser assintomáticos.
- Cânceres colônicos do lado direito causam anemia por deficiência de ferro, fadiga e fraqueza por causa da perda de sangue.
- Cânceres colônicos do lado esquerdo causam sintomas obstrutivos, dor abdominal com cólicas, alterações nos hábitos intestinais, constipação alternando com fezes moles e fezes raiadas de sangue.
- Cânceres retais causam tenesmo retal, urgência e hematoquezia recorrente.
- Perda de peso é incomum, exceto se a doença for metastática.
- As constatações no exame físico são geralmente normais, exceto em doença avançada em que uma massa pode ser palpável no abdome.
- Hepatomegalia sugere propagação metastática.

CÂNCER COLORRETAL – 27D

Qual é o diagnóstico diferencial de câncer colorretal?

Diagnóstico Diferencial
- Diverticulose ou diverticulite.
- Hemorroidas.
- Pólipos adenomatosos.
- Colite isquêmica.
- Doença intestinal inflamatória.
- Síndrome do intestino irritável.
- Colite infecciosa.
- Deficiência de ferro por outra causa.

CÂNCER COLORRETAL – 27E

Quais são as constatações laboratoriais, de imagem e de procedimentos no câncer colorretal?

Testes Laboratoriais
- Resultados positivos do teste de sangue oculto nas fezes; o hemograma completo pode revelar anemia por deficiência de ferro.
- Testes da função hepática elevados, particularmente fosfatase alcalina, são suspeitos de doença metastática.
- O nível do antígeno carcinoembrionário (CEA) deve-se normalizar após a ressecção cirúrgica completa; níveis elevados persistentemente sugerem doença persistente.

Estudos de Imagem
- Enema de bário ou colonografia por CT ("colonoscopia virtual") para diagnóstico inicial, se a colonoscopia padrão não estiver disponível.
- CT torácica, abdominal e pélvica para avaliação do estágio pré-operatório.
- Ressonância magnética pélvica e ultrassonografia endorretal podem guiar o tratamento operatório de câncer retal.

Procedimentos Diagnósticos
- A colonoscopia visualiza todo o cólon e permite uma biópsia das lesões.
- A avaliação do estágio por meio do sistema TNM (tumor, nódulo e metástase) determina a terapia e estima a sobrevida a longo prazo do paciente.

CÂNCER COLORRETAL – 27F

Quais são os tratamentos para câncer colorretal?

Medicamentos

- Quimioterapia adjuvante reduz a recorrência na doença em estágio II e aumenta a sobrevida na doença em estágio III.
- FOLFOX (oxaliplatina, fluorouracil e leucovorina) é preferível para doença em estágio III.
- FOLFOX OU FOLFIRI (adição de irinotecano no fluorouracil e na leucovorina) são utilizados na doença (metastática) em estágio IV.
- Agentes biológicos (bevacizumabe, cetuximabe e panitumumabe) demonstram melhora adicional nas taxas de resposta do tumor na doença em estágio IV.

Cirurgia

- Ressecção do câncer colônico ou retal primário com remoção do nódulo linfático para avaliação do estágio.
- Para câncer retal não ressecável, colostomia desviada, terapia de radiação, fulguração a *laser* ou colocação de um *stent* expansível.
- Para doença metastática, ressecção de metástases isoladas no fígado ou pulmão.

Procedimentos Terapêuticos

- Radioterapia pélvica adjuvante combinada à quimioterapia com ressecção.
- Técnicas ablativas locais (criocirurgia, embolização) para metástases hepáticas não ressectáveis.

CIRROSE – 28A

Um homem de 63 anos com um longo histórico de uso de álcool apresenta-se com um histórico de 6 meses de aumento em sua circunferência abdominal, facilidade de hematomas e piora na fadiga. Ele nega qualquer histórico de sangramento gastrointestinal (GI). Ele bebe três a quatro aperitivos à noite, mas diz que está tentando diminuir. O exame físico revela um homem caquético que parece mais velho do que sua idade. Sua pressão sanguínea é de 108/70 mm Hg. Suas escleras estão anictéricas. Suas veias do pescoço estão achatadas, e o exame torácico demonstra ginecomastia e múltiplos angiomas em forma de aranhas. Há um abdome protuberante com ondas fluídicas detectáveis, macicez de decúbito e um baço alargado. A borda do fígado é difícil de avaliar. Ele tem edema em pedal depressível rastreável. Os estudos laboratoriais mostram anemia, trombocitopenia leve e tempo da protrombina elevado. A ultrassonografia abdominal confirma um fígado encolhido e heterogêneo, ascite e esplenomegalia.

Quais são os principais aspectos dos problemas deste paciente? De que forma você deve refletir sobre os problemas dele?

Aspectos principais: Uso crônico de álcool; ascite; coagulopatia e trombocitopenia; edema; ginecomastia; angiomas em forma de aranha; esplenomegalia; ultrassonografia mostrando um fígado retraído.

Como refletir: Hipertensão porta, síntese proteica inadequada e liberação inadequada de estrogênios circulantes explicam a maioria dos sintomas e sinais deste paciente. Quais elementos são causados pela hipertensão porta? (Ascite, edema, esplenomegalia e trombocitopenia causada por sequestro esplênico). Ele está em risco de quais outras complicações da hipertensão porta? (Infecção, p. ex., peritonite bacteriana, carcinoma hepatocelular [HCC], síndrome hepatorrenal, encefalopatia). Como você determinaria se ele tem encefalopatia? O que você esperaria que as enzimas mostrassem? E a biópsia do fígado? Além da ingestão crônica pesada de álcool, quais são outros grandes fatores de risco de cirrose? A cirrose dele é atualmente compensada ou descompensada? Como a ascite deveria ser tratada? (Restrição de sódio; diurético de alça; bloqueador do receptor de aldosterona; parecentese de grande volume). Quais dados são necessários para estabelecer o prognóstico? (Creatinina sérica, albumina, bilirrubina; imagem para avaliar o risco de HCC e endoscopia para analisar varizes esofágicas). Quais sistemas de pontuação podem ajudar a estabelecer a gravidade da doença? Ele é um candidato para transplante de fígado? (Não enquanto estiver ativamente bebendo álcool).

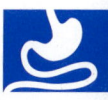

CIRROSE – 28B

Quais são os fundamentos do diagnóstico e as considerações gerais sobre cirrose?

Fundamentos do Diagnóstico

- Resultado final de lesão que leva tanto à fibrose quanto à regeneração nodular.
- Pode ser reversível se a causa for removida.
- Sintomas de disfunção celular hepática, derivações portossistêmicas e hipertensão porta.

Considerações Gerais

- Fatores de risco: hepatite viral crônica, álcool, toxicidade por drogas, doença hepática autoimune e metabólica; pode ter múltiplos fatores de risco sinérgicos.
- Três estágios clínicos: compensado, compensado com varizes e descompensado (ascite, sangramento de varizes, encefalopatia ou icterícia).
- Os padrões incluem cirroses micronodular, macronodular e mista.
- Cirrose micronodular: mais comum, com nódulos regeneradores menores do que 1 mm, típica de doença hepática alcoólica (cirrose de Laennec).
- Cirrose macronodular: os nódulos têm vários centímetros de comprimento; podem ser pós-hepáticos ou seguir episódios de necrose maciça e colapso estromal.

CIRROSE – 28C

Quais são os sintomas e sinais da cirrose?

Sintomas e Sinais
- Pode ser assintomática por longos períodos; os sintomas são normalmente insidiosos no início, mas podem ser abruptos.
- Fraqueza, cansaço, sono perturbado, cãibras musculares, anorexia e perda de peso são comuns.
- Icterícia – normalmente não é um sinal inicial – é leve no início, aumentando de gravidade.
- Dor abdominal por causa do alargamento hepático e estiramento da cápsula de Glisson ou por causa de ascite.
- Hematêmese é o sintoma de apresentação em 15 a 25%.
- Febre normalmente reflete hepatite alcóolica associada, peritonite bacteriana espontânea ou infecção intercorrente.
- Disfunção erétil, perda de libido, esterilidade e ginecomastia em homens; amenorreia em mulheres.
- Fígado pode estar alargado e firme com borda afiada ou nodular; ocorre esplenomegalia em 35 a 50%.
- Ascite, derrames pleurais, edema periférico e equimoses são constatações tardias.
- Encefalopatia é caracterizada por inversão do dia pela noite, asterixe, tremor, disartria, delírio, sonolência e coma; ocorre encefalopatia mais tarde, exceto quando precipitada por um insulto agudo.
- Constatações cutâneas incluem nevos aranhas na metade superior do corpo, eritema palmar, veias superficiais do abdome dilatadas e glossite ou queilose a partir de deficiências de vitaminas.

CIRROSE – 28D

Qual é o diagnóstico diferencial de cirrose?

Diagnóstico Diferencial
- Hepatite viral crônica.
- Alcoolismo.
- Degeneração hepática gordurosa não alcoólica.
- Criptogênico.
- Metabólico (p. ex., hemocromatose, deficiência de antiprotease-α_1, doença de Wilson).
- Cirrose biliar primária.
- Cirrose biliar secundária (obstrução crônica causada por cálculo, estritura, neoplasma).
- Insuficiência cardíaca congestiva ou pericardite constritiva.
- Telangiectasia hemorrágica hereditária.

CIRROSE – 28E

Quais são as constatações laboratoriais, de imagem e de procedimentos na cirrose?

Testes Laboratoriais
- Anemia macrocítica a partir de supressão da eritropoiese por álcool, deficiência de folato, hiperesplenismo, hemólise e perda de sangue a partir do trato GI.
- Trombocitopenia é secundária à supressão da medula, sepse, deficiência de folato e sequestro esplênico.
- Elevações modestas da aspartato aminotransferase sérica (AST), bilirrubina e fosfatase alcalina; a albumina sérica é baixa, e o tempo da protrombina é prolongado em razão da diminuição da função sintética.

Estudos de Imagem
- Ultrassonografia para avaliar o fígado, detectar ascite, massas ou hipertensão porta.

Procedimentos Diagnósticos
- Esofagogastroduodenoscopia confirma a presença de varizes.
- Biópsia do fígado.

CIRROSE – 28F

Quais são os tratamentos para cirrose?

- Hipoprotrombinemia grave: vitamina K ou plasma fresco congelado, se houver sangramento ou antes da cirurgia.
- Transplante de fígado é indicado em casos selecionados de doença hepática progressiva irreversível.
- Contraindicações absolutas ao transplante incluem malignidade não hepática, sepse e doença cardiopulmonar avançada.

Procedimentos Terapêuticos
- Abstinência de álcool, vitamina e suplementação dietética, vacinações para os vírus das hepatites A e B.
- Paracentese em grande volume (> 5 L) é eficaz em pacientes com ascite maciça refratária a diuréticos ou com comprometimento respiratório.
- Desvio portossistêmico intra-hepático transjugular (TIPS) reduz a ascite e a hipertensão porta, mas aumenta a encefalopatia hepática.

Medicamentos
- Ascite e edema: restringir ingestão de sódio e fluidos; espironolactona e furosemida para diurese.
- Anemia: ácido fólico e sulfato ferroso.

COLECISTITE AGUDA – 29A

Um homem de 52 anos apresenta-se ao departamento de emergência com dor abdominal no quadrante superior direito (RUQ) por 8 horas. Ele afirma que é regular e sem alívio e começou cerca de 1 hora após ele comer um hambúrguer com batatas fritas. Desde que a dor começou, ele experienciou náusea episódica e vomitou uma vez. No exame físico, ele tem febre e sensibilidade acentuada à palpação no RUQ do abdome, com um sinal de Murphy positivo na inspiração. A contagem de glóbulos brancos (WBC) é de 19.000/mcL. A ultrassonografia abdominal revela uma vesícula biliar espessa com múltiplos cálculos biliares e fluido pericolecístico.

Quais são os principais aspectos dos problemas deste paciente?
De que forma você deve refletir sobre os problemas dele?

Aspectos principais: Dor abdominal no RUQ; início após uma refeição gordurosa; náusea e vômito; febre e WBC elevada; sinal de Murphy positivo; vesícula biliar espessa e fluido pericolecístico na ultrassonografia abdominal.

Como refletir: Quais causas de dor no RUQ são importantes considerar no diagnóstico diferencial? (Colecistite aguda, pancreatite aguda, hepatite aguda, abscesso intra-abdominal, pneumonia no lóbulo inferior direito, isquemia cardíaca). Isto poderia ser cólica biliar? (A duração e natureza constante da dor, juntamente com a febre, indicam inflamação em vez de obstrução transiente de cólica biliar). Como a presença de icterícia poderia mudar a sua avaliação? (Colangite, hepatite e hemólise poderiam surgir no diagnóstico diferencial). A constatação na ultrassonografia de cálculos biliares é suficiente para fazer o diagnóstico de colecistite? (Não. A colelitíase é comum. O diagnóstico de colecistite é clínico, com base no histórico, no exame, na leucometria (WBC) e nas constatações ultrassonográficas. Um edema na parede da vesícula biliar na ultrassonografia sugere fortemente colecistite). Quais são os primeiros passos do tratamento? (Fluidos intravenosos [IV], analgesia e consulta cirúrgica). Antibióticos são indicados? (Sim, dadas a febre e a leucocitose. Cerca de 40% dos pacientes têm culturas biliares positivas, especialmente com *Escherichia coli*). Quando a cirurgia deve ser realizada? (A colecistectomia imediata melhora geralmente os resultados. No entanto, comorbidades médicas ou choque séptico conferem alto risco cirúrgico e podem requerer atraso da cirurgia). Como os pacientes em alto risco são tratados? (Frequentemente com antibióticos e colecistostomia com subsequente colecistectomia).

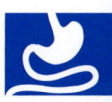

COLECISTITE AGUDA – 29B

Quais são os fundamentos do diagnóstico e as considerações gerais sobre colecistite?

Considerações Gerais

- Normalmente ocorre quando um cálculo fica impactado no canal e uma inflamação desenvolve-se atrás da obstrução.
- Colecistite acalculosa deve ser considerada após uma cirurgia grande ou em pacientes criticamente doentes sem nenhuma ingestão oral por um período prolongado.
- Pode ser causada por vasculite ou agentes infecciosos (p. ex., citomegalovírus, criptosporidiose, microsporidiose) em pacientes com AIDS ou por vasculite (p. ex., poliarterite nodosa).

Fundamentos do Diagnóstico

- Dores regular e grave, e sensibilidade no RUQ abdominal ou epigástrio.
- Náusea e vômito; febre e leucocitose.

COLECISTITE AGUDA – 29C

Quais são os sintomas e sinais da colecistite?

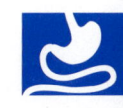

Sintomas e Sinais
- Ataque agudo é frequentemente precipitado por uma refeição grande ou gordurosa.
- Consiste em dor relativamente repentina, grave e regular, localizada no RUQ abdominal ou epigástrio e pode gradualmente diminuir após um período de 12 a 18 horas.
- Ocorre vômito em cerca de 75% dos pacientes e proporciona alívio variável em 50%.
- Sensibilidade no RUQ abdominal, frequentemente com dor rebote e de tensão, é vista.
- Uma vesícula biliar palpável está presente em cerca de 15% dos casos.
- Icterícia está presente em 25% dos casos e sugere possível coledocolitíase.
- Febre está normalmente presente.

COLECISTITE AGUDA – 29D

Qual é o diagnóstico diferencial da colecistite?

- Apendicite.
- Carcinoma colônico perfurado ou divertículo de flexura hepática.
- Hepatite aguda ou abscesso no fígado.
- Pneumonia com pleurisia no lado direito.
- Infarto de miocárdio.
- Dor radicular em um dermátomo nas vértebras de T6 à T10 (p. ex., herpes-zóster pré-eruptivo).

Diagnóstico Diferencial
- Úlcera péptica perfurada.
- Pancreatite aguda.

COLECISTITE AGUDA – 29E

Quais são as constatações laboratoriais e de imagem na colecistite?

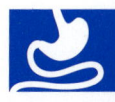

Testes Laboratoriais
- A contagem de glóbulos brancos, o nível sérico de aminotransferase e o nível de fosfatase alcalina estão frequentemente elevados.
- A bilirrubina sérica total pode estar moderadamente elevada mesmo na ausência de obstrução das vias biliares.
- A amilase sérica também pode estar moderadamente elevada.

Estudos de Imagem
- Radiografias simples do abdome podem mostrar cálculos biliares radiopacos em 15% dos casos.
- A ultrassonografia abdominal do RUQ pode mostrar cálculos biliares, mas tem apenas 67% de sensibilidade para colecistite aguda.
- O teste de imagem hepatobiliar ^{99m}Tc (usando compostos ácidos iminodiacéticos; exame HIDA) é útil na demonstração de canal cístico obstruído; o teste é muito sensível e específico para colecistite aguda.

COLECISTITE AGUDA – 29F

Quais são os tratamentos para colecistite?

Cirurgia
- Uma colecistectomia (geralmente laparoscópica) deve ser realizada dentro de 2 a 4 dias por causa do alto risco de ataques recorrentes.
- O tratamento cirúrgico de colecistite crônica é o mesmo que para colecistite aguda.

Procedimentos Terapêuticos
- Aspiração guiada por ultrassom, colecistostomia percutânea ou um *stent* endoscópico podem adiar ou evitar a necessidade de cirurgia em pacientes selecionados.
- Colecistectomia é mandatória, quando há evidência de gangrena ou perfuração.

Medicamentos
- A colecistite diminui normalmente em um regime conservador que inclui fluidos IV, antibióticos e analgésicos.

COLITE ULCERATIVA – 30A

Um homem de 43 anos apresenta-se ao departamento de emergência com diarreia sanguinolenta. Ele teve 5 ou 6 evacuações ao dia nos últimos 7 dias associadas a dores abdominais com cólica e uma sensação de esvaziamento incompleto de seu intestino. Ele teve episódios similares no passado, embora este em particular seja grave. O exame físico mostra um abdome difusamente sensível e sangue no exame retal digital. Sua hemoglobina sanguínea é de 8,3 g/dL. A sigmoidoscopia revela uma mucosa colônica frágil, e biópsias mostram inflamação confinada à superfície da mucosa.

Quais são os principais aspectos dos problemas deste paciente? De que forma você deve refletir sobre os problemas dele?

Aspectos principais: Diarreia sanguinolenta; dor abdominal e tenesmo; sensibilidade abdominal; sangue no exame retal; anemia; mucosa colônica frágil; superfície mucosal colônica, não transmural, inflamação na biópsia.

Como refletir: Qual é o diagnóstico diferencial aqui? (Colite infecciosa causada por *Escherichia coli* O157:H7, *Shigella*, *Campylobacter* ou *Salmonella* spp.; doença intestinal inflamatória [IBD]; colite isquêmica; câncer de cólon e diverticulose). Embora a mucosa frágil em colite isquêmica lembre IBD, este paciente é atipicamente jovem para colite isquêmica e não possui fatores de risco ateroscleróticos. A evolução clínica não se encaixa com câncer de cólon. O sangramento diverticular é normalmente indolor. Qual histórico médico ajuda a distinguir a IBD de infecção? (Seus episódios prévios similares favorecem o diagnóstico de IBD). Quais sintomas e sinais extraintestinais aumentam a suspeita de IBD? (Febre, uveíte, artrite, espondilite anquilosante, eritema nodoso, pioderma gangrenoso, colangite esclerosante, tromboembolismo). Quais estudos devem ser obtidos? (Um hemograma completo [CBC] para avaliar anemia; eletrólitos séricos e creatinina para avaliar desidratação relacionada com diarreia e hipocalemia; cultura de fezes para excluir infecção. Sem um fator de risco [p. ex., viagem a uma região endêmica ou reações sexuais homossexuais], testes para óvulos e parasitas nas fezes são de baixo rendimento. O teste para leucócitos fecais não é útil por causa da fraca especificidade. A sigmoidoscopia é diagnóstica e mais fácil e segura do que a pancolonoscopia em colite aguda). Como sua IBD deve ser tratada? (Para doença leve, derivados do ASA-5 retal ou oral (p. ex., sulfassalazina); para doença grave corticosteroides, mercaptopurina, azatioprina ou infliximabe).

COLITE ULCERATIVA – 30B

Quais são os fundamentos do diagnóstico e as considerações gerais sobre colite ulcerativa?

Fundamentos do Diagnóstico

- Diarreia sanguinolenta, cólicas abdominais inferiores, urgência fecal.
- Anemia, baixa albumina sérica, resultados negativos na cultura de fezes.
- Sigmoidoscopia é a chave para o diagnóstico.

Considerações Gerais

- A colite ulcerativa é uma condição inflamatória idiopática que envolve a superfície mucosa do cólon, resultando em friabilidade e erosões com sangramento.
- Pode envolver a região retossigmoide, o lado esquerdo do cólon ou o cólon inteiro.
- Pacientes mais afetados experienciam períodos de crises sintomáticas e remissões.

COLITE ULCERATIVA – 30C

Quais são os sintomas e sinais da colite ulcerativa?

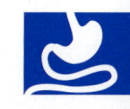

Sintomas e Sinais
- Diarreia sanguinolenta, cólicas, dor abdominal, urgência fecal e tenesmo.
- Sensibilidade, evidência de inflamação peritoneal, sangue vermelho vivo no exame retal digital.
- Gravidade dos sintomas depende da gravidade da doença.
- Megacólon tóxico pode ocorrer com dilatação colônica, sinais de toxicidade e risco de perfuração.
- Manifestações extracolônicas ocorrem em 50%: úlceras orais, eritema nodoso, pioderma gangrenoso, uveíte, espondilite ou sacroileíte, artrite, colangite esclerosante.

COLITE ULCERATIVA – 30D

Qual é o diagnóstico diferencial da colite ulcerativa?

Diagnóstico Diferencial
- Colite infecciosa: *Salmonella, Shigella, Campylobacter,* amebíase, *Clostridium difficile, Escherichia coli* enteroinvasiva.
- Colite isquêmica.
- Doença de Crohn.
- Doença diverticular.
- Câncer colônico.
- Diarreia associada a antibióticos ou colite pseudomembranosa.
- Proctite infecciosa: gonorreia, *Clamídia*, herpes, sífilis.
- Colite ou proctite por radiação.
- Colite por citomegalovírus em pessoas imunocomprometidas.

COLITE ULCERATIVA – 30E

Quais são as constatações laboratoriais, de imagem e de procedimentos na colite ulcerativa?

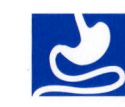

Testes Laboratoriais
- Hemoglobina, taxa de sedimentação e albumina sérica refletem a gravidade da doença.
- Fezes para cultura bacteriana (incluindo *C. difficile*), óvulos e parasitas.

Estudos de Imagem
- Radiografias abdominais; o enema de bário não é útil e pode precipitar megacólon tóxico.

Procedimentos Diagnósticos
- A sigmoidoscopia estabelece o diagnóstico.
- A colonoscopia não deve ser realizada em pacientes com doença fulminante por causa do risco de perfuração, mas é recomendada após a melhora.

COLITE ULCERATIVA – 30F

Quais são os tratamentos para colite ulcerativa?

- Megacólon tóxico: antibióticos de amplo espectro, corticosteroides intravenosos, infliximabe ou ciclosporina.
- Mercaptopurina, azatioprina ou infliximabe para doença refratária ou grave.

Cirurgia
- Proctocolectomia total com ileostomia necessária em 25% dos pacientes.
- As indicações para cirurgia incluem doença refratária grave, perfuração ou neoplasia.

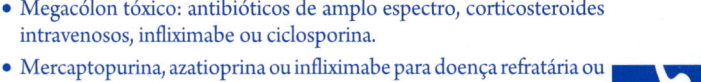

Procedimentos Terapêuticos
- Dieta regular com cafeína limitada e vegetais produtores de gás; pode haver necessidade de um estado de NPO (nada por via oral) em exacerbações graves.

Medicamentos
- Mesalamina oral ou por meio de supositório retal; balssalazida ou sulfassalazina oral.
- Terapia de corticosteroides e ciclosporina para doença moderada à grave.

DIARREIA – 31A

Uma mulher de 62 anos apresenta-se ao seu médico de cuidados primários com queixas de 2 semanas de diarreia, que se iniciou após uma recente hospitalização por pneumonia. Ela descreve a diarreia como fezes aquosas misturadas com pequenas quantidades de sangue, de grande volume e ocorrendo 7 a 10 vezes ao dia. Ela foi tratada no hospital com antibióticos para sua pneumonia e para este episódio de diarreia recebeu um curso de ciprofloxacina em uma clínica de pronto atendimento, sem resolução. No exame físico, ela tem membranas mucosas secas e um abdome difusamente sensível.

Quais são os principais aspectos dos problemas desta paciente? De que forma você deve refletir sobre os problemas dela?

Aspectos principais: Fezes frequentes; 2 vezes por semana; hospitalização recente e uso de antibiótico; fezes aquosas de grande volume com sangue; sem resolução com ciprofloxacina; desidratação e sensibilidade abdominal.

Como refletir: A diarreia aguda é definida como ocorrendo por menos de 2 semanas. Dado que esta paciente foi recentemente hospitalizada e recebeu dois cursos de antibióticos, quais são as causas mais prováveis de sua diarreia? (Toxicidade medicamentosa direta *versus* diarreia infecciosa, especificamente colite *C. difficile* ou outro patógeno adquirido no hospital). Quando a diarreia causada por *C. difficile* tipicamente começa após a exposição a antibióticos? (5-10 dias, embora o intervalo possa chegar até diversas semanas). Quais são os próximos passos diagnósticos? (Enviar um ensaio da toxina *C. difficile* imediatamente. Uma cultura de fezes para *Campylobacter*, *Shigella* e *Salmonella* é aconselhável. Não há fatores de risco para doença parasitária. Um hemograma completo, eletrólitos séricos e creatinina devem ser solicitados). Qual é o próximo passo do tratamento? (Por causa da alta prevalência de *C. difficile* – até 20% dos pacientes hospitalizados são portadores – e da gravidade das complicações, o tratamento empírico com antibióticos para *C. difficile* é apropriado. Suas membranas mucosas secas no exame sugerem desidratação e, com base em seus sinais vitais e avaliação geral, a readmissão ao hospital para cuidados de suporte deve ser fortemente considerada). Quais são as sequelas sérias de colite por *C. difficile*? (Colite fulminante com toxicidade sistêmica; megacólon tóxico). Quais sinais clínicos levariam a um estudo por imagem e uma intensificação dos cuidados? (Febre alta, dor grave, leucocitose [uma contagem de glóbulos brancos de 15.000/mcL é típica para doença leve à moderada; uma contagem de 40.000/mcL é mais consistente com doença fulminante] e choque.)

DIARREIA – 31B

Quais são os fundamentos do diagnóstico e as considerações gerais sobre diarreia?

Considerações Gerais

- Diarreia aguda é mais comumente causada por agentes infecciosos, toxinas bacterianas ou medicamentos.
- Exposições recentes, ingestões, histórico médico e viagens podem sugerir causas de diarreia.
- A diarreia inflamatória é distinguida da diarreia não inflamatória pela presença de sangue fecal e leucócitos.
- Medicamentos que podem comumente causar diarreia incluem metformina, alopurinol, inibidores seletivos da recaptação da serotonina, inibidores da colinesterase, inibidores da bomba de prótons e medicamentos anti-inflamatórios não esteroides.
- Diarreias osmóticas resolvem-se com jejum; diarreias secretoras, não.
- Pacientes imunocomprometidos são suscetíveis a muitas causas infecciosas de diarreia.
- A diarreia do viajante é um fator de risco para o desenvolvimento de síndrome do intestino irritável.

Fundamentos do Diagnóstico

- A diarreia aguda tem uma duração de menos de 2 semanas; a diarreia crônica apresenta-se por mais de 4 semanas.
- A diarreia do viajante é normalmente uma doença benigna e autolimitada que ocorre com cerca de 1 semana de viagem.

DIARREIA – 31C

Quais são os sintomas e sinais de diarreia?

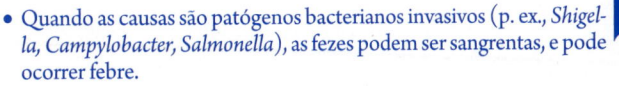

Sintomas e Sinais
- Aumento na frequência de fezes ou liquidez.
- Exame físico pode revelar sensibilidade abdominal ou peritonite.
- Quando as causas são patógenos bacterianos invasivos (p. ex., *Shigella*, *Campylobacter*, *Salmonella*), as fezes podem ser sangrentas, e pode ocorrer febre.
- Diarreias osmóticas: distensão abdominal, edema, flatulência.
- Diarreia secretora: diarreia aquosa em grande volume; desidratação; desequilíbrio eletrolítico.
- Condições inflamatórias: dor abdominal, febre, perda de peso, hematoquezia.
- Síndromes de má absorção: perda de peso, esteatorreia, deficiências nutricionais.

DIARREIA – 31D

Qual é o diagnóstico diferencial da diarreia?

Diagnóstico Diferencial

Diarreia aguda:

- Infecciosa: vírus (Norwalk, rotavírus, adenovírus), toxina pré-forma (*Staphylococcus aureus, Bacillus cereus, Clostridium perfringens)*, produção de toxina (*Escherichia coli* enterotoxigênica, *Vibrio cholera*), protozoários (*Giardia lamblia, Cryptosporidium, Cyclospora, Isospora*), invasiva ou inflamatória (*Shigella, Salmonella, Campylobacter, E. coli* O157:H7, *C. difficile*).
- Não infecciosa: medicamentos, antibióticos, doença do intestino inflamatório, abuso de laxantes, colite por radiação.

Diarreia crônica:

- Osmótica: deficiência de lactase, medicamentos (antiácidos, lactulose, sorbitol, olestra), factícia.
- Secretora: hormonal (carcinoide, VIPoma, carcinoma medular da tireoide, insuficiência suprarrenal).
- Condições inflamatórias: doença intestinal inflamatória, colite microscópica, colite por radiação.
- Má absorção: doença celíaca, ressecção do intestino delgado, insuficiência pancreática, crescimento bacteriano exagerado, diminuição de sais biliares.
- Distúrbios de motilidade: síndrome do intestino irritável, pós-cirúrgica, doença sistêmica, como *diabetes mellitus*.
- Infecções crônicas: giardíase, amebíase, estrongiloidíase.

DIARREIA – 31E

Quais são as constatações laboratoriais, de imagem e de procedimentos na diarreia?

Testes Laboratoriais
- Frequentemente autolimitados, mas uma avaliação rápida é garantida com febre, diarreia sanguinolenta, dor abdominal, desidratação, pacientes imunocomprometidos ou idosos frágeis, ou diarreia associada aos cuidados médicos.
- Culturas de fezes, pesquisas de óvulos e parasitas, leucócitos fecais, hemograma completo, eletrólitos séricos, albumina, hormônio estimulador da tireoide.
- Se houver suspeita de má absorção, obtenha os níveis de folato sérico, vitamina B_{12}, ferro e vitaminas A e D, o tempo da protrombina ou a razão normatizada internacional (INR).
- Ensaio da toxina *C. difficile* nas fezes, se houver histórico recente de exposição a antibiótico ou hospitalização.
- Culturas de *swab* retal em pacientes sexualmente ativos com suspeita de proctite.
- Teste serológico para doença celíaca com anticorpo transglutaminase tecidual IgA ou anticorpo antiendomísio.
- Coleta de fezes e gordura fecal de 24 horas pode auxiliar na diarreia crônica para elucidar o caso.

Estudos de Imagem
- Tomografia computadorizada abdominal para suspeita de pancreatite crônica, câncer pancreático, tumores neuroendócrinos.

Procedimentos Diagnósticos
- Sigmoidoscopia ou colonoscopia com biópsia da mucosa.

DIARREIA – 31F

Quais são os tratamentos para a diarreia?

Medicamentos

- Pacientes com diarreia sanguinolenta, febre alta, ou toxicidade sistêmica não devem receber medicamentos antidiarreicos.
- Opioides, loperamida, bismuto ou difenoxilato com atropina são eficazes para tratamento sintomático.
- Octreotide subcutaneamente para diarreias secretoras causadas por tumores neuroendócrinos.

- Resina de colestiramina para pacientes com diarreia induzida por sais biliares.
- Antibioticoterapia empírica com fluoroquinolona, azitromicina, doxiciclina ou trimetoprim/sulfametoxazol.
- Tratamento antimicrobiano específico para shigelose, cólera, salmonela, *C. difficile*, giardíase.
- Antibióticos não são recomendados em infecções por *Salmonella* não tifoide, *Campylobacter, Aeromonas, Yersinia* ou *E. coli* O157:H7, exceto em casos graves.

Procedimentos Terapêuticos

- Dieta branda, evitando alimentos ricos em fibra, gorduras, derivados de leite, cafeína e álcool.
- Reidratação com soluções eletrolíticas orais (p. ex., Pedialyte, Gatorade) ou fluidos intravenosos.

DOENÇA DE CROHN – 32A

Uma mulher de 28 anos chega à unidade de emergência, queixando-se de dor abdominal com cólica. Ela tem sentido esta dor intermitentemente pelos últimos 5 meses, acompanhada de diarreia. Durante este período de tempo, ela perdeu cerca de 7 kg e teve indisposição significativa. No exame, ela tem um abdome difusamente sensível, pior no quadrante inferior direito (RLQ), mas sem rebote ou tensão. O hemograma completo (CBC) revela anemia, e seu nível de vitamina sérica B_{12} está baixo. Os resultados da sua cultura e exame parasitológico de fezes são negativos. Ela é encaminhada para a colonoscopia, em parte para excluir doença inflamatória intestinal (IBD).

Quais são os principais aspectos dos problemas desta paciente? De que forma você deve refletir sobre os problemas dela?

Aspectos principais: Dor abdominal crônica com cólicas e diarreia; perda de peso; indisposição; anemia (presumidamente decorrente da fraca absorção de vitamina B_{12} no íleo terminal); resultados negativos para o teste de fezes.

Como refletir: Diarreia, um sintoma comum, requer consideração do seu curso de tempo e um quadro para raciocínio clínico a fim de determinar sua causa. Esta paciente tem diarreia crônica. Em diarreia crônica, quais são as categorias patológicas comuns para estruturar o diagnóstico diferencial? (Causas comuns: efeitos colaterais infecciosos, inflamatórios, funcionais, de má absorção e medicamentosos. Causas menos comuns: vasculite, tumores neuroendócrinos; podem ser exploradas após as causas comuns). Quais características tornam a IBD provável nesta paciente? (Dor abdominal crônica; perda de peso e nível baixo de vitamina B_{12} sérica, indicando possível envolvimento do íleo terminal). O teste de leucócitos fecais é útil no diagnóstico de IBD? (Não. A especificidade do teste é ruim; leucócitos fecais também ocorrem em diarreia infecciosa). Quais sintomas e sinais extraintestinais aumentariam a suspeita de IBD? (febre, uveíte, artrite, úlceras orais, eritema nodoso). Colite ulcerativa causa comumente hematoquezia, e a doença de Crohn causa fezes hemopositivas sem sangue bruto. Sua anemia pode ser causada por anemia de doença crônica, deficiência de ferro decorrente de perdas gastrointestinais de sangue ou deficiência de vitamina B_{12}. As constatações patológicas e colonoscópicas diferem entre a doença de Crohn e a colite ulcerativa? (Sim). Quais são as complicações mais sérias da doença de Crohn? (Fístulas, abscessos intra-abdominais e obstrução intestinal). Quais são os agentes poupadores de esteroides comuns utilizados no tratamento da doença de Crohn? (Azatioprina; mercaptopurina; metotrexato; infliximabe).

DOENÇA DE CROHN – 32B

Quais são os fundamentos do diagnóstico e as considerações gerais sobre a doença de Crohn?

Fundamentos do Diagnóstico

- Início insidioso de ataques intermitentes de febre de baixo grau, diarreia e dor no RLQ.
- Evidência radiográfica de ulceração, estrangulamento ou fístulas do intestino delgado ou cólon.

Considerações Gerais

- A doença de Crohn é um processo transmural.
- A doença de Crohn pode envolver apenas o intestino delgado, apenas o cólon ou ambos; é mais comum no íleo terminal.
- É uma doença crônica com exacerbações e remissões.
- Um terço dos pacientes tem doença perianal associada (fístulas, fissuras, abscessos).
- Menos de 5% dos pacientes têm envolvimento sintomático do trato intestinal superior.

DOENÇA DE CROHN – 32C

Quais são os sintomas e sinais da doença de Crohn?

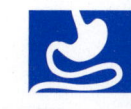

Sintomas e Sinais
- Dor abdominal com cólicas e sensibilidade, diarreia sem sangue, movimentos intestinais líquidos.
- Obstrução intestinal: inchaço pós-prandial, dores com cólicas e borborigmo alto.
- Abscessos intra-abdominais ou retroperineais: febre, calafrios, massa abdominal, leucocitose.
- Tratos e fístulas sinusais: infecções recorrentes na bexiga ou vagina, fístulas cutâneas.
- Doença perianal: marcas na pele, fissuras anais, abscessos perianais e fístulas.
- Manifestações extraintestinais: artralgias, artrite, irite ou uveíte, pioderma gangrenoso, eritema nodoso, aftas orais, cálculos, nefrolitíase.

DOENÇA DE CROHN – 32D

Qual é o diagnóstico diferencial da doença de Crohn?

Diagnóstico Diferencial
- Colite ulcerativa.
- Síndrome do intestino irritável.
- Apendicite.
- Enterite por *Yersinia enterocolitica*.
- Adenite mesentérica.
- Linfoma intestinal.
- Colite segmentar causada por colite isquêmica, tuberculose, amebíase, clamídia.
- Diverticulite com abscesso.
- Colite induzida por medicamento anti-inflamatório não esteroide.

DOENÇA DE CROHN – 32E

Quais são as constatações laboratoriais, de imagem e de procedimentos na doença de Crohn?

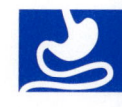

Testes Laboratoriais
- Anemia por inflamação crônica, perda de sangue, deficiência de ferro ou má absorção da vitamina B_{12}.
- Leucocitose com abscessos; taxas de sedimentação ou de proteína C reativa altas.
- Fezes para patógenos, óvulos e parasitas de rotina, leucócitos, gordura e toxina *Clostridium difficile*.

Estudos de Imagem
- Séries de bário gastrointestinais superiores com acompanhamento do intestino delgado.
- Enterografia por tomografia computadorizada ou imagem por cápsula (vídeo) do intestino delgado.

Procedimentos Diagnósticos
- Colonoscopia; a biópsia do intestino revela granulomas em 25%.

DOENÇA DE CROHN – 32F

Quais são os tratamentos para a doença de Crohn?

- Agentes ácido 5-aminossalicílicos, como mesalamina, funcionam para doença colônica, mas não do intestino delgado.
- Preparação de budesonida com liberação ileal.
- Corticosteroides como prednisona são o pilar para o tratamento de exacerbações graves.
- Medicamentos imunomoduladores, como Azatioprina, mercaptopurina, infliximabe ou metotrexato.

Cirurgia
- Indicações para cirurgia: intratabilidade à terapia, abscesso intra-abdominal, sangramento, obstrução.

Medicamentos
- Loperamida, atropina ou tintura de ópio para diarreia sintomática.
- Antibióticos de amplo espectro, se houver crescimento bacteriano exagerado de microperfurações com exacerbações.

Procedimentos Terapêuticos
- Dieta rica em fibras e pobre em gordura e lactose; suplementação de vitamina B_{12}.

HEPATITE VIRAL – 33A

Uma mulher de 27 anos apresenta-se ao seu médico de cuidados primários queixando-se de náusea e vômito. Ela retornou 1 semana atrás de uma viagem internacional à América do Sul onde ela se alimentou em restaurantes locais e *trailers* de alimentos vendidos na rua. No exame físico, sua pele está amarelada, seu abdome está sensível à palpação no quadrante superior direito (RUQ) e há hepatomegalia leve. A bilirrubina sérica e as aminotransferases estão elevadas. O anticorpo IgM para o vírus anti-hepatite A (HAV) é positivo.

Quais são os principais aspectos dos problemas desta paciente? De que forma você deve refletir sobre os problemas dela?

Aspectos principais: Náusea, vômito; viagem recente com possível exposição a alimentos pouco higienizados; icterícia; abdome sensível; hepatomegalia; bilirrubina sérica e as aminotransferases elevadas; IgM positivo para anti-HAV.

Como refletir: Náusea aguda e vômito em um viajante de retorno podem ser atribuíveis à gastroenterite infecciosa, mas a coincidência de náusea e icterícia coloca a hepatite como diagnóstico diferencial preferencial. Ao considerar hepatite de qualquer causa, quais fatores de risco devem ser avaliados? (Usos de acetaminofeno e de álcool, possível ingestão de cogumelo *Amanita* [induzida por toxina], fatores de risco sexuais – vírus da hepatite B [HBV] > HAV > vírus da hepatite C [HCV] – uso de drogas injetáveis, tatuagens ou transfusão de sangue [HBV, HCV]). A duração da viagem e dos seus sintomas deve ser obtida. O período de incubação dos vírus de hepatite varia e ajudará a estreitar o diagnóstico diferencial. Todos podem causar os sintomas agudos vistos nesta paciente. Quais sorologias de hepatite viral são detectáveis durante a doença aguda e seriam mais informativas aqui? (IgM anti- HAV; antígeno de superfície da HBV [HBsAg] e IgM anti-HBc; anti- HCV e, se houver alta suspeita, ensaio para o RNA da HCV). Se todos os resultados destes estudos forem negativos nesta paciente, quais outras causas infecciosas de hepatite devem ser consideradas? (Mononucleose [vírus Epstein-Barr], citomegalovírus [CMV], leptospirose, brucelose, febre amarela). Um nível sérico de alanina aminotransferase acima de 1.000 IU/dL ou um nível de bilirrubina acima de 8 mg/dL sugere que o diagnóstico de hepatite viral seja considerado? (Não. Este grau de elevação é comum). Como ela deveria ser tratada? (Cuidados de suporte, hidratação intravenosa [IV] e glicose, se necessário, e evitar medicamentos à base de álcool e hepatotóxicos). Qual é a probabilidade do desenvolvimento de insuficiência hepática? (Muito rara, exceto em pacientes com HCV subjacente ou cirrose). Lavar as mãos da paciente e dos prestadores de cuidado é importante.

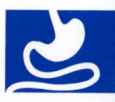

HEPATITE VIRAL – 33B

Quais são os fundamentos do diagnóstico e as considerações gerais sobre hepatite viral?

Fundamentos do Diagnóstico

- Pródromo de anorexia, náusea, vômito, mal-estar, aversão ao tabagismo.
- Febre, fígado aumentado e sensível, icterícia.
- Contagem de glóbulos brancos de normal à baixa; aminotransferases acentuadamente elevadas.
- Hepatite C é frequentemente assintomática.

Considerações Gerais

- A transmissão da HAV é por meio da rota fecal-oral; a média de incubação é de 30 dias.
- A HBV contém uma proteína no núcleo interno (antígeno nuclear da hepatite B [HBcAg]) e revestimento da superfície externa (HBsAg).
- A coinfecção com HCV é comum em pessoas infectadas com HIV.
- A HBV é normalmente transmitida pelo sangue, contato sexual ou transmissão vertical; tem um início insidioso.
- A HCV é normalmente transmitida pelo uso de drogas injetáveis, mas *piercings* corporais, tatuagens e hemodiálise são fatores de risco.

HEPATITE VIRAL – 33C

Quais são os sintomas e sinais da hepatite?

Sintomas e Sinais
- Início pode ser abrupto ou insidioso.
- Mal-estar, mialgia, artralgias, facilidade de cansaço, sintomas respiratórios superiores e anorexia.
- Náusea e vômito são frequentes e diarreia ou constipação podem ocorrer.
- Dor abdominal leve e constante no RUQ.
- Icterícia, hepatomegalia, esplenomegalia e fezes acólicas.
- Nódulos linfáticos cervicais ou epitrocleares alargados.
- Infecção por HCV pode ser assintomática.

HEPATITE VIRAL – 33D

Qual é o diagnóstico diferencial da hepatite viral?

Diagnóstico Diferencial

- Viral: hepatites A, B, C, D (na presença de B), E, mononucleose infecciosa, CMV, vírus do herpes simples, parvovírus B19, febre amarela.
- Outras infecções: leptospirose, sífilis secundária, brucelose, febre Q.
- Hepatite alcoólica.
- Toxinas (previsíveis): acetaminofeno, cogumelos *Amanita*, tetraciclina, ácido valproico.
- Toxinas (idiossincráticas): isoniazida, medicamentos anti-inflamatórios não esteroides, estatinas, antifúngicos azólicos, halotano, *ecstasy*, *kava*.
- Vascular: insuficiência cardíaca direita, fígado em choque, trombose da veia porta, síndrome de Budd-Chiari.
- Metabólica: doença de Wilson, fígado gorduroso agudo em gravidez, síndrome de Reye.
- Hepatite autoimune.
- Linfoma ou câncer metastático.

HEPATITE VIRAL – 33E

Quais são as constatações laboratoriais em hepatite viral?

Testes Laboratoriais
- Níveis séricos elevados de aspartato ou alanina aminotransferase são seguidos por bilirrubina e fosfatase alcalina elevadas.
- Prolongamento do tempo da protrombina indica disfunção sintética e doença grave.
- IgM anti-HAV indica doença aguda; o IgC pode indicar exposição prévia ou imunidade se não associado aos sintomas.
- HBsAg (antígeno de superfície) indica infecção crônica por HBV em pacientes sem doença aguda.
- O anti-HBs (anticorpo de superfície) sozinho indica imunidade à HBV, porque a vacina tem apenas proteínas de superfície e não proteínas nucleares.
- O anti-HBc (anticorpo nuclear) indica exposição à HBV e é diagnóstico em hepatite aguda.
- O DNA da HBV pode ser usado para o prognóstico e consideração do tratamento.
- Anticorpos à HCV são primeiramente utilizados para o diagnóstico; o ensaio do RNA da HCV confirma o diagnóstico e estabelece a atividade da doença.

HEPATITE VIRAL – 33F

Quais são os tratamentos para hepatite?

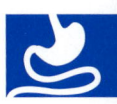

Medicamentos
- Hidratação IV e glicose podem ser administradas, se necessário; a nutrição parenteral pode ser usada, se a náusea e o vômito forem intensos ou se a ingestão oral for baixa por um período prolongado.
- Corticosteroides não produzem benefícios.

- Hepatite B crônica pode ser tratada com antivirais (entecavir, tenofovir, lamivudina e telbivudina) em pacientes selecionados.
- Na hepatite C, o tratamento com interferon alfa ou peginterferon com ou sem adição de ribavirina pode ser considerado, quando o RNA da HCV não for liberado do soro em 3 a 4 meses (doses como para hepatite C crônica).

Procedimentos Terapêuticos
- Evitar exercício físico vigoroso, álcool e agentes hepatotóxicos.

PANCREATITE AGUDA – 34A

Uma mulher de 58 anos apresenta-se ao departamento de emergência com um histórico de 2 dias de dor abdominal epigástrica, febre, anorexia e náusea. Os níveis séricos de amilase e lipase estão acentuadamente elevados. Há 2 meses ela teve um episódio de dor abdominal no quadrante superior direito e a ultrassonografia demonstrou múltiplos cálculos sem edema na parede da vesícula biliar. Ela é admitida no hospital. No terceiro dia de internação, o médico é chamado urgentemente para avaliar sua hipotensão e falta de ar. Uma insuficiência respiratória se sucede, requerendo entubação endotraqueal e ventilação mecânica. Uma radiografia de tórax e hipóxia grave selam o diagnóstico de síndrome da angústia respiratória aguda (ARDS).

Quais são os principais aspectos dos problemas desta paciente? De que forma você deve refletir sobre os problemas dela?

Aspectos principais: Febre; dor abdominal epigástrica; anorexia, náusea, histórico de cálculos biliares; níveis séricos elevados de lipase e amilase; ARDS associada.

Como refletir: A dor abdominal não diferenciada é um desafio clínico comum. Neste caso, os níveis séricos elevados de lipase e amilase apontam para um diagnóstico de pancreatite aguda. Quais são as causas que levam a pancreatite aguda? (Abuso de álcool, cálculos biliares, hipertrigliceridemia, medicamentos, estenose ou obstrução do canal pancreático, pancreática ou outras malignidades, ou adenopatia compressiva). Dada a sua idade, sexo e avaliação prévia, a colelitíase é mais provável. Mesmo assim, o uso de álcool deve ser avaliado. Em que o tratamento inicial implica? (Nada oralmente, hidratação intravenosa [IV] e controle da dor). Um desafio principal é identificar os 15 a 25% dos casos que irão progredir para pancreatite necrosante grave. Modelos preditivos, como o critério de Ranson, são utilizados, mas têm baixa especificidade. A paciente deve passar por um exame de imagem quando sua condição se deteriorar? (Sim. O exame de imagem pode ser omitido na apresentação, se o diagnóstico for claro, mas piora no estado clínico é uma indicação para tomografia computadorizada [CT] ou colangiopancreatografia por ressonância magnética [MRCP]. Ambas podem distinguir a necrose do edema). O desenvolvimento de choque e ARDS indica necrose ou infecção? (A necrose é provável; uma síndrome de resposta inflamatória sistêmica mediada por citocina pode precipitar estas complicações mesmo na ausência de infecção). Quais são os tratamentos para pancreatite grave? (Opioides; gluconato de cálcio para tétano; plasma fresco congelado [FFP] para coagulopatia com sangramento; vasopressores para choque; suporte nutricional; antibióticos e desbridamento para infecção).

PANCREATITE AGUDA – 34B

Quais são os fundamentos do diagnóstico e as considerações gerais sobre pancreatite?

Fundamentos do Diagnóstico

- Início abrupto de dor epigástrica profunda, frequentemente com irradiação para a região dorsal.
- Náusea, vômito, sudorese, fraqueza, febre, sensibilidade e distensão abdominal.
- Leucocitose, amilase sérica elevada, lipase sérica elevada.
- Histórico de episódios prévios, frequentemente relacionados com ingestão de álcool.

Considerações Gerais

- Mais frequentemente causada pela passagem de um cálculo biliar, normalmente com diâmetro menor do que 5 mm ou ingestão maciça de álcool.
- Raramente, pode ser a manifestação inicial de uma neoplasia pancreática ou ampular.
- Patogênese pode incluir edema ou obstrução da ampola de Vater, refluxo de bile nos canais pancreáticos e lesão direta às células acinares pancreáticas.

PANCREATITE AGUDA – 34C

Quais são os sintomas e sinais da pancreatite aguda?

Sintomas e Sinais

- Às vezes um histórico de ingestão de álcool ou uma refeição espontânea imediatamente precedente ao ataque ou um histórico de episódios similares mais leves ou dor biliar no passado.
- Dor abdominal epigástrica grave, abrupta no início, normalmente irradiando para as costas.
- Dor frequentemente agravada ao caminhar e ao deitar e aliviada ao sentar-se ou inclinar-se para frente.
- Sensibilidade abdominal superior, mais frequentemente sem tensão, rigidez ou rebote.
- Distensão abdominal e sons intestinais ausentes a partir dos íleos paralíticos.
- Náusea e vômito; fraqueza, sudorese e ansiedade em ataques graves.
- Febre de 38,4° a 39°C; taquicardia; hipotensão (mesmo choque verdadeiro); palidez; e pele fria e úmida, se a pancreatite for grave.

PANCREATITE AGUDA – 34D

Qual é o diagnóstico diferencial da pancreatite aguda?

Diagnóstico Diferencial
- Colecistite aguda.
- Úlcera duodenal perfurada aguda.
- Obstrução intestinal aguda.
- Ruptura de aneurisma aórtico.
- Cólica renal e isquemia mesentérica aguda.

PANCREATITE AGUDA – 34E

Quais são as constatações laboratoriais, de imagem e de procedimentos na pancreatite aguda?

Testes Laboratoriais
- Amilase e lipase séricas ficam elevadas, normalmente mais do que 3 vezes o normal.
- Leucocitose, proteinúria, cilindros granulares, glicosúria, hiperglicemia e bilirrubina elevada estão presentes.
- Ureia e creatinina sérica e fosfatase alcalina podem estar elevadas.
- A hipocalcemia correlaciona-se com a gravidade da doença.

Estudos de Imagem
- Radiografias abdominais simples podem mostrar cálculos biliares, uma "alça sentinela" ou o "sinal de corte no cólon".
- A ultrassonografia pode identificar cálculos biliares, mas, caso contrário, é frequentemente útil para o diagnóstico.
- A CT pode diferenciá-la de outras catástrofes e avaliar o prognóstico e as complicações.
- A ultrassonografia endoscópica é útil para doença biliar oculta (p. ex., cálculos pequenos, lama biliar).

Procedimentos Diagnósticos
- Colangiopancreatografia retrógrada endoscópica (ERCP) pode ser feita, se houver colangite associada.

PANCREATITE AGUDA – 34F

Quais são os tratamentos para pancreatite aguda?

- Para pancreatite grave, grandes quantidades de líquidos IV para manter o volume intravascular.
- Gluconato de cálcio IV para hipocalcemia com tétano.
- FFP ou albumina sérica podem ser necessários para coagulopatia ou hipoalbuminemia.
- Imipenem, ciprofloxacina e metronidazol, ou cerufoxima para necrose pancreática ou infecção.

Medicamentos
- Meperidina intramuscular, conforme necessário para a dor.
- Nada por via oral e fluidos IV até o paciente estar livre da dor e tiver sons intestinais.
- Então, inicie líquidos claros e gradualmente avance para uma dieta de baixo teor em gorduras, conforme tolerado.

Cirurgia
- Para pancreatite leve com colelitíase, colecistectomia ou colecistectomia.
- Desbridamento de necrose pancreática infectada.

PANCREATITE CRÔNICA – 35A

Um homem de 52 anos com um histórico de 20 anos de abuso de álcool apresenta-se à clínica queixando-se de episódios recorrentes de dor abdominal epigástrica no quadrante superior esquerdo (LUQ). No último mês, sua dor se tornou quase contínua; ele necessita de morfina para controle da dor. Recentemente, suas fezes têm sido volumosas e com mau cheiro. Ele tem um histórico de pancreatite aguda relacionada com o uso de álcool. O exame revela uma perda de cerca de 4 kg e sensibilidade leve e tensão à palpação do abdome. Os sons intestinais estão diminuídos. A amilase e lipase séricas estão levemente elevadas. Uma imagem abdominal simples mostra calcificações pancreáticas.

Quais são os principais aspectos dos problemas deste paciente? De que forma você deve refletir sobre os problemas dele?

Aspectos principais: Abuso de álcool de longa data; episódios repetidos de pancreatite aguda; dor abdominal epigástrica crônica; fezes volumosas e com mau cheiro (esteatorreia decorrente da insuficiência pancreática); sensibilidade epigástrica; amilase e lipase séricas elevadas; calcificações pancreáticas.

Como refletir: A dor epigástrica tem um diagnóstico diferencial amplo, salientando a importância do histórico – o padrão e momento da dor abdominal, uso de álcool, episódios prévios de dor aguda, náusea e anorexia – e examine físico cuidadoso. Se os níveis de amilase e lipase estivessem normais, o paciente ainda poderia ter pancreatite crônica? (Sim. Embora estas enzimas estejam levemente elevadas em pancreatite crônica, suas sensibilidades e utilidades são muito maiores na pancreatite aguda). Como você poderia confirmar o seu diagnóstico? (O diagnóstico de esteatorreia e de calcificações pancreáticas na radiografia fornece informação suficiente. A tomografia computadorizada [CT], a colangiopancreatografia por ressonância magnética [MRCP] e a colangiopancreatografia retrógrada endoscópica [ERCP] estão disponíveis, se necessário). Ele deveria ser avaliado para disfunção endócrina? (Sim. Tais pacientes podem desenvolver deficiência na tolerância à glicose e eventualmente *diabetes mellitus*). Qual modificação no estilo de vida irá melhorar seus sintomas? (Abstinência de álcool; refeições pequenas; dieta baixa em gordura). Qual medicamento pode ajudar? (Enzimas pancreáticas). Há alguma intervenção procedimental que possa auxiliar em seus sintomas? (ERCP com *stent* do canal pancreático; esfincterotomia; bloqueio do nervo do plexo celíaco). Quais complicações podem surgir para este paciente? (Adição de opioide; diabetes; pseudocisto pancreático, abscesso ou câncer; estenose do canal biliar; colestase; má nutrição; úlcera péptica).

PANCREATITE CRÔNICA – 35B

Quais são os fundamentos do diagnóstico e as considerações gerais sobre pancreatite crônica?

Fundamentos do Diagnóstico

- Dor epigástrica, esteatorreia, perda de peso, imagens pancreáticas anormais.

Considerações Gerais

- A pancreatite aguda ocorre mais frequentemente com alcoolismo; o risco aumenta com a duração e quantidade de consumo.
- O tabagismo pode acelerar a progressão da pancreatite crônica alcoólica.
- A pancreatite desenvolve-se em cerca de 2% dos pacientes com hiperparatireoidismo.
- A pancreatite tropical, relacionada com a má nutrição, é uma causa comum na África e na Ásia.
- Uma estenose, um cálculo ou um tumor obstruindo o pâncreas pode levar à pancreatite crônica obstrutiva.
- A pancreatite autoimune está associada à hipergamaglobulinemia.
- A patogênese pode estar relacionada com um primeiro episódio de pancreatite aguda, que inicia um processo inflamatório resultando em lesão e, então, fibrose.
- Fatores genéticos podem predispor à pancreatite crônica em alguns casos (p. ex., mutações no gene *CFTR*).

PANCREATITE CRÔNICA – 35C

Quais são os sintomas e sinais da pancreatite crônica?

Sintomas e Sinais

- Episódios persistentes ou recorrentes de dor epigástrica e no LUQ com irradiação à região lombar esquerda superior podem ocorrer.
- Anorexia, náusea, vômito, constipação, flatulência e perda de peso são comuns.
- Durante os ataques, sensibilidade no pâncreas, tensão muscular leve e íleo podem ser notados.
- Ataques podem durar apenas algumas horas ou até 2 semanas; a dor pode eventualmente ser contínua.
- Esteatorreia (conforme indicada por fezes volumosas, mal cheirosas e gordurosas) podem ocorrer tardiamente no curso.

PANCREATITE CRÔNICA – 35D

Qual é o diagnóstico diferencial da pancreatite crônica?

Diagnóstico Diferencial
- Colelitíase.
- *Diabetes mellitus.*
- Má absorção a partir de outras causas.
- Úlcera duodenal intratável.
- Câncer pancreático.
- Síndrome do intestino irritável.

PANCREATITE CRÔNICA – 35E

Quais são as constatações laboratoriais, de imagem e de procedimentos na pancreatite crônica?

Testes Laboratoriais
- Níveis séricos de amilase, lipase, fosfatase alcalina e bilirrubina podem estar elevados.
- Níveis normais de amilase e lipase não excluem o diagnóstico mesmo em um ataque agudo.
- Excesso de gordura fecal nas fezes ou insuficiência pancreática na estimulação de secretina.
- Testes genéticos para as grandes mutações no gene do tripsinogênio.
- Níveis elevados de IgG_4, anticorpo nucelar e anticorpos à lactoferrina e anidrase carbônica II são frequentemente vistos em casos de pancreatite autoimune.

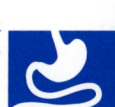

Estudos de Imagem
- Radiografias simples mostram calcificações causadas por pancreaticolitíase em 30% dos pacientes.
- CT mostra calcificações, dilatação ductal e heterogeneidade ou atrofia da glândula.
- MRCP ou ultrassonografia endoscópica (EUS).

Procedimentos Diagnósticos
- ERCP é o estudo mais sensível.

PANCREATITE CRÔNICA – 35F

Quais são os tratamentos para pancreatite crônica?

Medicamentos

- A esteatorreia é tratada com suplementos de enzimas pancreáticas nas refeições.
- Antagonistas do receptor de H_2 e inibidores da bomba de prótons podem diminuir ainda mais a esteatorreia.
- A dor pode ser aliviada com o uso de enzimas pancreáticas ou octreotide subcutaneamente.
- A pancreatite autoimune é tratada com prednisona.

Cirurgia

- A doença coexistente corrigível do trato biliar deve ser tratada cirurgicamente.
- A cirurgia pode drenar pseudocistos persistentes, tratar outras complicações ou aliviar a dor.
- Em casos avançados, a pancreatectomia subtotal ou total pode ser considerada como último recurso, mas tem eficácia variável e está associada a uma alta taxa de insuficiência pancreática e *diabetes mellitus*.

Procedimentos Terapêuticos

- Instituir uma dieta baixa em gorduras, evitar uso de álcool; tratar complicações associadas, como diabetes.
- Dilatação ou *stent* no ducto via ERCP; esfincterotomia.
- Bloqueio do nervo do plexo celíaco pode ser considerado.

SANGRAMENTO GASTROINTESTINAL INFERIOR – 36A

Um homem de 53 anos chega ao departamento de emergência com um histórico de eliminação de sangue vermelho vivo pelo reto. O homem afirma que ele estava se sentindo bem até 3 horas antes quando sentiu uma repentina urgência de defecar e evacuou uma grande quantidade de sangue vermelho vivo que pareceu encher o vaso sanitário. Após o episódio inicial, ele evacuou quantidades similares de sangue misturado com fezes outras 4 vezes. Ele está sentindo vertigens, mas nega dor abdominal, náusea, vômito, hematêmese e melena. Ele teve um episódio similar, mas menos grave, alguns anos atrás que se resolveu rapidamente sem tratamento. Seu histórico médico inclui diverticulose *coli*, diagnosticada em uma tomografia computadorizada prévia. No exame físico, sua frequência cardíaca é de 130 batimentos/min.

Quais são os principais aspectos dos problemas deste paciente? De que forma você deve refletir sobre os problemas dele?

Aspectos principais: Hematoquezia (episódios recorrentes); sem melena; indolor; histórico de diverticulose *coli* e episódio prévio de sangramento autolimitado; sintomas e sinais de depleção de volume (vertigens, taquicardia).

Como refletir: O sangramento gastrointestinal (GI) é comum, e uma triagem inicial rápida é essencial. Qual aspecto único neste caso indica a necessidade de tratamento urgente e qual é sua primeira prioridade? (A frequência cardíaca de 130 batimentos/min indica hipovolemia; um acesso intravenoso [IV] periférico calibroso é necessário). Um hematócrito normal lhe daria garantias de que a hemorragia é insignificante? (Não. O hematócrito em perda aguda de sangue é frequentemente normal). As fontes GI inferiores de perda de sangue são mais ou menos comuns do que as fontes GI superiores? Elas geralmente apresentam risco de morte alto ou baixo? (Fontes GI inferiores são menos comuns e geralmente menos mórbidas). Quais aspectos tornam uma fonte GI inferior mais provável neste caso? (Sangue vermelho vivo; histórico de diverticulose *coli*). Quais são as causas comuns de sangramento GI inferior e quais destas se encaixam com os dados neste caso? Você avaliaria os fatores de risco para sangramento GI *superior* também? (Sim. Um sangramento GI superior vivo pode aparecer como sangue vermelho saindo pelo reto). Se a hematoquezia continuar com taquicardia persistente apesar das transfusões, quais são outras opções de diagnóstico e tratamento? (Rápida colonoscopia de alívio e angiografia e embolização por radiologia intervencionista). A intervenção é tipicamente necessária em sangramento GI inferior? (Não. A maioria dos sangramentos GI inferiores param espontaneamente. Cuidados de suporte e subsequente colonoscopia são o curso mais comum).

SANGRAMENTO GASTROINTESTINAL INFERIOR – 36B

Quais são os fundamentos do diagnóstico e as considerações gerais sobre sangramento gastrointestinal inferior?

Considerações Gerais

- O sangramento GI inferior é definido como aquele que aparece abaixo do ângulo de Treitz (p. ex., intestino delgado ou cólon; ≤ 95% dos casos surgem no cólon).
- O sangramento GI inferior é menos comum do que o sangramento GI superior e tende a ser mais benigno.
- A cessação espontânea ocorre em mais de 85%; a taxa de mortalidade no hospital é menor do que 4%.
- As causas mais comuns em pacientes mais jovens do que 50 anos são colite infecciosa, doença anorretal e doença intestinal inflamatória.
- As causas mais comuns em pacientes mais velhos do que 50 anos são diverticulose *coli* (50%), ectasias vasculares colônicas, neoplasmas, isquemia, varizes e úlceras.
- Em 20% dos casos, nenhuma fonte de sangramento pode ser identificada.

Fundamentos do Diagnóstico

- Hematoquezia está normalmente presente, embora 10% da hematoquezia seja causada por uma fonte GI superior.
- Pacientes estáveis podem ser avaliados por colonoscopia.
- Sangramento ativo maciço pede por uma avaliação com sigmoidoscopia, endoscopia superior, angiografia ou cintigrafia com radioisótopos para avaliar o sangramento.

SANGRAMENTO GASTROINTESTINAL INFERIOR – 36C

Quais são os sintomas e sinais de sangramento gastrointestinal inferior?

Sintomas e Sinais

- Fezes marrons misturadas ou raiadas com sangue sugerem uma origem retossigmoide ou anal.
- Fezes castanho-avermelhadas sugerem uma fonte no cólon direito ou no intestino delgado.
- Fezes pretas (melena) sugerem uma fonte proximal ao ângulo de Treitz, mas fezes castanho-avermelhadas escuras surgindo do intestino delgado ou do cólon direito podem ser mal interpretadas como "melena".
- Sangue vermelho vivo saindo do reto com sangramento GI superior está quase sempre no cenário de hemorragia maciça com choque.
- Diarreia sanguinolenta associada à dor abdominal em cólicas, urgência ou tenesmo sugere doença intestinal inflamatória (especialmente colite ulcerativa), colite infecciosa ou colite isquêmica.
- Sangramento diverticular agudo, indolor que normalmente diminui espontaneamente, embora possa recorrer.
- Ectasias vasculares (angiodisplasias) causam perda indolor de sangue oculto, melena ou hematoquezia.
- Neoplasmas causam perda crônica de sangue oculto ou hematoquezia anorretal intermitente.
- Doença anorretal frequentemente produz pequenas quantidades de sangue vermelho vivo no papel higiênico ou estrias de sangue nas fezes.

SANGRAMENTO GASTROINTESTINAL INFERIOR – 36D

Qual é o diagnóstico diferencial do sangramento gastrointestinal inferior?

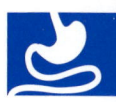

Diagnóstico Diferencial
- Diverticulose *coli*.
- Ectasias vasculares (angiodisplasias), como malformações arterio-venosas idiopáticas, síndrome CREST (calcinose, síndrome de Raynaud, dismotilidade esofágica, esclerodactilia e telangiectasia), telangiectasias hemorrágicas hereditárias.
- Pólipos colônicos.
- Câncer colorretal.
- Doença intestinal inflamatória (colite ulcerativa, doença de Crohn).
- Hemorroidas.
- Fissura anal.
- Colite isquêmica.
- Colite infecciosa.
- Colite ou proctite por radiação.
- Úlceras induzidas por medicamentos anti-inflamatórios não esteroi-des do intestino delgado ou do cólon direito.

SANGRAMENTO GASTROINTESTINAL INFERIOR – 36E

Quais são as constatações laboratoriais, de imagem e de procedimentos no sangramento gastrointestinal inferior?

Estudos de Imagem
- Cintigrafia com glóbulos vermelhos marcados com tecnécio nuclear pode ser útil em pacientes com sangramento ativo significativo, mas é frequentemente não diagnóstica.
- Angiografia mesentérica seletiva em pacientes com sangramento maciço ou varreduras positivas com tecnécio.

Procedimentos Diagnósticos
- Aspiração por tubo nasogástrico ou endoscopia superior para excluir fonte no trato superior.
- Anoscopia.
- Colonoscopia em pacientes em que o sangramento tenha cessado e em pacientes com sangramento ativo moderado (frequentemente após expurgo rápido com solução de polietilenoglicol).
- Enteroscopia por empurrão do intestino delgado ou imagem por cápsula de vídeo em pacientes com hemorragia recorrente não explicada de origem obscura com suspeita de que se origine no intestino delgado.

Testes Laboratoriais
- Hemograma completo, contagem de plaquetas, razão normatizada internacional (INR), tipagem e compatibilidade para transfusão.
- Creatinina sérica, nitrogênio ureico sanguíneo.

SANGRAMENTO GASTROINTESTINAL INFERIOR – 36F

Quais são os tratamentos para sangramento gastrointestinal inferior?

Cirurgia

- Cirurgia é indicada em pacientes com sangramento constante que requer mais de seis unidades de transfusão de sangue em 24 horas ou mais de dez unidades em que a terapia endoscópica ou angiográfica tenha falhado.
- Ressecção limitada do segmento em sangramento do intestino delgado ou do cólon, se possível.
- Colectomia abdominal total com anastomose ileorretal se o local do sangramento não puder ser precisamente identificado.

Procedimentos Terapêuticos

- Acesso vascular calibroso (normalmente) linhas IV periféricas de calibre 18 (ou maiores).
- Repleção do volume com fluidos IV.
- Monitoramento rigoroso com contagens sanguíneas e painel de coagulação com suporte de transfusão, conforme necessário.
- Colonoscopia terapêutica: lesões de alto risco (p. ex., divertículo com sangramento ativo ou um vaso visível; ectasia vascular) podem ser tratadas endoscopicamente com soro fisiológico ou injeção de epinefrina, cautério (sonda bipolar ou de aquecimento) ou aplicação de pinças ou faixas metálicas
- Angiografia com embolização seletiva alcança hemostasia imediata em mais de 95% dos pacientes, quando uma lesão com sangramento é identificada.

SANGRAMENTO GASTROINTESTINAL SUPERIOR – 37A

Um homem de 74 anos com osteoartrite grave apresenta-se ao departamento de emergência relatando dois episódios de melena (fezes pretas) sem hematoquezia (sangue vermelho vivo nas fezes) ou hematêmese (vômito com sangue). Ele toma 600 mg de ibuprofeno 3 vezes ao dia para controlar sua dor decorrente da artrite. Ele nega uso de álcool. No exame, sua pressão sanguínea é de 150/70 mm Hg, e seu pulso em repouso é de 96 batimentos/min. Seu epigástrio está minimamente sensível à palpação. O exame retal revela fezes pretas alcatroadas na abóbada retal, grosseiramente positivo para sangue oculto. A endoscopia demonstra uma úlcera gástrica de 3 cm. *Helicobacter pylori* é identificado em biópsias do local da úlcera.

Quais são os principais aspectos dos problemas deste paciente? De que forma você deve refletir sobre os problemas dele?

Aspectos principais: Melena; uso de medicamentos anti-inflamatórios não esteroides (NSAIDs); taquicardia leve por causa de anemia; epigástrio sensível, sangue oculto nas fezes positivo; endoscopia demonstrando úlcera gástrica; biópsia positiva para *H. pylori*.

Como refletir: O sangramento gastrointestinal (GI) superior é um problema clínico comum, e a triagem inicial rápida é essencial. Assim que a melena é confirmada pelo exame físico, você deve determinar se o paciente está hemodinamicamente estável. Qual é o marcador mais sensível de uma hemorragia hemodinamicamente significativa? (Uma frequência cardíaca elevada). Quais são fatores-chave para determinar se uma endoscopia superior urgente é indicada? (Evidência de instabilidade hemodinâmica; sangramento constante). Como você poderia avaliar uma hemorragia constante? (Lavagem nasogástrica). A hematoquezia exclui o trato GI superior como fonte do sangramento? (Não. Um sangramento vivo no trato GI superior pode aparecer como sangue vermelho). Um hematócrito normal lhe daria garantias de que uma hemorragia é insignificante? (Não). Qual é a primeira prioridade se você suspeita de um sangramento GI significativo? (Acesso intravenoso [IV]). Quais são fatores de risco importantes de serem considerados para sangramento GI superior? (Uso de álcool e outros fatores de risco para cirrose, uso de NSAIDs, esforço para vomitar [Síndrome de Mallory-Weiss], fatores de risco de *H. pylori* e sintomas sugerindo câncer gástrico). O que aumenta a probabilidade de *H. pylori*? (Pacientes nascidos em um país endêmico; idade avançada). Como o *H. pylori* é tratado?

SANGRAMENTO GASTROINTESTINAL SUPERIOR – 37B

Quais são os fundamentos do diagnóstico e as considerações gerais sobre sangramento gastrointestinal superior?

Fundamentos do Diagnóstico

- Melena ou hematêmese; hematoquezia pode ocorrer em sangramentos GI superiores grandes e vivos.
- Use o estado de volume (hemodinâmico) para determinar a gravidade da perda de sangue; o hematócrito é um indicador precoce fraco da perda de sangue.
- Endoscopia é diagnóstica e pode ser terapêutica.

Considerações Gerais

- A hematêmese é um material de sangue vermelho vivo ou de "borra de café" marrom.
- A melena desenvolve-se após uma perda de sangue pequena, de 50 a 100 mL.
- A hematoquezia requer mais de 1.000 mL de perda de sangue.
- O sangramento GI superior é autolimitado em 80% dos casos; a terapia médica urgente e a avaliação endoscópica são necessárias na parte restante.
- Úlceras pépticas representam cerca de 50% dos casos; o sangramento por varizes representa 10 a 20% dos casos.

SANGRAMENTO GASTROINTESTINAL SUPERIOR – 37C

Quais são os sintomas e sinais de sangramento gastrointestinal superior?

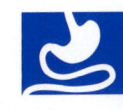

Sintomas e Sinais
- Sinais de doença hepática crônica implicam em sangramento causado por hipertensão porta, mas uma lesão diferente é identificada em 25% dos pacientes com cirrose.
- Dispepsia, uso de NSAIDs ou histórico de úlcera péptica prévia sugere doença péptica ulcerosa.
- Ingestão pesada de álcool ou esforço para vomitar sugerem uma síndrome de Mallory-Weiss.

SANGRAMENTO GASTROINTESTINAL SUPERIOR – 37D

Qual é o diagnóstico diferencial do sangramento gastrointestinal superior?

Diagnóstico Diferencial

- Hemoptise.
- Doença péptica ulcerosa.
- Varizes esofágicas ou gástricas.
- Gastrite erosiva (p. ex., NSAIDs, álcool, estresse).
- Síndrome de Mallory-Weiss.
- Gastropatia hipertensiva do sistema porta.
- Ectasias vasculares (angiodisplasias), como malformação arteriovenosa idiopática, síndrome CREST (calcinose, síndrome de Raynaud, dismotilidade esofágica, esclerodactilia e telangiectasia), telangiectasia hemorrágica hereditária.
- Câncer gástrico.
- Causas raras incluem esofagite erosiva, varizes duodenais, fístula gastroentérica, lesão de Dieulafoy (artéria submucosa gástrica aberrante), hemobilia (em razão de tumor hepático, angioma, trauma por penetração, câncer pancreático e *hemosuccus pancreaticus* [pseudoaneurisma pancreático]).

SANGRAMENTO GASTROINTESTINAL SUPERIOR – 37E

Quais são as constatações laboratoriais, de imagem e de procedimentos no sangramento gastrointestinal superior?

Testes Laboratoriais
- Hemograma completo, contagem de plaquetas, tempo de protrombina e razão normatizada internacional (INR).
- Creatinina sérica e enzimas hepáticas.
- Tipagem sanguínea e compatibilidade.
- Hematócrito não é um indicador confiável da gravidade do sangramento agudo.

Procedimentos Diagnósticos
- Avalie o estado volêmico (hemodinâmico), usando a pressão sanguínea, a frequência cardíaca e a hipotensão postural.
- Endoscopia superior deve ser feita após o paciente estar hemodinamicamente estável para identificar a fonte do sangramento, determinar o risco de ressangramento, guiar a triagem e realizar a terapia endoscópica.
- Considere biópsia para *H. pylori* no momento da endoscopia.

SANGRAMENTO GASTROINTESTINAL SUPERIOR – 37F

Quais são os tratamentos para sangramento gastrointestinal superior?

Medicamentos

- Inibidor da bomba de próton (p. ex., esomeprazol ou pantoprazol) para os internados.
- Altas doses orais de inibidores da bomba de prótons também podem ser eficazes.
- Bolo de octreotide e gotejamento contínuo para sangramentos relacionados com a hipertensão porta.
- Terlipressina pode ser preferível à octreotida em países onde ela está disponível.

Procedimentos Terapêuticos

- Insira duas linhas IV de calibre 18 ou maiores, repleção de fluidos conforme necessário para manter a hemodinâmica.
- Tubo nasogástrico colocado para aspiração e monitoramento seriado de hemogramas.
- Concentrados de hemácias para manter um nível de hemoglobina de 6 a 10 g/dL, plaquetas acima de $50.000/mm^3$ e plasma fresco congelado para pacientes com coagulopatia (INR > 1,8).
- Faça transfusão de sangue em pacientes com sangramento ativo vivo independentemente do hematócrito.
- Pacientes urêmicos com sangramento ativo devem receber desmopressina (DDAVP).
- Terapia endoscópica, como cautério, injeção de um esclerosante ou epinefrina, ou aplicação de uma faixa de borracha ou clipes metálicos
- Considere embolização intra-arterial ou procedimentos de desvios portossistêmicos intra-hepáticos transvenosos (TIPS) naqueles em quem a terapia endoscópica tenha falhado.

CÂNCER DE MAMA – 38A

Uma mulher nulípara de 53 anos apresenta-se ao seu médico de cuidados primários para avaliação de um nódulo indolor na mama que ela notou pela primeira vez alguns meses atrás. Ela veio para a avaliação quando notou uma secreção sanguinolenta de seu mamilo ipsolateral. Ela não toma medicamentos, e seu histórico familiar é notável por sua mãe e irmã terem tido câncer de mama. No exame físico, há uma massa firme de 2 cm com margens pouco definidas na mama esquerda e nódulos linfáticos axilares esquerdos firmes.

Quais são os principais aspectos dos problemas desta paciente? De que forma você deve refletir sobre os problemas dela?

Aspectos principais: Mulher nulípara; nódulo indolor e firme na mama; secreção no mamilo; histórico familiar de câncer na mama em parentes de primeiro grau; linfadenopatia axilar ipsolateral firme.

Como refletir: O câncer de mama é a segunda causa mais comum de morte por câncer em mulheres e é uma grande fonte de morbidade. A apresentação desta mulher é altamente preocupante, e uma avaliação rápida é essencial. Esta paciente é nulípara com um forte histórico familiar. Quais outros fatores aumentam o risco de uma mulher ter câncer de mama? (Duração total das menstruações, p. ex., menarca precoce e menopausa tardia; uso de álcool, dieta rica em gordura e falta de exercícios; alta densidade mamária na mamografia). Se o exame físico for preciso, a apresentação desta paciente é preocupante para câncer de mama invasivo, estágio IIIa ou maior, conforme definido pelo estágio T2 (massa de 2 cm), N2 (nódulos linfáticos axilares emaranhados ipsolaterais), sem comentário sobre possível metástase a distancia. Felizmente, menos de 10% das mulheres se apresentam com doença metastática. Como ela deveria ser avaliada? (Mamografia bilateral e ultrassonografia da mama e da axila; biópsia da massa com agulha grossa [preferível sobre biópsia com agulha fina]). Quais estudos especiais devem ser conduzidos no tecido da biópsia? (Ensaios para receptores de hormônio e expressão do receptor tipo 2 do fator de crescimento epidérmico humano [HER2], ambos os quais guiam o tratamento e prognóstico). A tomografia computadorizada (CT), possivelmente com tomografia por emissão de pósitrons [PET], é necessária para detectar metástases. O tratamento dependerá da histologia, dos marcadores de tumor, da doença metastática e das comorbidades, mas pode incluir cirurgia, quimioterapia, radiação e terapia hormonal. A paciente ou os membros da sua família devem ser submetidos a um teste genético para mutações no gene *BRCA1*? (Um histórico familiar de câncer de mama é comum por causa de sua prevalência. Embora apenas 10% dos cânceres de mama estejam associados a mutações genéticas herdadas, o encaminhamento para um aconselhamento genético é importante neste caso, porque dois parentes de primeiro grau têm a doença).

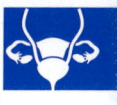

CÂNCER DE MAMA – 38B

Quais são os fundamentos do diagnóstico e as considerações gerais sobre câncer de mama?

Fundamentos do Diagnóstico

- Constatações precoces incluem uma massa única indolor e firme ou uma anormalidade mamográfica.
- Constatações tardias incluem retração da pele ou do mamilo, linfadenopatia axilar, alargamento da mama, vermelhidão, edema, dor e fixação de uma massa na pele ou na parede torácica.

Considerações Gerais

- Segundo tipo de câncer mais comum de causa de morte em mulheres.
- O risco é maior com o avanço da idade, histórico familiar positivo, nuliparidade ou primeira gestação tardia (após os 30 anos de idade), menarca precoce (antes dos 12 anos de idade) ou menopausa natural tardia (após os 55 anos de idade), uso de álcool, dieta rica em gordura, falta de exercício, alta densidade da mama na mamografia, doença fibrocística quando acompanhada por alterações proliferativas, papilomatose, hiperplasia epitelial atípica na biópsia, histórico de câncer uterino.
- Risco de vida estimado em 85% em mulheres com mutações no gene *BRCA1*.

CÂNCER DE MAMA – 38C

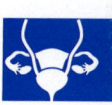

Quais são os sintomas e sinais do câncer de mama?

Sintomas e Sinais
- Queixa principal na apresentação é um nódulo (normalmente indolor) em 70%.
- Com menos frequência: dor na mama, secreção no mamilo, erosão, retração, alargamento ou coceira.
- Com doença metastática, dor nas costas ou nos ossos, icterícia ou perda de peso.
- As constatações físicas incluem massa dura, firme e indolor com margens mal definidas; retração da pele ou do mamilo ou ondulações; assimetria nas mamas; erosões do epitélio do mamilo (doença de Paget mamária); secreção aquosa, serosa ou sanguinolenta.
- Doença metastática sugerida por nódulos axilares firmes ou duros, maiores do que 1 cm ou fixos na pele ou nas estruturas profundas.
- Estágio avançado (estágio III ou IV) sugerido por linfadenopatia ipsolateral infraclavicular ou supraclavicular.

CÂNCER DE MAMA – 38D

Qual é o diagnóstico diferencial do câncer de mama?

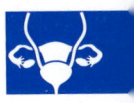

Diagnóstico Diferencial
- Condição fibrocística da mama.
- Fibroadenoma.
- Papiloma intraductal.
- Lipoma.
- Necrose gordurosa.

CÂNCER DE MAMA – 38E

Quais são as constatações laboratoriais, de imagem e de procedimentos no câncer de mama?

Estudos de Imagem
- Mamografia.
- Ultrassonografia mamária pode diferenciar massas císticas de massas sólidas.
- MRI e a ultrassonografia podem ser úteis em mulheres em alto risco de câncer de mama.
- CT, varreduras dos ossos e varreduras com PET podem detectar doença metastática.

Testes Laboratoriais
- A fosfatase alcalina está aumentada em metástases no fígado ou nos ossos; ocorre hipercalcemia em doença avançada.
- O antígeno carcinoembriogênico (CEA) e o CA 15-3 ou CA 27-29 são marcadores para doença recorrente.

Procedimentos Diagnósticos
- Aspiração por agulha fina (FNA), biópsia do núcleo, biópsia aberta ou biópsia guiada por ultrassom.
- Exame citológico da secreção do mamilo pode ser útil em raras ocasiões.

CÂNCER DE MAMA – 38F

Quais são os tratamentos para câncer de mama?

- Tamoxifeno ou inibidores da aromatase são usados em pacientes positivos para hormônio receptor.
- Bisfosfonatos são usados para diminuir a recorrência da doença e tratar metástases nos ossos.
- Trastuzumabe e lapatinibe ligam-se aos receptores HER-2/*neu* para cânceres expressivos para HER-2/*neu*.

Cirurgia
- A cirurgia é indicada para cânceres de estágios I e II; a terapia de conservação da mama é indicada em pacientes selecionados.
- A biópsia do nódulo sentinela para câncer invasivo pode ser usada como uma alternativa para a dissecção axilar.

Procedimentos Terapêuticos
- A radioterapia é normalmente usada após a terapia cirúrgica.

Medicamentos
- A quimioterapia é usada em doença curável e em doença metastática.
  - CMF (ciclofosfamida, metotrexato, fluorouracil).
  - AC (Adriamicina [doxorrubicina], ciclofosfamida) com taxanos (docetaxel ou paclitaxel).

CÂNCER DE PRÓSTATA – 39A

Um homem afro-americano de 73 anos apresenta-se ao médico de cuidados primários para iniciar um tratamento. Faz algum tempo que ele não vai à consulta médica, mas dores na parte inferior das costas e dificuldade de iniciar e manter o jato de urina levaram a esta visita hoje. Seu histórico familiar é notável por seu pai ter tido câncer de próstata. No exame físico, ele tem sensibilidade à palpação na coluna lombar, e o exame digital retal (DRE) revela um grande nódulo duro focal na próstata. O teste laboratorial revela uma concentração de 21,3 ng/mL de antígeno prostático específico (PSA) sérico.

Quais são os principais aspectos dos problemas deste paciente?
De que forma você deve refletir sobre os problemas dele?

Aspectos principais: Homem idoso afro-americano; sintomas urinários obstrutivos; nódulo prostático focal; PSA altamente elevado; dor na parte inferior das costas e sensibilidade na coluna lombar sugerindo metástase óssea.

Como refletir: A detecção do câncer de próstata é desafiadora. Para cada caso clinicamente importante de câncer de próstata identificado, testes de PSA de rotina detectam muitos cânceres que não progredirão para doença clinicamente significativa. O câncer de próstata, no entanto, é uma causa principal de mortes relacionadas com câncer entre homens. Quais fatores de risco para câncer de próstata estão presentes neste paciente? (Histórico familiar e herança afro-americana). Qual é a constatação mais potencialmente alarmante no exame físico neste caso? (Sensibilidade lombar, sugerindo doença metastática). Quais são os próximos passos diagnósticos? (Ultrassonografia transretal e biópsia da próstata, tomografia computadorizada [CT] do abdome e da pelve e cintilografia óssea por radionuclídeo). Sem a elevação significativa do PSA, a biópsia seria garantida neste caso? (Sim. Assimetria ou nódulos no DRE devem ser avaliados histologicamente). O valor alto do PSA neste caso aumenta a probabilidade de extensão extracapsular? (Sim. Embora os níveis de PSA sejam desafiadores de interpretar por causa da flutuação e sobreposição com hipertrofia prostática benigna, um nível >10 ng/mL é uma indicação forte de doença extracapsular). Para quais regiões o câncer de próstata metastatiza? (Normalmente para os ossos). As metástases ósseas em câncer de próstata são osteolíticas ou osteoblásticas? E elas causam fosfatase alcalina sérica elevada? (Osteoblásticas. Sim, a fosfatase alcalina sérica e o cálcio podem ser elevados). Como o câncer de próstata é classificado para guiar o tratamento e prognóstico? (O sistema de estágio TNM [tumor, nódulo, metástase], incorporando o sistema de Gleason para grau tumoral patológico e o valor do PSA).

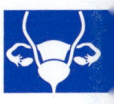

CÂNCER DE PRÓSTATA – 39B

Quais são os fundamentos do diagnóstico e as considerações gerais sobre câncer de próstata?

Fundamentos do Diagnóstico

- Endurecimento prostático no DRE ou nível elevado de PSA sérico.
- Mais frequentemente assintomático; sintomas sistêmicos raros (perda de peso, dor óssea).

Considerações Gerais

- Câncer não dermatológico mais comum e segunda principal causa de morte relacionada com câncer em homens americanos.
- A incidência aumenta com a idade: ~30% dos homens com idade entre 60 e 69 anos *versus* 67% em homens com idades entre 80 e 89 anos têm câncer de próstata.
- Fatores de risco: etnia afro-americana, histórico familiar de câncer de próstata, ingestão de dieta rica em gordura.
- A maioria dos cânceres de próstata são adenocarcinomas.

CÂNCER DE PRÓSTATA – 39C

Quais são os sintomas e sinais do câncer de próstata?

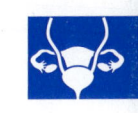

Sintomas e Sinais
- Sintomas de esvaziamento vesical obstrutivo.
- Nódulos focais ou áreas de endurecimento dentro da próstata no DRE.
- Metástases no nódulo linfático.
- Linfedema na extremidade inferior.
- Dor nas costas ou fraturas patológicas.
- Raramente, sinais de retenção urinária (bexiga palpável) ou sintomas neurológicos como um resultado de metástases epidurais e compressão da medula.

CÂNCER DE PRÓSTATA – 39D

Qual é o diagnóstico diferencial do câncer de próstata?

Diagnóstico Diferencial

- Obstrução urinária (p. ex., estenose uretral, cálculos, contratura do colo da bexiga).
- Prostatite.
- Hiperplasia prostática benigna.
- Cálculos prostáticos.
- Câncer de bexiga.

CÂNCER DE PRÓSTATA – 39E

Quais são as constatações laboratoriais, de imagem e de procedimentos no câncer de próstata?

Testes Laboratoriais
- PSA sérico elevado (normal < 4 ng/mL).
- PSA correlaciona-se com o volume de tecido prostático tanto benigno quanto maligno.
- Nitrogênio ureico sanguíneo elevado ou creatinina sérica com retenção urinária ou obstrução uretral.
- Fosfatase alcalina sérica e cálcio elevados em pacientes com metástases ósseas.

Estudos de Imagem
- Ressonância magnética ou ultrassonografia transretal (TRUS) podem detectar penetração capsular e invasão local.
- CT e cintilografia óssea por radionuclídeo podem ser úteis na detecção de metástases.

Procedimentos Diagnósticos
- Biópsia guiada por TRUS em homens com DRE anormal ou PSA elevado.

CÂNCER DE PRÓSTATA – 39F

Quais são os tratamentos para câncer de próstata?

- Cetoconazol ou corticosteroides podem suprimir hormônios sexuais produzidos suprarrenalmente.
- Quimioterapia com docetaxel ou outros taxanos pode melhorar a sobrevida naqueles com doença resistente à castração.

Procedimentos Terapêuticos
- Vigilância (espera vigilante) pode ser apropriada para doença de baixo estágio ou de baixo grau.
- Cirurgia: prostectomia radical; estágios inferiores têm taxas de recorrência mais baixas.
- Terapia de radiação com feixes externos ou implantação transperineal (braquiterapia).
- Terapia de combinação com privação de andrógeno e cirurgia, irradiação ou ambas.

Medicamentos
- Privação de andrógenos é utilizada para doença avançada ou metastática via antiandrógenos, orquiectomia cirúrgica ou orquiectomia médica com agonistas ou antagonistas do hormônio liberador de gonadotropina.

DISMENORREIA – 40A

Uma mulher de 24 anos apresenta-se à clínica reclamando de menstruações dolorosas. Ela afirma que, nos últimos anos, teve dores com cólicas nos dias precedentes às suas menstruações e também durante as mesmas. Além disso, ela nota edema e ganho de peso na semana anterior às suas menstruações, com sudorese em suas mãos e pés. Ela sente irritabilidade e graves alterações de humor durante este período; ela chora facilmente e sem razão nenhuma fica brava com sua família ou seu namorado. Na revisão de seus sistemas, ela nega sintomas urinários, secreção vaginal e sintomas gastrointestinais. Ela não tem histórico médico significativo. Ela nunca esteve grávida e nunca teve uma doença sexualmente transmissível. Ela é monógama com seu namorado de longa data e afirma que sempre usam preservativo. Ela não toma medicamentos. As constatações de seus exames físicos são normais.

Quais são os principais aspectos dos problemas desta paciente? De que forma você deve refletir sobre os problemas dela?

Aspectos principais: Mulher jovem; menstruações dolorosas crônicas com cólicas; inchaço e ganho de peso com distúrbios de humor antes das menstruações; constatações normais no exame físico (sugerem dismenorreia primária).

Como refletir: A dismenorreia primária precisa ser diferenciada da dismenorreia secundária nesta paciente. A dismenorreia primária começa na adolescência. Os sintomas começam de 0 a 2 dias antes do início das menstruações e duram até 3 dias; sintomas associados de náusea, dor nas costas, fadiga e dor de cabeça são característicos. A exclusão de causas secundárias de dor menstrual frequentemente não requer testes adicionais, mas uma avaliação cuidadosa dos fatores de risco, do histórico e um exame pélvico são necessários. Qual histórico, não presente neste caso, alertaria o médico de uma possível dismenorreia secundária? (Início após os 25 anos de idade, piora dos sintomas ao longo do tempo, dor unilateral, sangramento uterino anormal). Por que o histórico sexual de baixo risco é importante neste caso? (A doença inflamatória pélvica [PID] é uma importante causa de dismenorreia secundária). Quais são as outras principais causas secundárias a ser consideradas? (Endometriose é a mais comum; adenomiose). Qual é o histórico natural de dismenorreia primária e como esta paciente deve ser aconselhada? (A melhora com o tempo é típica, frequentemente com melhora acentuada após a paridade). Quais são as duas principais estratégias farmacológicas? (Medicamentos hormonais contraceptivos e medicamentos anti-inflamatórios não esteroides [NSAIDs]). Quais tratamentos não farmacológicos têm o maior suporte comprovativo? (Aplicação de calor e atividade física).

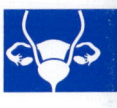

DISMENORREIA – 40B

Quais são os fundamentos do diagnóstico e as considerações gerais sobre dismenorreia?

Fundamentos do Diagnóstico

- A dismenorreia primária é dor menstrual associada a ciclos ovulares na ausência de constatações patológicas.
- A dismenorreia secundária é dor menstrual para a qual existe uma causa orgânica, como endometriose.

Considerações Gerais

- A dismenorreia primária normalmente ocorre em mulheres jovens; começa em 1 a 2 anos após a menarca e é causada por vasoconstrição uterina, anóxia e contrações sustentadas mediadas por prostaglandinas.
- A dismenorreia secundária normalmente começa bem depois da menarca, até mesmo na terceira ou quarta décadas da vida.

DISMENORREIA – 40C

Quais são os sintomas e sinais da dismenorreia?

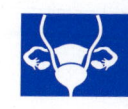

Sintomas e Sinais

Dismenorreia Primária:
- Dor pélvica na linha média inferior, com cólicas e semelhantes a ondulações, frequentemente irradiando para as costas ou parte interna das coxas.
- Cólicas podem durar por 1 ou mais dias e podem estar associadas à náusea, diarreia, dor de cabeça e rubor.
- Sem constatações patológicas no exame pélvico.

Dismenorreia Secundária:
- Histórico e exame físico podem sugerir endometriose ou PID.

DISMENORREIA – 40D

Qual é o diagnóstico diferencial da dismenorreia?

- Leiomiomas uterinos (fibroides).
- Dispositivo intrauterino (IUD).
- Síndrome da dor pélvica.
- Pólipo endometrial.
- Cervicite.
- Estenose cervical.
- Cistite.
- Cistite intersticial.

Diagnóstico Diferencial

- Endometriose.
- Adenomiose.
- PID.

DISMENORREIA – 40E

Quais são as constatações de imagem e de procedimentos na dismenorreia?

Estudos de Imagem
- A ressonância magnética (MRI) é o método mais confiável para detectar miomas submucosos.
- A ultrassonografia, ou preferencialmente, a MRI é útil na identificação de adenomiose.

Procedimentos Diagnósticos

Dismenorreia Secundária:
- A laparoscopia é frequentemente necessária para diferenciar a endometriose da PID.
- Miomas submucosos podem ser detectados por histerografia com infusão de solução salina, histerocopia, ou passando-se um som ou cureta na cavidade uterina durante uma dilatação e curetagem.

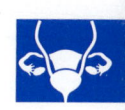

DISMENORREIA – 40F

Quais são os tratamentos para dismenorreia?

- Contraceptivos orais, danazol e agonistas do hormônio liberador de gonadotropina para endometriose.
- Sistema intrauterino liberador de levonorgestrel (LNG-IUS), embolização da artéria uterina ou abordagens hormonais para tratar adenomiose.

Cirurgia
- Laparoscopia ou laparotomia com ou sem histerectomia é frequentemente realizada.

Procedimentos Terapêuticos
- Aquecimento local e estimulação nervosa elétrica transcutânea de alta frequência.

Medicamentos
- NSAIDs ou inibidores da ciclo-oxigenase-2 iniciados antes das menstruações.
- Contraceptivos orais, acetato de medroxiprogesterona de depósito ou IUDs contendo levonorgestrel para dismenorreia primária.

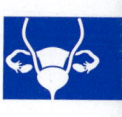

HIPERPLASIA PROSTÁTICA BENIGNA – 41A

Um homem de 68 anos apresenta-se ao médico de cuidados primários com uma queixa de frequência urinária. O paciente notou aumento na urgência e frequência em urinar por aproximadamente um ano, o que piorou progressivamente. Ele agora parece ter de urinar "o tempo todo", incluindo 4 vezes por noite e frequentemente sente que não esvaziou completamente sua bexiga. Além disso, no último mês, ele, às vezes, teve vazamento após urinar. O histórico familiar é negativo para malignidade. No exame ele parece saudável. Sua próstata está difusamente aumentada sem nódulo focal ou sensibilidade.

Quais são os principais aspectos dos problemas deste paciente? De que forma você deve refletir sobre os problemas dele?

Aspectos principais: Homem com idade avançada; frequência e urgência urinárias crônicas progressivas; esvaziamento fraco da bexiga; noctúria; vazamento pós-miccional; aumento da próstata sem nódulos ou sensibilidade.

Como refletir: Sintomas progressivos no trato urinário inferior são tão comuns em homens mais velhos que os médicos devem manter um diagnóstico diferencial amplo antes de alcançar um diagnóstico de hiperplasia prostática benigna (BPH). Além da BPH, quais outros processos poderiam ser responsáveis pelos sintomas deste paciente? (Infecção do trato urinário [UTI], prostatite, poliúria causada por distúrbios metabólicos, como *diabetes mellitus* ou *insipidus*, bexiga neurogênica, estenose uretral, medicamentos anticolinérgicos e simpatomiméticos ou câncer de bexiga ou de próstata). A BPH é um fator de risco para câncer de próstata? (Em virtude de ambos serem comuns, a análise dos dados é complicada, mas evidência sugere que não). Como este paciente deve ser avaliado? (Uma revisão minuciosa dos sistemas, incluindo sintomas constitucionais e dor nos ossos, sugerindo câncer; histórico familiar; exame abdominal; exame digital retal [DRE] prostático; exames neurológicos; análise do sedimento urinário [para detectar infecção ou sangue]. Se houver preocupação de retenção urinária, obtenha uma ultrassonografia da bexiga pós-esvaziamento para analisar o volume urinário residual e a creatinina sérica). Como ele deve ser tratado? (α-bloqueadores são a terapia de primeira linha; inibidores da 5α-redutase são agentes adjuntos, levando vários meses para o efeito máximo e sendo minimamente eficazes sem um α-bloqueador em conjunto. A intervenção cirúrgica, como uma ressecção transuretral da próstata, é considerada para sintomas refratários, retenção urinária, UTI recorrente e nefropatia obstrutiva).

HIPERPLASIA PROSTÁTICA BENIGNA – 41B

Quais são os fundamentos do diagnóstico e as considerações gerais sobre hiperplasia prostática benigna?

Fundamentos do Diagnóstico

- Sintomas de esvaziamento obstrutivos ou irritativos na ausência de infecção, distúrbio neurológico, estenose uretral ou malignidade na próstata ou bexiga.
- Pode apresentar uma próstata aumentada no exame retal que seja lisa, firme e elástica.

Considerações Gerais

- A etiologia é multifatorial, incluindo a idade e relacionada com a di-hidrotestosterona (DHT).
- Prevalência: ~20% em homens com idades de 41 a 50 anos; ~50% em homens com idades de 51 a 60 anos; > 90% em homens com idades > 80 anos.
- Aos 55 anos de idade, ~25% dos homens relatam sintomas de esvaziamento obstrutivo.
- Aos 57 anos de idade, 50% dos homens relatam uma diminuição na força e no diâmetro do jato urinário.

HIPERPLASIA PROSTÁTICA BENIGNA – 41C

Quais são os sintomas e sinais da hiperplasia prostática benigna?

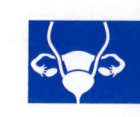

Sintomas e Sinais

- Sintomas obstrutivos: hesitação, força e diâmetro do jato urinário diminuídos, sensação de esvaziamento incompleto da bexiga, esvaziamento duplo (urinar uma segunda vez em 2 horas), esforço para urinar, vazamento após urinar.
- Sintomas irritativos: urgência, frequência, noctúria.
- O Índice de Sintomas da American Urological Association (AUA) pode ser usado para pacientes iniciando a terapia.

HIPERPLASIA PROSTÁTICA BENIGNA – 41D

Qual é o diagnóstico diferencial da hiperplasia prostática benigna?

Diagnóstico Diferencial

- Câncer da próstata.
- UTI.
- Bexiga neurogênica.
- Estenose uretral.

HIPERPLASIA PROSTÁTICA BENIGNA – 41E

Quais são as constatações dos procedimentos na hiperplasia prostática benigna?

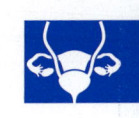

Procedimentos Diagnósticos
- Histórico para excluir outras possíveis causas dos sintomas.
- Exame físico, DRE (notar o tamanho e a consistência da próstata) e um exame neurológico focado.
- Examinar o abdome inferior para uma bexiga distendida.
- Se houver possibilidade de câncer, mais avaliações são necessárias por meio do antígeno prostático específico (PSA) sérico, ultrassonografia transretal e biópsia.

HIPERPLASIA PROSTÁTICA BENIGNA – 41F

Quais são os tratamentos para hiperplasia prostática benigna?

Medicamentos

- α-bloqueadores, como prazocina, terazosina, doxazosina e tamsulosina, funcionam rapidamente para os sintomas.
- Inibidores da 5α-redutase, como finasterida, requerem 6 meses de terapia para um efeito máximo.
- Terapia em combinação de um α-bloqueador e um inibidor da 5α-redutase é melhor do que qualquer um deles isolados.

Cirurgia

- A cirurgia é indicada para retenção refratária, infecções recorrentes, insuficiência renal e cálculos vesicais.
- A ressecção transuretral da próstata (TURP/RTU é o termo usado no Brasil) é eficaz, mas as complicações incluem ejaculação retrógrada (75%), disfunção erétil (5 a 10%), incontinência urinária (< 1%).
- A incisão transuretral da próstata (TUIP) e prostatectomia estão também disponíveis.
- As abordagens minimamente invasivas incluem a cirurgia a *laser*, ablação por agulha e terapia com micro-ondas.

Procedimentos Terapêuticos

- Com espera vigilante, cerca de 10% dos pacientes progridem para retenção urinária e 50% melhoram.

ARTRITE REUMATOIDE – 42A

Uma mulher de 47 anos apresenta-se à clínica com um histórico de 4 semanas de fadiga, dor bilateral nas mãos e rigidez e edema nas articulações das mãos e do pulso. Cerca de 1 mês antes da apresentação, ela notou que suas mãos estavam mais rígidas de manhã, mas pensou que fosse por causa de muita digitação. No entanto, a rigidez piorou, e ela agora precisa de cerca de 1 hora toda manhã para "relaxar" suas mãos. Conforme o dia passa, a rigidez melhora, embora não passe inteiramente. Ela também notou que suas articulações e pulsos estão edemaciados e de certa forma quentes. O exame físico revela pulsos quentes eritematosos, bem como as articulações metacárpicas bilateralmente. Radiografias da mão mostram desmineralização periarticular e erosões, e os resultados dos testes sanguíneos são significativos para anemia leve, taxa de sedimentação de eritrócitos (ESR) elevada e fator reumatoide (RF) e anticorpos anti-CCP (antiproteína citrulinada cíclica) positivos.

Quais são os principais aspectos dos problemas desta paciente? De que forma você deve refletir sobre os problemas dela?

Aspectos principais: Dor articular poliarticular e inchaço; rigidez pior de manhã e com duração de mais de 30 minutos; envolvimento da articulação metacarpofalangiana (MCP); bilateralidade de envolvimento das articulações; radiografias com desmineralização e erosões; ESR elevada, fator reumatoide e anticorpos anti-CCP.

Como refletir: Isto é artralgia (dor nas articulações) ou artrite (inflamação das articulações)? Quais são os quatro indicadores de inflamação nas articulações? (rubor [vermelhidão], dor, calor [aquecimento], tumor [inchaço])? Quantas articulações estão envolvidas? (mono- *versus* oligo- *versus* poliarterite)? Qual é o padrão de envolvimento das articulações: pequeno *versus* grande *versus* ambos? Quais articulações estão envolvidas? (interfalangiana distal [DIP] *versus* interfalangiana proximal [PIP] *versus* MCP)? Existe rigidez matinal por, ao menos, 30 minutos, e fadiga proeminente vespertina? Há aspectos de lúpus (sintomas sicca, úlceras orais, eritema malar, fotossensibilidade, dor torácica ou fenômeno de Raynaud)? Há sintomas de psoríase ou doença intestinal inflamatória? A ESR, embora não específica, é um marcador útil de inflamação em casos sutis. Um resultado positivo para o RF e erosões características nas radiografias das mãos fortalecem o caso de artrite reumatoide (RA), e anticorpos anti-CCP positivos são altamente específicos para o diagnóstico. Uma artrocentese ajudaria? Se sim, o que o líquido sinovial poderia mostrar nesta paciente?

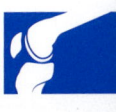

ARTRITE REUMATOIDE – 42B

Quais são os fundamentos do diagnóstico e as considerações gerais sobre artrite reumatoide?

Fundamentos do Diagnóstico

- Início repentino com rigidez matinal e dor simétrica nas articulações.
- Poliartrite com predileção para as articulações pequenas das mãos e pés.
- Osteoporose justa-articular em radiografias; erosões articulares e estreitamento.
- RF e anticorpos anti-CCP em 70 a 80%.
- Manifestações extra-articulares, incluindo nódulos subcutâneos, doença pulmonar intersticial, derrame pleural, pericardite, esplenomegalia com leucopenia, vasculite.

Considerações Gerais

- Uma doença inflamatória sistêmica crônica de causa desconhecida com sinovite de múltiplas articulações.
- As constatações patológicas incluem sinovite crônica com formação de *pannus*.
- O *pannus* corrói cartilagens, ossos, ligamentos e tendões.
- Mulheres > homens em uma razão de quase 3:1, início de pico nas quartas e quintas décadas para mulheres e sexta década para homens.

ARTRITE REUMATOIDE – 42C

Quais são os sintomas e sinais da artrite reumatoide?

Sintomas e Sinais
- Sintomas articulares:
  - Início insidioso, simétrico, poliarticular com sensibilidade e dor.
  - Rigidez persistente por mais de 30 minutos (e normalmente muitas horas) é proeminente de manhã, recorre após inatividade ou atividade esforçada.
  - PIPs dos dedos, articulações MCP, pulsos, joelhos, tornozelos e articulações metatarsofalangianas envolvidas com muita frequência.
  - Cistos sinoviais e ruptura dos tendões e aprisionamento dos nervos podem ocorrer.
  - Pescoço pode ser afetado, mas coluna e articulações sacroilíacas são normalmente poupadas.
  - Em doença avançada, a subluxação atlantoaxial (C1–C2) pode levar à mielopatia.
- Nódulos reumatoides nas proeminências ósseas, bursas, bainhas dos tendões e outros tecidos estão presentes em cerca de 20% dos pacientes.
- Manifestações extra-articulares correlacionam-se com a presença de RF no soro.
- Sintomas oculares incluem esclerite, episclerite e secura.
- Outras manifestações extra-articulares incluem eritema palmar, vasculite, doença pulmonar intersticial, pericardite e doença pleural.

ARTRITE REUMATOIDE – 42D

Qual é o diagnóstico diferencial da artrite reumatoide?

Diagnóstico Diferencial
- Gota com tofos (confundidos com nódulos).
- Lúpus eritematoso sistêmico.
- Infecções, como parvovírus B19, doença de *Lyme* ou rubéola.
- Osteoartrite ou osteoartrite inflamatória.
- Polimialgia reumática.
- Hemocromatose (articulações MCP e dos pulsos).
- Febre reumática.
- Hepatites B ou C.
- Reumatismo palindrômico.
- Osteoartropatia pulmonar hipertrófica (paraneoplásica).
- Vasculite sistêmica, especialmente poliarterite nodosa, crioglobulinemia mista ou vasculite associada ao anticorpo citoplasmático antineutrófilo (ANCA).

ARTRITE REUMATOIDE – 42E

Quais são as constatações laboratoriais, de imagem e de procedimentos na artrite reumatoide?

Testes Laboratoriais
- Anti-CCP e fator reumatoide estão presentes em 70 a 80% com RA estabelecida, mas apenas 50% em doença precoce.
- Teste de anticorpos anti-CCP é o mais específico teste sanguíneo (especificidade ~ 95%).
- Aproximadamente 20% dos pacientes têm anticorpos antinucleares (ANA).
- ESR e proteína C-reativa são tipicamente elevadas na atividade da doença.
- Anemia, leucopenia com esplenomegalia (p. ex., síndrome de Felty) e plaquetas elevadas são comuns.

Estudos de Imagem
- Alterações radiográficas são específicas, mas insensíveis, especialmente cedo na doença.
- Primeiras alterações são inchaço e desmineralização justa-articular nos pulsos ou pés.
- Estreitamento do espaço das articulações e erosões desenvolvem-se tardiamente na doença.

Procedimentos Diagnósticos
- Artrocentese é necessária para diagnosticar artrite séptica sobreposta, uma complicação comum de RA.

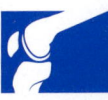

ARTRITE REUMATOIDE – 42F

Quais são os tratamentos para artrite reumatoide?

Medicamentos

- Medicamentos anti-inflamatórios não esteroides (NSAIDs) e inibidores da ciclo-oxigenase (COX)-2 fornecem certo alívio sintomático, mas não previnem erosões ou alteram a progressão da doença.
- Medicamentos antirreumáticos modificadores da doença (DMARDs) devem ser iniciados logo que o diagnóstico esteja certo.
- Metotrexato é o DMARD inicial de escolha.

- Inibidores do fator de necrose tumoral, como etanercepte, infliximabe, adalimumabe e golimumabe, são DMARDs que funcionam mais rápido do que o metotrexato.
- Hidroxicloroquina é útil para pacientes com doença leve.
- Corticosteroides são eficazes, mas os efeitos colaterais limitam o uso a longo prazo.
- Leflunomida é um DMARD não biológico inibidor da síntese de pirimidina.
- Sulfassalazina é um agente não biológico de segunda linha.
- Outros produtos biológicos incluem abatacepte (CTLA4-Ig), rituximabe (anti-CD20) e tocilizumabe (IL-6).

Cirurgia

- Substituições das articulações para doença erosiva, grave, de longa data, com destruição.

Procedimentos Terapêuticos

- Fisioterapia e terapia ocupacional, repouso das articulações, aquecimento e frio, exercícios, talas e dispositivos de assistência.
- Corticosteroides intra-articulares podem ser úteis, se os sintomas estiverem confinados a poucas juntas.

DOR NA PARTE INFERIOR DAS COSTAS – 43A

Um homem de 45 anos apresenta-se à clínica no departamento de emergência reclamando de dor na parte inferior das costas. Ele esteve movendo caixas pesadas no trabalho no dia anterior quando teve um início repentino de dor na parte inferior das costas irradiando para sua nádega esquerda e parte posterior da coxa esquerda. Seu histórico médico é banal e ele não toma medicamentos. Ele nega incontinência intestinal ou urinária. No exame físico, ele tem sensação diminuída na parte posterior da perna esquerda, diminuição de força na dorsiflexão do tornozelo esquerdo e ausência de reflexo no tendão do calcâneo esquerdo. Ele não tem anestesia em sela e tem tônus retal normal. Seu teste de elevação reta da perna resulta positivo, com dor reproduzida na elevação passiva da perna direita (contralateral).

Quais são os principais aspectos dos problemas deste paciente? De que forma você deve refletir sobre os problemas dele?

Aspectos principais: Início agudo de dor na parte inferior das costas; irradiação para a nádega esquerda e coxa posterior com sensação diminuída e perda do reflexo no tendão do calcâneo; resultado positivo para o teste de elevação reta da perna (sugestiva de hérnia de disco); sem sinais alarmantes para síndrome da cauda equina.

Como refletir: Dor aguda na parte inferior das costas é comum tanto no cenário de cuidados primários quanto de medicina de emergência. O desafio é identificar o paciente de alto risco que precisa de outras avaliações urgentes dos pacientes de baixo risco que podem estar igualmente desconfortáveis, mas para os quais um ensaio de tratamento conservador é apropriado. Mesmo com uma causa mecânica aparente, os principais fatores de risco devem ser avaliados. Quais são as principais causas de dor nas costas de alto risco? (Infecção [osteomielite vertebral, abscesso peridural], câncer metastático, espondilite reumatológica, síndrome da cauda equina, fratura). Este paciente não tem histórico médico notável, histórico de câncer, uso de corticosteroides ou osteoporose. Qual fator de risco adicional deve ser avaliado? (Uso de drogas injetáveis). Quais são os principais sintomas do tipo "bandeira vermelha" a ser descobertos? (Febre, perda de peso, dor noturna, alteração na função intestinal ou urinária, fraqueza nas extremidades inferiores ou esfincterianas). Qual é a causa mais provável da dor deste paciente? (Uma radiculopatia L5–S1, provavelmente causada por hérnia de disco. Causas menos prováveis, dada a sua idade, incluem síndrome piriforme, osteoartrite e fratura). Qual constatação de exame especificamente apoia o diagnóstico de hérnia de disco? (Elevação reta da perna contralateral positiva). Ele deveria receber exames de imagem? (Não. Provavelmente ele melhorará com tratamento conservador, incluindo medicamentos anti-inflamatórios não esteroides [NSAIDs], calor e fisioterapia em até 6 semanas).

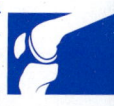

DOR NA PARTE INFERIOR DAS COSTAS – 43B

Quais são os fundamentos do diagnóstico e as considerações gerais sobre dor na parte inferior das costas?

Fundamentos do Diagnóstico

- Um diagnóstico preciso não pode ser feito na maioria dos casos, mesmo quando defeitos anatômicos estão presentes, porque tais defeitos são comuns em pacientes assintomáticos.

- A maioria dos pacientes com início agudo de dor na parte inferior das costas melhorará em 1 a 4 semanas e não precisará de avaliação além do histórico inicial e do exame físico.

Considerações Gerais

- Dor na parte inferior das costas é muito comum; ela é experimentada em algum momento em até 80% da população.

- Dor crônica na parte inferior das costas a partir de doença degenerativa nas articulações é rara antes dos 40 anos de idade.

DOR NA PARTE INFERIOR DAS COSTAS – 43C

Quais são os sintomas e sinais da dor na parte inferior das costas?

Sintomas e Sinais

- Piora com repouso e melhora com atividade é característico de espondiloartropatias soronegativas; doença degenerativa normalmente melhora com repouso e piora com atividade.
- Irradiação para as nádegas e para abaixo do joelho, perda dos reflexos e um teste positivo de elevação reta cruzada da perna sugerem irritação na raiz nervosa a partir de uma hérnia de disco.
- Teste de elevação reta da perna: a flexão passiva do quadril ipsolateral reproduz dor e indica irritação na raiz nervosa.
- Elevação reta cruzada da perna: flexão passiva do quadril ipsolateral; não é muito sensível, mas é específica para hérnia de disco.
- Deficiências de múltiplas raízes nervosas sugerem um tumor na cauda equina ou um abscesso peridural.
- Fraqueza bilateral da perna, anestesia em sela da área, incontinência intestinal ou urinária, ou disfunção erétil indicam síndrome da cauda equina.

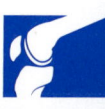

DOR NA PARTE INFERIOR DAS COSTAS – 43D

Qual é o diagnóstico diferencial da dor na parte inferior das costas?

Diagnóstico Diferencial
- Contratura muscular.
- Hérnia de disco.
- Estenose da coluna lombar.
- Fratura por compressão.
- Doença degenerativa nas articulações.
- Doenças infecciosas (p. ex., osteomielite, abscesso peridural, endocardite bacteriana subaguda).
- Doença neoplásica (metástases vertebrais).
- Espondiloartropatias soronegativas (p. ex., espondilite anquilosante).
- Dissecção de aneurisma aórtico abdominal.
- Cólica renal.

DOR NA PARTE INFERIOR DAS COSTAS – 43E

Quais são as constatações de imagem e de procedimentos na dor na parte inferior das costas?

Estudos de Imagem
- Radiografias são garantidas prontamente para aqueles com suspeita de infecção, câncer, fraturas ou inflamação e aqueles que não melhoram após 2 a 4 semanas de terapia conservativa.
- Histórico pessoal ou sintomas de malignidade ou dor supina noturna devem garantir o estudo de imagens.
- Ressonância magnética é necessária urgentemente em qualquer paciente com suspeita de ter uma massa peridural ou um tumor na cauda equina, mas a maioria das hérnias de disco de rotina melhorarão em 4 a 6 semanas de terapia conservativa.

Procedimentos Diagnósticos
- Se o histórico e o exame físico não sugerirem a presença de infecção, câncer, doença inflamatória nas costas, grandes deficiências neurológicas ou dor referida a partir de doença abdominal ou pélvica, uma maior avaliação pode ser deferida, enquanto a terapia conservativa é experimentada.

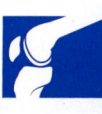

DOR NA PARTE INFERIOR DAS COSTAS – 43F

Quais são os tratamentos para dor na parte inferior das costas?

Medicamentos
- NSAIDs são dados para analgesia; dor grave pode requerer opioides.
- Evidência limitada apoia o curso rápido de "relaxantes musculares," como diazepam, ciclobenzaprina, carisoprodol ou metocarbamol, em pacientes que não respondem a NSAIDs.

Cirurgia
- A consulta cirúrgica é feita urgentemente para qualquer paciente com uma deficiência neurológica grande ou em evolução.
- Para dor ciática causada por hérnia de disco, o tratamento conservador e a cirurgia alcançam resultados similares em um ano; no entanto, o alívio da dor e a recuperação percebida são obtidos mais rapidamente com cirurgia.

Procedimentos Terapêuticos
- Injeções peridurais de corticosteroides podem providenciar alívio a curto prazo da dor ciática.
- Injeções de corticosteroides nas articulações facetárias são ineficazes para dor crônica na parte inferior das costas.

DOR NO JOELHO – 44A

Um homem de 41 anos apresenta-se ao departamento de emergência reclamando de dor na parte medial do joelho direito há 1 mês. Naquele momento, ele teve uma significativa quantidade de edema e dificuldade de carregar peso, ambas as quais lentamente se resolveram após 1 semana de gelo e repouso. Desde então ele teve tanto dor quanto frequente "travamento" e o "agarramento" das articulações ao caminhar. No exame, ele tem sensibilidade à palpação na linha média do joelho e um resultado positivo para o teste de McMurray.

Quais são os principais aspectos dos problemas deste paciente?
De que forma você deve refletir sobre os problemas dele?

Aspectos principais: Dor na parte medial do joelho; trauma com torção; efusão imediata; sensação de "bloqueio articular". Resultado positivo para o teste de McMurray.

Como refletir: Ao avaliar qualquer artrite aguda, comece com uma verificação mental de doenças sistêmicas que possam manifestar-se como artrite aguda. Caso contrário, dor aguda nas articulações será erroneamente atribuída a trauma. Se o edema e a dor da articulação do joelho se desenvolverem sem trauma bem definido, qual estudo provavelmente fornecerá os dados mais importantes? (Artrocentese). Se o paciente negar febre e sintomas constitucionais e o histórico apoiar trauma como o mecanismo, as tarefas do médico são identificar a estrutura lesionada, pesar a utilidade do exame de imagens e avaliar a necessidade de intervenção precoce. O histórico-chave a ser descoberto aqui inclui o mecanismo da lesão, a habilidade de carregar peso após a lesão, o grau de edema e da dor e presença de "bloqueio articular". A localização exata da dor (mais bem obtida pedindo-se ao paciente para apontar com um dedo) também deve ser avaliada. O andamento do início do inchaço não foi relatado. (Quando o inchaço se desenvolve rapidamente após a lesão, hemartrose deve ser considerada, possivelmente causada por uma laceração aguda no ligamento). "Bloqueio articular" fortemente sugere qual patologia? (Uma laceração do menisco). Quais estruturas internas das articulações do joelho devem ser avaliadas no exame físico? (Ligamentos, menisco). Como o menisco é avaliado? (Dois testes comumente realizados trazem carga e estresse ao menisco: o teste de McMurray e o teste de Thessaly). Qual modalidade de imagem é preferível se houver suspeita de lesão ao menisco? (Ressonância magnética [MRI]).

DOR NO JOELHO – 44B

Quais são os fundamentos do diagnóstico e as considerações gerais sobre dor no joelho?

Considerações Gerais

- As lesões podem ser causadas por trauma, inflamação, infecção ou alterações degenerativas.
- Os ligamentos, os meniscos, a membrana sinovial ou as bursas podem ser afetados.
- Derrames podem ocorrer com patologia intra-articular (p. ex., osteo-artrite, lacerações do menisco ou do ligamento cruzado anterior ou fratura patelar).
- Síndromes de uso excessivo do joelho, como bursite anserina, síndrome da banda iliotibial, ou tendinite poplítea ou patelar, ocorrem frequentemente em corredores que treinam exageradamente ou que não estão propriamente condicionados.

Fundamentos do Diagnóstico

- Exame da amplitude de movimento, derrames, menisco e ligamentos.
- Avaliação do fluido aspirado da articulação, se indicada.

DOR NO JOELHO – 44C

Quais são os sintomas e sinais da dor no joelho?

Sintomas e Sinais
- Histórico de uso exagerado, trauma, esportes ou lesões prévias podem ajudar a sugerir o diagnóstico.
- Febre ou fatores de risco para doenças sexualmente transmissíveis (p. ex., gonorreia) sugerem uma origem infecciosa.
- Rangimento ou estalo podem indicar osteoartrite ou síndrome patelofemoral.
- "Bloqueio articular" durante o caminhar sugere uma lesão no menisco ou corpo solto na articulação do joelho.
- Dor ao flexionar-se e ao descer as escadas sugere disfunção da articulação patelofemoral.
- Dor após levantar-se após um tempo prolongado em posição sentada sugere um problema com rastreamento patelar.
- Síndromes de uso exagerado pioram com uso continuado; síndrome da banda iliotibial frequentemente tem "estalo".

DOR NO JOELHO – 44D

Qual é o diagnóstico diferencial da dor no joelho?

- Osteoartrite.
- Disfunção ou desalinhamento patelar.
- Fratura da patela ou tíbia.
- Artrite inflamatória.
- Artrite séptica.
- Cisto poplíteo (de Baker) rompido.
- Bursite anserina ou pré-patelar.

Diagnóstico Diferencial
- Lesão no menisco.
- Laceração ou entorse ligamentar.

DOR NO JOELHO – 44E

Quais são as constatações laboratoriais, de imagem e de procedimentos na dor no joelho?

Testes Laboratoriais
- Hemograma completo (CBC), nível de ácido úrico e teste do anticorpo anti-CCP (antiproteína citrulinada cíclica) podem ajudar a identificar infecção, gota ou artrite reumatoide como a causa de uma artrite inflamatória.
- Teste laboratorial de fluido aspirado da articulação é extremamente útil.

Estudos de Imagem
- Radiografias simples de carregamento de peso podem mostrar alterações degenerativas ou fraturas.
- MRI ajuda a avaliar tecidos moles, meniscos e ligamentos.

Procedimentos Diagnósticos
- Exame físico inclui palpação em locais relevantes ao redor do joelho e testes especiais:
  - Teste de Lachman, teste de gaveta anterior e teste de *Pivot-Shift* para laceração do ligamento cruciforme anterior.
  - Testes de estresse em varo e valgo para lacerações no ligamento colateral.
  - Teste de gaveta anterior e "sinal do arqueamento" para laceração do ligamento cruciforme posterior.
  - Teste de McMurray, teste modificado de McMurray e teste de Thessaly para laceração no menisco.
  - Sinal de apreensão para instabilidade da articulação patelofemoral.
- Artrocentese dos derrames do fluido das articulações deve ser feita.

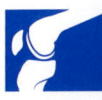

DOR NO JOELHO – 44F

Quais são os tratamentos para dor no joelho?

Cirurgia
- Reparo ligamentar ou do menisco.
- Artroplastia do joelho em pacientes com osteoartrite ou artrite reumatoide com incapacidade significativa.

Procedimentos Terapêuticos
- Em síndromes de uso exagerado, repouso e abstenção de atividades físicas causadoras por um período de dias a semanas são essenciais, com subsequente alongamento suave para evitar recorrência.
- Aspiração da articulação (artrocentese) é frequentemente tanto diagnóstica quanto terapêutica.

Medicamentos
- Tratamento sintomático direcionado à causa subjacente.

GOTA – 45A

Um homem de 58 anos com um longo histórico de hipertensão essencial tratada e insuficiência renal leve apresenta-se ao departamento de emergência reclamando de dor no joelho direito. Seu médico de cuidados primários o viu há 1 semana e adicionou diurético tiazídico para melhorar seu controle da pressão sanguínea. Ele estava bem até a noite anterior à visita à emergência, quando notou certa vermelhidão e um pouco de edema em seu joelho. Ele acordou depois com dor e edema significativo. Ele conseguia andar apenas com assistência. Não há histórico de trauma no joelho. O exame físico confirmou a presença de um joelho direito edemaciado, com eritema e calor. A aspiração da articulação deu saída a um liquido sinovial amarelo escuro abundante. A análise microscópica demonstrou 30.000 leucócitos/mcL; resultados negativos para a coloração de Gram; e muitos cristais negativamente birrefringentes em forma de agulha.

Quais são os principais aspectos dos problemas deste paciente? De que forma você deve refletir sobre os problemas dele?

Aspectos principais: Doença renal crônica; dores monoarticulares, aquecimento e eritema; uso de tiazida; fluido sinovial com contagem de glóbulos brancos (WBC) de 30.000/mcL, coloração de Gram negativa, cristais negativamente birrefringentes em forma de agulha (urato).

Como refletir: Uma articulação séptica é a primeira consideração em pacientes com dor monoarticular e inflamação (rubor [vermelhidão], dor, calor [aquecimento], tumor [inchaço]) – isto é uma verdadeira artrite. As outras duas principais causas de artrite monoarticular são trauma e artropatias induzidas por cristais. O paciente encaixa-se no perfil demográfico para gota? (Sim). Sua articulação é tipicamente afetada pela gota? (Sim. Mais comuns são hálux, dedo médio do pé e joelho). Qual é a evolução inicial da dor na gota? (Intensificação rápida). Quais são os fatores de risco para gota? (Tiazidas, distúrbios mieloproliferativos, ingestão de álcool). Os pacientes com gota podem ter febre? (Sim). Como a análise do fluido sinovial pode auxiliar? (Tanto a gota quanto infecções podem causar uma WBC > 50.000/mcL. Embora a coloração de Gram e a cultura do fluido da articulação ajudem a excluir infecção, a constatação de cristais estabelece definitivamente o diagnóstico de gota). Em que parte do corpo você pode encontrar tofos? (Cartilagem, orelhas externas, mãos, pés, bursas do olécrano e regiões pré-patelares, tendões e ossos). O que a radiografia pode mostrar em gota? (Erosões).

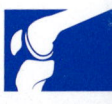

GOTA – 45B

Quais são os fundamentos do diagnóstico e as considerações gerais sobre gota?

Fundamentos do Diagnóstico

- Início agudo, normalmente monoarticular, frequentemente envolvendo a primeira articulação metatarsofalângica (MTP).
- Envolvimento poliarticular mais comum com doença de longa data.
- Hiperuricemia na maioria: a identificação de cristais de urato no fluido da articulação ou tofos é diagnóstica.
- Resposta terapêutica dramática a medicamentos anti-inflamatórios não esteroides (NSAIDs).

Considerações Gerais

- Comum em ilhéus do Pacífico (p. ex., filipinos).
- Noventa por cento dos pacientes com gota primária são homens.
- Causa uma artrite aguda recorrente e depois uma artrite deformante crônica.
- Gota secundária a partir de hiperuricemia adquirida por:
  - Medicamentos (diuréticos, aspirina em baixa dose, ciclosporina e niacina).
  - Distúrbios mieloproliferativos, mieloma múltiplo, hemoglobinopatias.
  - Doença renal crônica.
  - Hipotireoidismo, psoríase, sarcoidose e intoxicação por chumbo.
- Ingestão de álcool aumenta a produção de urato e diminui a excreção renal de ácido úrico.

GOTA – 45C

Quais são os sintomas e sinais da gota?

Sintomas e Sinais

- Início repentino de artrite, frequentemente noturna:
  - Frequentemente, a articulação MTP da articulação do hálux ("podagra") é afetada.
  - Outras articulações comuns incluem os pés, os tornozelos e os joelhos.
- Conforme o ataque progride:
  - A dor torna-se intensa.
  - As articulações ficam eritematosas e edemaciadas.
  - A febre é comum.
- Tofos podem ser encontrados nas cartilagens, nas orelhas externas, nas mãos, nos pés, nas bursas do olécrano e pré-patelares, nos tendões e nos ossos após diversos ataques de artrite aguda.
- Períodos assintomáticos de meses ou anos comumente seguem os ataques iniciais.
- Anos de ataques graves recorrentes podem evoluir para uma doença deformante crônica que imita a artrite reumatoide.

GOTA – 45D

Qual é o diagnóstico diferencial da gota?

- Artrite reumatoide.
- Artrite reativa.
- Osteoartrite.
- Celulite.
- Intoxicação aguda por chumbo (gota saturnina).
- Bursite ou joanete da primeira articulação MTP (podagra).
- Sarcoidose (podagra ou tofos).
- Poliarterite nodosa ou eritema nodoso (tofos).

Diagnóstico Diferencial
- Artrite séptica.
- Pseudogota (doença de deposição de pirofosfato de cálcio).

GOTA – 45E

Quais são as constatações laboratoriais, de imagem e de procedimentos na gota?

Constatações Laboratoriais
- O ácido úrico sérico é elevado (> 7,5 mg/dL) em 95% dos pacientes com exames seriados.
- Uma única determinação de ácido úrico sérico é normal em até 25% dos casos, então não pode excluir gota.

Estudos de Imagem
- No início da doença, as radiografias não mostram alterações.
- Mais tarde, erosões salientes com uma borda pendente de osso cortical ("mordida de rato") desenvolvem-se.

Procedimentos Diagnósticos
- Os cristais de urato de sódio no fluido articular ou em materiais aspirados de um tofo estabelecem o diagnóstico.
- Os cristais são similares a agulhas e negativamente birrefringentes quando examinados por um microscópio com luz polarizada e podem ser extracelulares ou encontrados dentro dos neutrófilos.

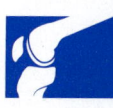

GOTA – 45F

Quais são os tratamentos para gota?

A hiperuricemia assintomática não deve ser tratada.

Ataque Agudo
- NSAIDs são o tratamento de escolha.
- Opioides são reservados para dor grave.
- Corticosteroides intra-articulares para doença monoarticular.
- Corticosteroides também podem ser dados intravenosamente ou oralmente.
- Repouso em cama para prevenir recorrência precoce.

Prevenção
- Reduzir as causas reversíveis, incluindo dietas ricas em purina, obesidade, consumo frequente de álcool e medicamentos gatilhos (diuréticos, niacina, aspirina em baixa dose).
- Colchicina pode ser usada diariamente para evitar futuros ataques ou prevenir exacerbações, quando outros tratamentos são iniciados.
- Probenecida e sulfinpirazona são medicamentos uricosúricos que podem aumentar a excreção de ácido úrico naqueles com função renal intacta.
- Alopurinol e febuxostato são inibidores da xantina oxidase que podem diminuir a produção de ácido úrico.
- Pegloticase dada para gota crônica refratária converte o ácido úrico em alantoína (prontamente excretada).

Cirurgia e Procedimentos Terapêuticos
- A excisão cirúrgica de tofos raramente oferece melhora mecânica em casos selecionados.

LÚPUS ERITEMATOSO SISTÊMICO – 46A

Uma mulher negra de 22 anos relata dor intermitente na articulação de seu joelho direito e nas articulações dos dedos de sua mão direita, especialmente nas articulações interfalangianas proximais (PIP), bem como uma erupção em suas bochechas e em seu nariz que aparece após exposição ao sol. Na revisão dos sistemas, ela relata dor torácica com respirações profundas. No exame físico, ela tem úlceras orais indolores em seu palato; um atrito pleural e uma erupção facial que poupa as dobras nasolabiais. Sua fita reagente de urina revela proteína 3+, e o teste laboratorial revela uma contagem de glóbulos brancos de 3.400/mcL, uma contagem de plaquetas de 89.000/mcL, um resultado positivo para o teste de reagina plasmática rápida (RPR), um resultado positivo para o teste de anticorpo antinuclear (ANA) com um título de 1:320 e um resultado positivo para o teste de anticorpo anti-Smith.

Quais são os principais aspectos dos problemas desta paciente? De que forma você deve refletir sobre os problemas dela?

Aspectos principais: Mulher afro-americana jovem; artrite intermitente simétrica envolvendo os dedos e joelho; erupção malar que poupa as dobras nasolabiais; fotossensibilidade; sinais e sintomas de pleurite (dor torácica, atrito); úlceras orais; envolvimento renal (proteinúria); leucopenia e trombocitopenia; resultado falso-positivo para o teste de sífilis; resultado positivo para ANA com título alto; resultado positivo para o teste anti-Smith.

Como refletir: Quais populações são mais afetadas pelo lúpus? Qual é o "timing" típico e o padrão de progressão em lúpus? Quais aspectos de lúpus são encontrados no histórico? (Rememore os sintomas comuns construindo uma imagem mental das áreas do corpo afetadas – cognição, conjuntivite ou alteração visual, perda de cabelo, sintomas de *sicca*, úlceras orais, erupção malar, fotossensibilidade, pleurite, pericardite, sintomas gastrointestinais, dor nas articulações, fenômeno de Raynaud). Como você pode avaliar o envolvimento dos rins? (Análise do sedimento urinário, biópsia renal). Quais são as sorologias importantes para lúpus? (ANA é 99% positivo, mas não é específico; anti-Smith e anti-DNA de cadeia dupla têm baixa sensibilidade, mas alta especificidade). Como o hemograma completo é útil? Os níveis de complemento estarão elevados ou diminuídos? Quais aspectos de artrite reumatoide (RA) e lúpus coincidem? (Artrite, inflamação pleural, leucopenia). Como você pode diferenciar a RA do lúpus? (A artrite em RA afeta mais frequentemente as articulações pequenas das mãos e dos pés; é simétrica e mostra evidência de inflamação no exame – rubor [vermelhidão], dor, calor [aquecimento], tumor [inchaço] – e erosões nas radiografias).

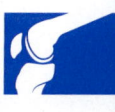

LÚPUS ERITEMATOSO SISTÊMICO – 46B

Quais são os fundamentos do diagnóstico e as considerações gerais sobre lúpus eritematoso sistêmico?

Fundamentos do Diagnóstico

- Envolvimento sistêmico múltiplo.
- Ocorre principalmente em mulheres, mais comum em mulheres jovens e afro-americanas.
- Erupção nas áreas expostas à luz do sol.
- Sintomas articulares em 90% dos pacientes.
- Anemia, leucopenia, trombocitopenia.
- ANA com título alto ao DNA de cadeia dupla.

Considerações Gerais

- Lúpus eritematoso sistêmico (SLE) é um distúrbio autoimune inflamatório.
- Curso clínico é marcado por remissão espontânea e recidivas.
- Quatro aspectos de lúpus induzido por medicamentos separam-no do SLE:
  - Razão em relação ao sexo é quase igual.
  - Nefrite e comprometimento do sistema nervoso central (CNS) não estão ordinariamente presentes.
  - Hipocomplementemia e anticorpos ao DNA de cadeia dupla estão ausentes.
  - Normalmente retorna ao normal quando o medicamento ofensor é retirado.

LÚPUS ERITEMATOSO SISTÊMICO – 46C

Quais são os sintomas e sinais do lúpus eritematoso sistêmico?

Sintomas e Sinais
- Febre, anorexia, mal-estar e perda de peso.
- Lesões cutâneas: alopecia, erupção malar com aspecto de "asa de borboleta" característica.
- Fenômeno de Raynaud (20% dos pacientes) frequentemente antecipa outros sintomas.
- Sintomas articulares, com ou sem sinovite aguda, ocorrem em mais de 90% e são frequentemente a manifestação mais precoce.
- Oculares: conjuntivite, fotofobia, visão borrada, cegueira monocular transitória ou permanente.
- Pulmonares: pleurisia, derrame pleural, broncopneumonia, pneumonite, doença pulmonar restritiva.
- Cardíacos: pericardite, miocardite, arritmias, endocardite verrucosa de *Libman-Sacks*.
- Vasculite mesentérica: aneurismas e vasos sanguíneos de tamanho médio, dor abdominal (particularmente pós-prandial), íleo, peritonite e perfuração podem resultar.
- Neurológicos: psicose, deficiência cognitiva, convulsões, neuropatias periféricas e cranianas, mielite transversa, acidente vascular encefálico, depressão grave podem ser exacerbados pela administração de altas doses de corticosteroides.
- Glomerulonefrite: diversas formas podem ocorrer, incluindo mesangial, proliferativa focal e difusa, e membranosa.

LÚPUS ERITEMATOSO SISTÊMICO – 46D

Qual é o diagnóstico diferencial do lúpus reumatoide sistêmico?

Diagnóstico Diferencial

- Lúpus induzido por medicamentos (especialmente procainamida, hidralazina e isoniazida).
- Esclerodermia.
- Artrite reumatoide.
- Miopatia inflamatória, especialmente dermatomiosite.
- Rosácea.
- Vasculite (p. ex., poliarterite nodosa).
- Endocardite.
- Doença de Lyme.

LÚPUS ERITEMATOSO SISTÊMICO – 46E

Quais são as constatações laboratoriais e de procedimentos no lúpus eritematoso sistêmico?

Testes Laboratoriais

- É vista a produção de muitos anticorpos diferentes.
- Resultados do teste de ANA são sensíveis, mas não específicos para lúpus sistêmico (p. ex., eles são positivos na maioria dos pacientes com lúpus, mas também são positivos em muitos pacientes com condições não lúpicas, como RA, doença autoimune da tireoide, esclerodermia e síndrome de *Sjögren*).
- Anticorpos ao DNA de cadeia dupla e ao Sm são específicos para SLE, mas não sensíveis porque eles estão presentes em apenas 60 e 30% dos pacientes, respectivamente.
- Depressão dos níveis séricos do complemento – uma constatação sugestiva de atividade da doença – frequentemente retorna ao normal em remissão.
- Ocorrem três tipos de anticorpos antifosfolípidios:
  - O primeiro causa resultado falso-positivo para o teste de sífilis.
  - O segundo é lúpus anticoagulante, um fator de risco para trombose venosa e arterial e aborto.
  - O terceiro é anticorpo anticardiolipina.
- Anormalidade no sedimento urinário é quase sempre encontrada em associação a lesões renais. Glóbulos vermelhos com ou sem padrão e proteinúria leve são frequentes.

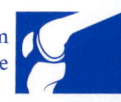

Procedimentos Diagnósticos

- A biópsia renal é útil para decidir se o tratamento será ou não benéfico.

LÚPUS ERITEMATOSO SISTÊMICO – 46F

Quais são os tratamentos para lúpus eritematoso sistêmico?

- Antimaláricos (hidroxicloroquina) podem ser úteis no tratamento de erupções ou sintomas articulares e parecem reduzir a incidência de agravamentos da doença.
- Corticosteroides são necessários para o controle de certas complicações sérias, como púrpura trombocitopênica trombótica, anemia hemolítica, miocardite, pericardite, glomerulonefrite, hemorragia alveolar e envolvimento do CNS.
- Agentes imunossupressores, como ciclofosfamida, clorambucil e azatioprina são utilizados em casos resistentes a corticosteroides:
  - Ciclofosfamida melhora a sobrevida renal, mas a sobrevida geral não é melhor do que a daqueles tratados com prednisona.
- Corticosteroides sistêmicos não são normalmente utilizados para artrite menor, erupção cutânea, leucopenia ou a anemia associada à doença crônica.

Medicamentos

- Lesões cutâneas frequentemente respondem à administração local de corticosteroides.
- Sintomas nas articulações menores podem normalmente ser aliviados com repouso e medicamentos anti-inflamatórios não esteroides.

Procedimentos Terapêuticos

- Pacientes com SLE devem evitar exposição ao sol e usar protetor solar.

ACIDOSE METABÓLICA – 47A

Um homem de 43 anos com depressão grave é admitido no departamento de emergência após ter sido encontrado caído em casa. Sua família afirma que ele tem estado abatido e que eles não tinham notícias dele há 3 dias. No exame físico, ele não responde e está taquipneico com uma taxa respiratória de 41 respirações/min apesar de ter um pulmão normal no exame. Os resultados de sua radiografia torácica são comuns. Uma análise da gasometria arterial (ABG) demonstra um pH de 6,93, uma Pa_{CO_2} de 20 mm Hg, uma Pa_{O_2} de 100 mm Hg e um HCO_3^- de 4 mEq/L. O teste de eletrólito sérico demonstra um hiato aniônico de 35.

Quais são os principais aspectos dos problemas deste paciente? De que forma você deve refletir sobre os problemas dele?

Aspectos principais: Depressão grave; taquipneia sem evidência de doença pulmonar; acidemia com Pa_{CO_2} diminuída e hiato aniônico aumentado.

Como refletir: A equipe de emergência fez o teste mais crucial para um paciente taquipneico que não responde: a análise da ABG. A interpretação da ABG é complexa, e o teste é tipicamente obtido durante circunstâncias clínicas intrinsicamente estressantes, exigindo uma abordagem sistemática. O paciente está hipoxêmico? (Não). Ele está acidótico ou alcalótico? (Acidótico). A causa primária é metabólica ou respiratória? (Metabólica. Ele está hiperventilado, reduzindo efetivamente a Pa_{CO_2} bem abaixo do valor normal de 40 mm Hg). Há um hiato aniônico? (Sim, o hiato aniônico é de 35.) A doença pode ser agora nomeada de acidose metabólica com hiato aniônico com alcalose respiratória compensatória. Qual é o diagnóstico diferencial desta doença? (Cetoacidose alcoólica ou diabética, uremia, acidose láctica, ingestão de metanol ou etilenoglicol, intoxicação por salicilatos ou paraldeído, superdose de ferro ou isoniazida.) O histórico de depressão aumenta a preocupação de tentativa de suicídio por uma intoxicação exógena. Quais das características acima devem ser priorizadas e qual deve ser o próximo passo diagnóstico? (Um hiato osmolar suportaria a ingestão de metanol ou etilenoglicol. O nível sérico de salicilato deve ser também verificado). Qual é o tratamento para ingestão de metanol ou etilenoglicol? (Fomepizol, um inibidor competitivo de álcool desidrogenase; hemodiálise). Quando há suspeita de ingestão de qualquer substância deve-se considerar coingestão (p. ex., o nível sérico de acetaminofeno deve sempre ser verificado).

ACIDOSE METABÓLICA – 47B

Quais são os fundamentos do diagnóstico e as considerações gerais sobre acidose metabólica?

Fundamentos do Diagnóstico

- A acidose metabólica pode ser classificada tanto por um hiato aniônico aumentado ou normal.
- Hiato aniônico = $Na^+ - (HCO^{3-} + Cl^-)$.
- A marca da acidose metabólica com hiato aniônico é que o HCO^{3-} baixo está associado a Cl^- sérico normal ou aumentado para que o hiato aniônico aumente ou permaneça normal, respectivamente.

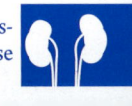

Considerações Gerais

- O cálculo do hiato aniônico é útil na determinação da causa da acidose metabólica.
- Uma acidose metabólica normoclorêmica (hiato aniônico aumentado) geralmente resulta da adição ao sangue de ácidos orgânicos, como lactato, acetoacetato, β-hidroxibutirato e toxinas exógenas (p. ex., etilenoglicol, metanol ou salicilato).
- As causas mais comuns de acidose sem hiato aniônico são perdas gastrointestinais (GI) de HCO_3^- e defeitos na acidificação renal (acidose tubular renal).

ACIDOSE METABÓLICA – 47C

Quais são os sintomas e sinais de acidose metabólica?

Sintomas e Sinais
- Sintomas são principalmente aqueles de distúrbio subjacente ou toxicidade.
- Hiperventilação compensatória pode ser mal interpretada como um distúrbio respiratório primário.
- Quando grave, ocorrem respirações de Kussmaul (respirações profundas, regulares, com suspiros indicando intensa estimulação do centro respiratório).
- Distúrbios no equilíbrio ácido-base podem ser mistos: distúrbios mistos no equilíbrio ácido-base ocorrem frequentemente no alcoolismo.
- Três tipos principais de acidose renal tubular (RTA) podem ser diferenciados pelo cenário clínico: pH urinário, hiato aniônico urinário e nível sérico de K^+.

ACIDOSE METABÓLICA – 47D

Qual é o diagnóstico diferencial da acidose metabólica?

Diagnóstico Diferencial

Hiato Aniônico

- Acidose láctica (tipo A: cardiogênico, séptico, choque; tipo B: causas metabólicas e toxinas).
- Cetoacidose diabética.
- Cetoacidose alcoólica.
- Acidose urêmica (normalmente sob uma taxa de filtração glomerular < 15-30 mL/min).
- Toxicidade por etilenoglicol.
- Toxicidade por metanol.
- Toxicidade por salicilato (acidose metabólica mista com alcalose respiratória).

Hiato Não Aniônico

- Perda GI de HCO_3^-.
- Defeitos na acidificação renal (tipos I, II ou IV de RTA).

ACIDOSE METABÓLICA – 47E

Quais são as constatações laboratoriais na acidose metabólica?

Testes Laboratoriais
- pH sanguíneo, HCO_3^- sérico e a P_{CO_2} diminuem; hipercalemia pode ser vista.
- Hiato aniônico aumenta (normoclorêmico), fica normal, ou diminui (hiperclorêmico).
- Na acidose láctica, os níveis de lactato são de, ao menos, 4 a 5 mEq/L, mas são comumente de 10-30 mEq/L.
- Diagnóstico de cetoacidose alcoólica é apoiado pela ausência de um histórico de diabetes e falta de evidência de intolerância à glicose após terapia inicial.
- Hiato aniônico urinário medido a partir de uma amostra aleatória de urina (urina $[Na^+ + K^+] - Cl^-$) ajuda a diferenciar entre etiologias renais e GI de acidose sem hiato aniônico. O hiato aniônico urinário é negativo se a causa for perda GI de HCO_3^- (diarreia), visto que a acidificação renal permanece normal, e a excreção de NH_4Cl aumenta. Se a causa é RTA distal, o hiato aniônico urinário é positivo desde que o rim não possa excretar NH_4Cl.

ACIDOSE METABÓLICA – 47F

Quais são os tratamentos para acidose metabólica?

Medicamentos

- Distúrbio subjacente deve ser tratado (p. ex., restauração da perfusão tecidual, reposição volêmica).
- Na intoxicação por salicilato, a terapia alcalina ajuda a converter salicilato em ácido salicílico e, assim, previne dano ao sistema nervoso central.
- Na intoxicação por metanol, fomepizol, etanol, ou ambos são usados para inibir a desidrogenase do álcool e mitigar a toxicidade.
- Tratamento de RTA é principalmente alcançado pela administração de alcalinos (bicarbonato ou citrato).
- Adição de tiazidas na RTA pode reduzir a quantidade de alcalinos necessários.
- Fludrocortisona pode ser eficaz em casos de RTA com hipoaldosteronismo.

CÁLCULOS RENAIS – 48A

Um homem de 48 anos apresenta-se ao departamento de emergência com dor grave em cólica no flanco direito. Ele nega disúria e febre. Ele relata náusea significativa sem vômito. Ele nunca experimentou nada similar a isto antes. No exame, ele está afebril, sua pressão sanguínea é de 160/80 mm Hg, e sua frequência cardíaca é de 110 batimentos/min. Ele está se contorcendo na maca, incapaz de encontrar uma posição confortável. Seu flanco direito está moderadamente sensível à palpação, e seu exame abdominal é benigno. A análise do sedimento urinário é significativa para sangue 1+, e a microscopia revela 10 a 20 glóbulos vermelhos (RBCs) por campo de alta potência. Há suspeita de nefrolitíase, e o paciente está sendo hidratado por via endovenosa e recebendo medicação para dor com alívio temporário.

Quais são os principais aspectos dos problemas deste paciente? De que forma você deve refletir sobre os problemas dele?

Aspectos principais: Dor no flanco; primeiro episódio na 4ª década de vida; náusea e vômito; contorções por desconforto; afebril; flanco sensível à palpação; exame abdominal benigno; hematúria.

Como refletir: A dor em cólica com a hematúria sugere nefrolitíase. O paciente também tem fatores de risco demográficos. (Cálculos ocorrem em homens > mulheres; idade 30-50 anos). Qual aspecto neste caso torna a nefrolitíase mais provável do que um abdome agudo? (O paciente se move continuamente). Por que ele está hipertenso e taquicárdico? (Mais provavelmente por causa da dor). Qual é o tipo mais comum de cálculo renal? (Oxalato de cálcio). O tratamento e as intervenções na dieta variam com base no tipo de cálculo. Embora estudos séricos e urinários possam ajudar a avaliar o tipo de cálculo, assim como a lucência e aparência radiográfica, a análise de um cálculo recuperado é melhor. Quais cálculos são radiolucentes na radiografia abdominal simples? (Cristais de ácido úrico). Qual estudo radiográfico é preferível? (Tomografia computadorizada [CT] helicoidal sem contraste). O cálculo maior capaz de passar espontaneamente é de 6 mm. Há algum medicamento que pode facilitar a passagem de um cálculo? (α-bloqueadores e bloqueadores do canal de cálcio). Controle da dor com medicamentos anti-inflamatórios não esteroides e opioides é o outro componente-chave do tratamento. Quais fatores evolutivos neste caso serviriam como indicações para outras intervenções? (Falha na passagem do cálculo; dor e náusea intratáveis; febre). Quais são algumas intervenções disponíveis? (Onda de choque extracorpórea ou litotripsia percutânea). Qual modificação na dieta deve ser recomendada para evitar recorrência? (Dieta com pouco sal; diminuição da ingestão de proteína animal; aumento da ingestão de líquidos).

CÁLCULOS RENAIS – 48B

Quais são os fundamentos do diagnóstico e as considerações gerais sobre cálculos renais?

Considerações Gerais

- Cálculos renais afetam mais homens do que mulheres; dietas ricas em proteína e sal e fatores genéticos, como cistinúria e acidose tubular renal distal, contribuem para a formação de cálculos.
- Cinco tipos de cálculos renais: oxalato de cálcio, fosfato de cálcio, estruvita, ácido úrico, cistina.
- A maioria dos cálculos urinários contêm cálcio (85%) e são radiopacos; cálculos de ácido úrico são radiolucentes.
- Cálculos de ácido úrico: decorrente de malignidades, medicamentos uricosúricos, perda abrupta de peso, baixo pH urinário.
- Cálculos de estruvita (cálculos "coraliformes") ocorrem com infecções recorrentes no trato urinário com organismos produtores de urease, incluindo *Proteus, Pseudomonas* e *Providencia* spp.
- Cálculos de cistina: um distúrbio herdado com cálculos recorrentes.

Fundamentos do Diagnóstico

- Dor no flanco, hematúria, náusea e vômito.
- Identificação de cálculos na CT espiral sem contraste.

CÁLCULOS RENAIS – 48C

Quais são os sintomas e sinais de cálculos renais?

Sintomas e Sinais
- Os sintomas incluem dor episódica grave em cólica no flanco, irradiando para o abdome com náusea e vômito.
- Os pacientes ficam constantemente se movimentando em contraste nítido àqueles com um abdome agudo.
- Com um cálculo no ureter, a dor pode ser irradiada ao testículo ipsolateral ou ao lábio.
- Com um cálculo na junção ureterovesical, ocorrem urgência e frequência urinária acentuadas.
- Após os cálculos passarem para a bexiga, há dor mínima com passagem através da uretra.
- O tamanho do cálculo não se correlaciona com a gravidade dos sintomas.

CÁLCULOS RENAIS – 48D

Quais são as causas de cálculos renais?

- Diverticulite.
- Epididimite.
- Pielonefrite.
- Prostatite.
- Pancreatite.
- Pneumonia no lóbulo inferior.
- Aneurisma aórtico abdominal.
- Dor musculoesquelética.

Diagnóstico Diferencial
- Colecistite.
- Apendicite.

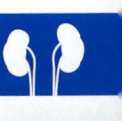

CÁLCULOS RENAIS – 48E

Quais são as constatações laboratoriais e de imagem nos cálculos renais?

Testes Laboratoriais
- Analise do sedimento urinário: hematúria macroscópica ou microscópica em 90%.
- pH urinário: < 5,5 sugere cálculos de ácido úrico ou cistina; ≥ 7,2 sugere um cálculo de estruvita; entre 5,5 e 6,8 tipicamente indica cálculos contendo cálcio.
- Cálcio sérico, eletrólitos e ácido úrico; análise de quaisquer dos cálculos recuperados.
- Cálculos recorrentes ou histórico familiar podem requerer coleção de urina por 24 horas para volume, pH, cálcio, ácido úrico, oxalato, fosfato, sódio e citrato; concentração sérica do hormônio da paratireoide, se hipercalciúria for documentada.

Estudos de Imagem
- Radiografia simples do abdome e ultrassonografia renal diagnosticarão a maioria dos cálculos.
- CT espiral é frequentemente a ferramenta de primeira linha; apenas cálculos relacionados com o indinavir não são visíveis.

CÁLCULOS RENAIS – 48F

Quais são os tratamentos para cálculos renais?

- Cálculos de estruvita: extração do cálculo, consideração de antibióticos supressivos.
- Cálculos de cistina: alcalinização da urina, aumento da ingestão de fluidos, penicilamina e tiopronina.

Cirurgia
- Obstrução da uretra com infecção requer antibióticos e drenagem cirúrgica.
- Cálculos menores do que 6 mm normalmente passam espontaneamente; tamsulosina, ibuprofeno e corticosteroides podem auxiliar a passagem.
- Cálculos renais podem requerer onda de choque extracorpórea ou litotripsia percutânea.
- Hipercalciúria reabsortiva: ressecção cirúrgica do adenoma da paratireoide.

Medicamentos
- Hipercalciúria renal: tiazidas (eficaz a longo prazo).
- Nefrolitíase cálcica hiperoxalúrica: suplementos orais de cálcio.
- Cálculos de ácido úrico: alcalinização da urina e alopurinol para hiperuricemia.

GLOMERULONEFRITE – 49A

Uma mulher de 61 anos apresenta-se ao departamento de emergência com 3 dias de dispneia e edema nas extremidades inferiores. Ela antes era saudável sem histórico de doença cardíaca. Há 2 semanas, ela foi tratada no hospital por uma pneumonia e bacteriemia estreptocócica do grupo A, da qual ela se recuperou. No exame físico agora, sua pressão sanguínea é de 170/100 mm Hg e ela tem crepitações em ambos os campos pulmonares inferiores, um exame cardíaco normal e edema depressível 2+ em ambas as extremidades inferiores. A análise do sedimento mostra proteinúria leve e hematúria, com muitos glóbulos vermelhos (RBCs) dismórficos com alguns cilindros hemáticos. Um ecocardiograma mostra função sistólica normal.

Quais são os principais aspectos dos problemas desta paciente?
De que forma você deve refletir sobre os problemas dela?

Aspectos principais: Edema na extremidade inferior e sobrecarga de volume; hipertensão; proteinúria leve, hematúria e cilindros hemáticos; função cardíaca normal; infecção estreptocócica recente sugerindo possível glomerulonefrite (GN) pós-infecciosa.

Como refletir: Quando um paciente se apresenta com edema recente, é importante considerar outras causas que não insuficiência cardíaca. Felizmente, o médico aqui obteve uma pista na análise do sedimento urinário tanto por hematúria quanto para proteinúria. Dado o resultado anormal, a avaliação microscópica de sedimento na urina, preferencialmente por um nefrologista, deve suceder. Qual é a causa mais séria de um caso como este? (Glomerulonefrite rapidamente progressiva [RPGN], cuja uma das causas é a glomerulonefrite [GN] pós-estreptocócica). Quais estudos laboratoriais ajudam a definir a causa de RPGN? (Dosagem de complemento sérico, título da ASO, anticorpo anti-GBM, título do anticorpo antinuclear [ANA], anticorpo citoplasmático antineutrófilo [ANCA], crioglobulinas, antígeno de superfície da hepatite B, anticorpo da hepatite C). Dosagens do complemento ajudam no diagnóstico diferencial da RPGN. GN pós-infecciosa, nefrite lúpica e crioglobulinemia consomem o complemento, formando complexos imunes. Por meio de contraste, dosagens normais de complemento são encontradas em nefropatias associadas ao ANCA ("pauci-imune"), ao anti-GBM (síndrome de *Goodpasture*) e ao IgA. A biópsia renal demonstrará luz microscópica característica, imunofluorescência e constatações de microscopias eletrônicas, mas ela não é sempre realizada em pacientes com infecção estreptocócica recente. No entanto, neste caso grave, poderia ser considerada se mudasse o tratamento. Outras causas de RPGN são tratadas com corticosteroides ou outros medicamentos imunossupressores ou, no caso de crioglobulinemia mista, plasmaférese.

GLOMERULONEFRITE – 49B

Quais são os fundamentos do diagnóstico e as considerações gerais sobre glomerulonefrite?

Considerações Gerais

- A GN pós-infecciosa comumente aparece em 1 a 3 semanas após faringite ou impetigo.
- A GN necrosante pauci-imune é causada por granulomatose com poliangeíte (antes denominada granulomatose de *Wegener*), poliangeíte microscópica ou síndrome de *Churg-Strauss*.
- A GN membranoproliferativa é uma doença renal idiopática que se apresenta normalmente com aspectos de nefrite, variando de hematúria glomerular assintomática e proteinúria a episódios de hematúria macroscópica à síndrome nefrítica aguda.
- A crioglobulinemia essencial (mista) está associada a imunoglobulinas precipitáveis ao frio (crioglobulinas), precipitando-se em capilares glomerulares.
- A GN aguda rapidamente progressiva requer rápida identificação e tratamento.

Fundamentos do Diagnóstico

- Hematúria, glóbulos vermelhos dismórficos, cilindros hemáticos e proteinúria leve.
- Insuficiência renal aguda, edema dependente e hipertensão.

GLOMERULONEFRITE – 49C

Quais são os sintomas e sinais da glomerulonefrite?

Sintomas e Sinais
- Hipertensão.
- Edema, primeiro em partes do corpo com tecidos de baixa tensão como as regiões periorbital e escrotal.
- Urina escura e oligúria.
- Hematúria e proteinúria.
- A crioglobinemia pode apresentar lesões cutâneas purpúricas ou necrosantes, artralgias, hepatoesplenomegalia.
- Causas pauci-imunes podem apresentar mononeurite múltipla e hemoptise.
- A hemoptise ocorre em granulomatose com poliangeíte.
- A GN membranoproliferativa pode apresentar hipoclompementemia e histórico recente de infecção no trato respiratório superior.

GLOMERULONEFRITE – 49D

Qual é o diagnóstico diferencial da glomerulonefrite?

Causas
- Nefropatia por IgA (doença de Berger).
- GN peri-infecciosa ou pós-infecciosa.
- Endocardite.
- Nefrite lúpica.
- GN crioglobulinêmica (frequentemente associada ao vírus da hepatite C).
- GN membranoproliferativa.
- Nefrite intersticial aguda (AIN).
- Necrose tubular aguda (ATN).

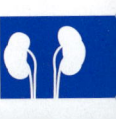

GLOMERULONEFRITE – 49E

Quais são as constatações laboratoriais, de imagem e de procedimentos na glomerulonefrite?

Testes Laboratoriais
- Análise do sedimento urinário mostrando hematúria, moldes de RBC, proteinúria moderada (normalmente < 3 g/dia).
- Creatinina sérica pode elevar-se por dias a meses.
- Outras constatações anormais (dependendo da causa subjacente): dosagem de complemento (C3, C4, CH50), título da antiestreptolisina O (ASO), nível de anticorpo anti-GBM, título do ANA, crioglobulinas séricas, antígeno de superfície da hepatite B ou anticorpo do vírus da hepatite C, fator nefrítico C3, ANCA.

Estudos de Imagem
- Ultrassonografia renal.

Procedimentos Diagnósticos
- A biópsia renal pode distinguir tipos de GN com base em padrões identificados sob luz microscópica, imunofluorescência e microscopia por elétrons.

GLOMERULONEFRITE – 49F

Quais são os tratamentos para glomerulonefrite?

Medicamentos
- O alvo da terapia específica é a causa subjacente.
- Medidas de suporte incluem medicamentos anti-hipertensivos, restrição de sal, diuréticos e antibióticos, conforme indicado para infecções.

- Corticosteroides em doses altas e agentes citotóxicos, como ciclofosfamida, dependendo da natureza e gravidade da doença, podem ser necessários.

Procedimentos Terapêuticos
- O diagnóstico de crioglobulinemia pede tratamento agressivo da infecção subjacente, incluindo interferona-α para crioglobulinemia relacionada com a hepatite C em alguns pacientes, bem como corticosteroides de pulso, troca de plasma e agentes citotóxicos.
- O transplante renal é uma opção em doença membranoproliferativa, mas a doença pode recorrer no rim transplantado.

HIPOCALEMIA – 50A

Uma mulher de 45 anos apresenta-se ao departamento de emergência após 5 dias de náusea, vômito e diarreia. Ela afirma que só conseguiu beber água ocasionalmente e teve vômito e diarreia abundantes. Na revisão dos sistemas, ela reclama de fadiga e cãibras musculares. Seu histórico médico inclui hipertensão arterial, para a qual ela toma hidroclorotiazida (HCTZ). O exame físico revela hiporreflexia das extremidades. Um eletrocardiograma (ECG) revela ondas T achatadas com ondas U proeminentes. Seu K^+ sérico é medido em 2,5 mEq/L.

Quais são os principais aspectos dos problemas desta paciente? De que forma você deve refletir sobre os problemas dela?

Aspectos principais: Vômito e diarreia causando perdas extrarrenais de potássio; fadiga e cãibras musculares; uso de diurético tiazídico, causando caliurese; hiporreflexia no exame; ECG com ondas T achatadas e ondas U; nível baixo de potássio sérico.

Como refletir: O sintoma da paciente de fadiga pode ser atribuído à sua pouca ingestão oral no cenário de doença aguda. Quais fatores em seu histórico e exame físico levam você a considerar anormalidade eletrolítica? (Vômito abundante em combinação com diarreia, cólicas musculares e hiporreflexia). A causa subjacente de sua hipocalemia é intrarrenal ou extrarrenal? (Ambas, mas principalmente extrarrenal). Quais testes diagnósticos podem ajudar a diferenciar entre uma causa intrarrenal e uma causa extrarrenal da perda de potássio? (Medida da concentração de K^+ na urina e cálculo do gradiente de potássio transtubular). Qual função o diurético tiazídico provavelmente desempenha aqui? (As perdas gastrointestinais [GI] são provavelmente a causa primária da perda de potássio, com a HCTZ limitando sua habilidade de reter potássio suficiente para compensar. Dada a combinação das perdas, a medição do K^+ na urina e o cálculo do gradiente de potássio transtubular não são necessários). Como a paciente deve ser tratada inicialmente? (Repleção oral de potássio, reserva de reposição intravenosa [que pode ser perigosa] se a paciente não tolerar potássio oral. Hidratação intravenosa ou oral. Suspensão da HCTZ até a recuperação total). Se seu nível de potássio permanecesse baixo após a repleção inicial, há outra anormalidade eletrolítica que poderia ser explorada? (Sim. Procure por um nível sérico baixo de magnésio).

HIPOCALEMIA – 50B

Quais são os fundamentos do diagnóstico e as considerações gerais sobre hipocalemia?

Fundamentos do Diagnóstico

- O K$^+$ sérico fica abaixo de 3,5 mEq/L (< 3,5 mmol/L).
- A hipocalemia grave pode induzir a arritmias perigosas e rabdomiólise.
- O gradiente de concentração de potássio transtubular (TTKG) pode distinguir a perda de potássio renal da perda não renal.

Considerações Gerais

- Perda GI por causa de diarreia infecciosa é a causa mais comum.
- Deslocamento de potássio para dentro das células é transitoriamente estimulado pela insulina e glicose e facilitado pela estimulação β-adrenérgica; a estimulação α-adrenérgica bloqueia o deslocamento de potássio para dentro das células.
- Aldosterona aumenta a secreção de potássio no túbulo renal distal.
- Magnésio é um cofator para a captação de potássio e é necessário para a manutenção dos níveis de potássio; a depleção de magnésio deve ser suspeita em hipocalemia persistente ou refratária.

HIPOCALEMIA – 50C

Quais são os sintomas e sinais da hipocalemia?

Sintomas e Sinais
- Fraqueza muscular, fadiga e cãibras musculares são comuns em hipocalemia leve à moderada.
- Constipação ou íleo podem resultar a partir do envolvimento de músculos lisos.
- Paralisia flácida, hiporreflexia, hipercapnia, tétano e rabdomiólise podem ser vistos em hipocalemia grave (K^+ sérico < 2,5 mEq/L).
- Hipertensão pode resultar do excesso de aldosterona ou mineralocorticoides.
- Manifestações renais incluem *diabetes insipidus* nefrogênica e nefrite intersticial.

HIPOCALEMIA – 50D

Quais são as causas da hipocalemia?

- Perda renal de potássio (K^+ da urina > 40 mEq/L):
  - Efeitos aumentados da aldosterona (mineralocorticoide) a partir de hiperaldosteronismo primário ou secundário, hipertensão renovascular ou maligna, síndrome de Cushing, alcaçuz europeu (inibe o cortisol), tumores produtores de renina ou anormalidades congênitas de metabolismo esteroide (p. ex., síndrome adrenogenital, defeito na hidroxilase-17α).
  - Aumento no fluxo de urina nos néfrons distais decorrente de diuréticos (furosemida, tiazídicos) ou nefropatia perdedora de sal.
  - Hipomagnesemia, frequentemente em razão de um efeito medicamentoso (p. ex., aminoglicosídeo, cetuximabe, cisplatina, anfotericina B, pentamidina).
  - Acidose tubular renal (tipo I ou II) em virtude da síndrome de *Fanconi*, nefrite intersticial ou alcalose metabólica (bicarbonatúria).
  - Distúrbio genético dos néfrons, como a síndrome de *Bartter* ou de *Liddle*.
- Perda extrarrenal de potássio (K^+ na urina < 20 mEq/L): vômito, diarreia, abuso de laxantes, adenoma viloso, síndrome de Zollinger-Ellison.

Causas

- Deslocamento de potássio para dentro das células; alcalose; agonistas β-adrenérgicos; trauma; paralisia hipocalêmica periódica; intoxicação por bário ou césio.

HIPOCALEMIA – 50E

Quais são as constatações laboratoriais e de procedimentos na hipocalemia?

Testes Laboratoriais
- K^+ sérico fica abaixo de 3,5 mEq/L (< 3,5 mmol/L).
- Concentração de potássio urinário é baixa (< 20 mEq/L) como um resultado da perda extrarrenal e inapropriadamente alta (> 40 mEq/L) com perda renal.
- Calcular o TTKG é um método rápido de avaliar a secreção líquida de potássio.

$$TTKG = \frac{\text{Urina } K^+/\text{Plasma } K^+}{\text{Urina osm}/\text{Plasma osm}}$$

- Hipocalemia com TTKG acima de 4 sugere perda renal de potássio com aumento da secreção distal de K^+:
  - Em tais casos, a renina plasmática e os níveis de aldosterona são úteis no diagnóstico diferencial.
  - Presença de ânions não absorvidos, incluindo bicarbonato, também aumenta o TTKG.

Procedimentos Diagnósticos
- O ECG pode mostrar uma amplitude diminuída e uma ampliação das ondas T, ondas U proeminentes, contrações ventriculares prematuras e segmentos ST deprimidos.

HIPOCALEMIA – 50F

Quais são os tratamentos para hipocalemia?

Medicamentos

- Potássio oral é a forma mais segura de tratar deficiência leve à moderada.
- Potássio na dieta é quase sempre dado em conjunto com fosfato – em vez de cloreto – e não corrige a perda de potássio associada à depleção de cloreto, como decorrente de diuréticos ou vômito.
- No cenário de função renal anormal e dosagem diurética leve à moderada, a terapia de potássio oral diariamente é, em geral, suficiente para prevenir hipocalemia.
- Indicações para reposição intravenosa de potássio incluem hipocalemia grave com risco de vida ou uma incapacidade de tolerar suplementação oral.
- Depleção coexistente de magnésio e potássio pode resultar em hipocalemia refratária apesar da repleção de potássio, se não houver repleção de magnésio.

HIPONATREMIA – 51A

Um homem de 75 anos com carcinoma de células pequenas do pulmão apresenta-se ao departamento de emergência com estado mental alterado. A esposa do paciente afirma que nos últimos dias ele ficou progressivamente mais letárgico. Ele tem tido pouco apetite, mas ingere água voluntariamente, consumindo 2 a 3 quartos de um galão por dia. No exame, o paciente é um homem caquético em sofrimento respiratório leve. Ele está letárgico, mas com reação. Seu sentido de orientação é direcionado apenas a pessoas. Sua temperatura é de 38°C, a pressão sanguínea é de 110/60 mm Hg, a frequência cardíaca é de 88 batimentos/min, a frequência respiratória é de 18 respirações/min, e a saturação de oxigênio é de 96% (em 3L de O_2). Suas membranas mucosais estão úmidas. Os sons respiratórios estão diminuídos no campo pulmonar posterior inferior esquerdo com estertores na metade superior. As extremidades não possuem edema. O exame neurológico mostra apenas reflexos de Babinski bilaterais positivos e asterixe. Estudos laboratoriais revelam um nível de sódio sérico de 118 mEq/L.

Quais são os principais aspectos dos problemas deste paciente? De que forma você deve refletir sobre os problemas dele?

Aspectos principais: Estado mental alterado; letargia; ingestão livre de água aumentada; sódio sérico baixo; um diagnóstico subjacente (câncer de pulmão) associado à síndrome de secreção inapropriada de hormônio antidiurético (SIADH).

Como refletir: Na hiponatremia "verdadeira" (hiponatremia hipotônica), qual hormônio causa o problema? (ADH). Na fisiologia normal, como o corpo regula a *osmolaridade*? (Retendo água via ADH). Como o corpo regula o *volume* intravascular? (Retendo sódio por via dos eixos renina-angiotensina-aldosterona, mas o ADH também pode ser um poderoso regulador de volume). Qual característica laboratorial é compartilhada por todos os pacientes com hiponatremia? (Osmolaridade da urina > osmolaridade sérica). Como desmembramos classicamente o diagnóstico de hiponatremia? (Pelo estado volêmico). Quais são as indicações do estado volêmico neste caso? (Pressão sanguínea, frequência cardíaca, membranas mucosas, ausência de edema). Quais são as causas da hiponatremia euvolêmica? (Intoxicação por água, SIADH). Quais doenças são associadas à SIADH? Qual é o tratamento inicial apropriado? (Restrição de água livre).

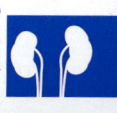

HIPONATREMIA – 51B

Quais são os fundamentos do diagnóstico e as considerações gerais sobre hiponatremia?

- O estado volêmico do paciente e a osmolaridade sérica são essenciais para determinar a causa.
- Fluidos hipotônicos, comumente, causam hiponatremia em pacientes hospitalizados.

Considerações Gerais
- É a anormalidade eletrolítica mais comum observada em uma população geral hospitalizada.
- A maioria dos casos reflete desequilíbrio de água e administração anormal de água, e não desequilíbrio de sódio.
- O ADH desempenha um papel na fisiopatologia da hiponatremia.
- Um algoritmo diagnóstico usando osmolalidade e o estado volêmico separa as causas de hiponatremia em categorias terapeuticamente úteis.

Fundamentos do Diagnóstico
- O Na^+ sérico fica abaixo de 130 mEq/L (< 130 mmol/L).
- A hiponatremia reflete normalmente excesso de retenção de água relativa ao sódio em vez de deficiência de sódio.

HIPONATREMIA – 51C

Quais são os sintomas e sinais da hiponatremia?

Sintomas e Sinais
- Hiponatremia leve (sódio plasmático de 130-135 mEq/L) é normalmente assintomática.
- Conforme a concentração sérica de sódio cai, náuseas e mal-estar progridem para cefaleia, letargia e desorientação.
- Sintomas mais sérios de hiponatremia grave desenvolvendo-se rapidamente são:
  - Convulsão.
  - Coma.
  - Lesão cerebral permanente.
  - Parada respiratória.
  - Hérnia do tronco encefálico.
  - Morte.

HIPONATREMIA – 51D

Quais são as causas de hiponatremia?

Hiponatremia Isotônica ou Pseudo-hiponatremia
- Hiperlipidemia grave e hiperproteinúria interferindo com a medição do sódio.

Hiponatremia Hipotônica
- **Hipovolêmica:** perda de volume renal ou extrarrenal com reposição volêmica hipotônica; perda cerebral de sal visto em pacientes com doença intracraniana.
- **Euvolêmica:** SIADH, hiponatremia pós-operatória, hipotireoidismo, insuficiência suprarrenal, polidipsia psicogênica, potomania da cerveja, reação a medicamentos (tiazida, inibidores da enzima conversora de angiotensina), exercícios físicos extenuantes, redefinição do osmostato.
- **Hipervolêmica:** insuficiência cardíaca, cirrose, síndrome nefrótica, doença renal avançada.

Hiponatremia Hipertônica
- Hiperglicemia e administração de manitol para pressão intracraniana aumentada; Glicose e manitol osmoticamente empurram água do espaço intracelular para o extracelular.

HIPONATREMIA – 51E

Quais são as constatações laboratoriais na hiponatremia?

Testes Laboratoriais
- Na$^+$ sérico abaixo de 130 mEq/L (< 130 mmol/L).
- Obtenha outros eletrólitos séricos, creatinina sérica, osmolaridade sérica e sódio da urina.
- Testes da tireoide e da função suprarrenal podem ocasionalmente ser necessários para permitir o diagnóstico de SIADH.

HIPONATREMIA – 51F

Quais são os tratamentos para hiponatremia?

- Para perda cerebral de sal, soro fisiológico hipertônico ou normal e fludrocortisona são administrados.
- Para pacientes hipervolêmicos, diuréticos em alça, diálise, ou ambos, são administrados.
- Pacientes euvolêmicos podem responder à restrição de água livre isoladamente.
- Corrija a glicose e descontinue medicamentos estimulantes (se possível).
- Hiponatremia sintomática e grave pode requerer medicamentos, soro fisiológico hipertônico, ou ambos.
- Muita rapidez na correção pode levar à mielinólise pontina central; monitoramento frequente e correção lenta são necessários no início do tratamento.
- Demeclociclina inibe o ADH e é utilizada naqueles que não podem restringir água ou que podem, mas não respondem.
- Antagonistas da vasopressina como tolvaptano medeiam o efeito diurético do ADH.

Medicamentos

- Independentemente do estado volêmico, restringir a ingestão de água livre e de fluidos hipotônicos.
- Para pacientes hipovolêmicos, a reposição volêmica com fluidos isotônicos (soro fisiológico normal ou solução de Ringer lactato) é administrada.

LESÃO RENAL AGUDA – 52A

Uma mulher de 36 anos com *diabetes mellitus* caiu em cima de seus braços em uma área de construção. No departamento de emergências, ela teve uma radiografia mostrando uma fratura radial complexa e, então, fez uma tomografia computadorizada (CT) com contraste. Ela passou subsequentemente por uma cirurgia reconstrutiva com pinos em seu braço com antibióticos pré-operatórios de amplo espectro. Sua pressão sanguínea permaneceu normal durante a cirurgia. No segundo dia de hospitalização, sua creatinina sérica dobrou, de 0,8 para 1,9 mg/dL. Seu débito urinário caiu para 20 mL/h. A concentração sérica de creatina quinase retornou a 600 unidades/L.

Quais são os principais aspectos dos problemas desta paciente? De que forma você deve refletir sobre os problemas dela?

Aspectos principais: Aumento na concentração sérica de creatinina; oligúria; lesão traumática e creatina quinase moderadamente elevada; administração de contraste iodado e antibióticos.

Como refletir: A creatinina sérica é uma medida indireta da taxa de filtração glomerular (GFR). Quais são as limitações ao seu uso como uma medida da GFR? (Ela reflete precisamente a GFR apenas quando a função renal está em um estado estável. A creatinina desta paciente elevou-se de 0,8 para 1,9 mg/dL em 24 horas, indicando cessação completa da função renal – uma GFR de 0!) Como você classificaria as possíveis causas de lesão renal aguda (AKI) neste caso? (Nefropatia por contraste > rabdomiólise > necrose tubular aguda [ATN]). O contraste iodado pode causar início rápido de AKI, especialmente naqueles com diabetes e doença renal crônica. A rabdomiólise geralmente causa uma concentração sérica elevada de creatina quinase (perto dos milhares), mais frequentemente em abuso de substâncias ou estase prolongada. Os antibióticos poderiam ter causado ATN? (Possivelmente, mas seu início é tipicamente mais lento). Eles poderiam ter causado nefrite intersticial aguda? (Novamente, o início é muito rápido e não houve evidência de febre, erupção ou moldes de glóbulos brancos). Quais são os elementos-chave da propedêutica para AKI? (Exame microscópico da urinálise para glóbulos vermelhos, glóbulos brancos e moldes; proteína, creatinina e sódio da urina; ultrassonografia renal). Como a AKI é manuseada? (Pesagens diárias; balanço hídrico; estado volêmico; monitoramento estrito de eletrólitos; ajuste de doses medicamentosas; evitar medicamentos não esteroides (NSAIDs), inibidores da enzima conversora da angiotensina (ACE), bloqueadores do receptor de angiotensina II e diuréticos; dieta com pouco potássio).

LESÃO RENAL AGUDA – 52B

Quais são os fundamentos do diagnóstico e as considerações gerais sobre lesão renal aguda?

Fundamentos do Diagnóstico

- Definida como uma diminuição repentina na função renal, resultando em incapacidade de manter o equilíbrio acidobásico, volêmico e eletrolítico e de excretar restos nitrogenados.
- Aumento repentino na ureia ou a creatinina sérica.
- Oligúria está frequentemente associada.
- Sintomas e sinais dependem da causa.

Considerações Gerais

- Cinco por cento das admissões nos hospitais, e 30% das admissões na unidade de tratamento intensivo têm AKI.
- Vinte e cinco por cento dos pacientes hospitalizados desenvolvem AKI.
- Concentração sérica de creatinina pode tipicamente aumentar 1 a 1,5 mg/dL diariamente.
- Há três categorias de AKI; pré-renal, renal e causas pós-renais.

LESÃO RENAL AGUDA – 52C

Quais são os sintomas e sinais de lesão renal aguda?

Sintomas e Sinais
- Náusea, vômito e mal-estar.
- Hipertensão.
- Atrito pericárdico, derrames e tamponamento cardíaco.
- Arritmias.
- Estertores e sobrecarga de volume.
- Dor abdominal e íleo.
- Sangramento secundário à disfunção plaquetária.
- Encefalopatia, sistema sensorial alterado, asterixe, convulsões.
- Oligúria, definida como débito urinário abaixo de 500 mL/dia ou abaixo de 20 mL/h.

LESÃO RENAL AGUDA – 52D

Quais são as causas de lesão renal aguda?

Diagnóstico Diferencial

Causas pré-renais
- Desidratação, hemorragia, insuficiência cardíaca, estenose da artéria renal, NSAIDs, inibidores da ACE.

Causas pós-renais
- Obstrução (p. ex., hiperplasia prostática benigna, tumor na bexiga).

Doença renal intrínseca
- ATN: isquemia, toxinas (p. ex., NSAIDs, antibióticos, contraste radiográfico, rabdomiólise, quimioterapia, mieloma múltiplo).
- Glomerulonefrite aguda: complexo imune, pauci-imune (anticorpo citoplasmático antineutrófilo positivo), membrana basal antiglomerular.
- Vascular: hipertensão maligna, ateroembolismo, púrpura trombocitopênica trombótica.
- Nefrite intersticial aguda (AIN): medicamentos (sulfa, NSAIDs, β-lactâmicos, alopurinol, diuréticos, rifampicina), infecções, imunes (eritematoso lúpico sistêmico, síndrome de Sjögren, sarcoidose, crioglobulinemia).

LESÃO RENAL AGUDA – 52E

Quais são as constatações laboratoriais, de imagem e de procedimentos em lesão renal aguda?

Testes Laboratoriais
- Creatinina sérica e ureia elevadas.
- Hipercalemia, hiperfosfatemia, hipocalcemia, acidose metabólica com hiato aniônico.
- Relação ureia:creatinina acima de 20:1 em causas pré-renais, pós-renais e glomerulonefrite aguda.
- Excreção fracionária de sódio (FE_{Na}) com oligúria: baixa (< 1%) em causas pré-renais; alta (> 1%) em ATN.

Estudos de Imagem
- Ultrassonografia renal para excluir obstrução ou outras anormalidades anatômicas; verifique o tamanho renal e a ecotextura.
- CT ou ressonância magnética, se houver suspeita de fibrose retroperitoneal a partir de tumor ou radiação.

Procedimentos Diagnósticos
- Eletrocardiograma: ondas T apiculadas, prolongação PR e ampliação QRS em hipercalemia, QT longa com hipocalemia.

LESÃO RENAL AGUDA – 52F

Quais são os tratamentos para lesão renal aguda?

Procedimentos Terapêuticos

- Lesões pré-renais: mantenha a euvolemia, monitore os eletrólitos, evite nefrotoxinas e trate a causa.
- Causas pós-renais: alívio da obstrução, se presente, com cateteres ou *stents*.
- Doença renal intrínseca: o tratamento depende da causa; contenha agentes agressores.
- Indicações para hemodiálise e diálise peritoneal incluem:
  - Sintomas urêmicos como pericardite, encefalopatia ou coagulopatia.
  - Sobrecarga de fluidos não responsiva à diurese.
  - Hipercalemia refratária.
  - Acidose metabólica grave (pH < 7,20).
  - Sintomas neurológicos, como convulsões ou neuropatia.

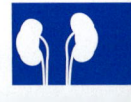

LESÃO RENAL CRÔNICA – 53A

Uma mulher obesa de 58 anos com hipertensão, *diabetes mellitus* tipo 2 e doença renal crônica (CKD) é admitida ao hospital após uma fratura do colo do fêmur direito sofrida em uma queda. Recentemente, ela tem-se queixado de fadiga e iniciou tratamento com injeções subcutâneas de eritropoetina alfa. Seus outros medicamentos incluem um inibidor da enzima conversora de angiotensina (ACE), um β-bloqueador, um diurético, suplementação de cálcio e insulina. Na revisão dos sistemas, ela relata formigamento leve em suas extremidades inferiores. No exame, sua pressão sanguínea é de 148/60 mm Hg.

Quais são os principais aspectos dos problemas desta paciente?
De que forma você deve refletir sobre os problemas dela?

Aspectos principais: Hipertensão; *diabetes mellitus*; anemia, responsiva a injeções de epoetina alfa; formigamento nas extremidades baixas sugestivo de neuropatia

Como refletir: Quais são as comorbidades agravantes prováveis à CKD desta paciente? (Hipertensão, levando à glomerulosclerose ou estenose arterial renal [ou ambas], juntamente com nefropatia diabética, ambas provavelmente contribuem. Nefropatia renal relacionada com a obesidade apresenta uma terceira possibilidade independente). Quais estudos seriam apropriados? (Análise microscópica do sedimento urinário, medição da proteína da urina, ultrassonografia renal). Como a proteína da urina pode ser estimada? (A razão da proteína isolada da urina para a creatinina da urina calcula o número de gramas de proteína perdidos por dia. Uma razão > 3,5 indica proteinúria de alcance nefrótico, que seria inesperadamente alta para as causas acima). Uma biópsia renal é necessária? (Não. Na ausência de constatações inesperadas nos estudos acima ou um curso inesperado, o diagnóstico de CKD é fundamentado em fatores de risco epidemiológicos). Quais tratamentos são conhecidos por diminuir a progressão da CKD? (Inibidores da ACE ou bloqueadores do receptor de angiotensina [ARB]; controle da hipertensão com uma meta de pressão sanguínea sistólica ≤ 140 mm Hg; controle ideal da diabetes). Quais são os aspectos importantes do manuseio da CKD desta paciente enquanto ela estiver no hospital? (Ajuste de todas as dosagens medicamentosas. Monitoramento de eletrólitos, peso, estado volêmico e balanço hídrico. Evite medicamentos anti-inflamatórios não esteroides).

LESÃO RENAL CRÔNICA – 53B

Quais são os fundamentos do diagnóstico e as considerações gerais sobre lesão renal crônica?

Fundamentos do Diagnóstico

- Queda na taxa de filtração glomerular (GFR) ao longo de meses a anos.
- Proteinúria persistente ou morfologia renal anormal.
- Rins pequenos bilaterais na ultrassonografia em doença avançada.

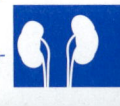

Considerações Gerais

- Raramente reversível, queda progressiva na função renal.
- Afeta mais de 20 milhões de americanos, ou um em nove adultos.
- Mais de 70% dos casos de CKD em estágio 5 e doença renal terminal (ESRD) nos Estados Unidos são causados por *diabetes mellitus* ou hipertensão.
- Glomerulonefrite, doenças císticas, outras doenças urológicas representam 12%, e causas desconhecidas ~ 15%.

LESÃO RENAL CRÔNICA – 53C

Quais são os sintomas e sinais de lesão renal crônica?

Sintomas e Sinais

- Sintomas desenvolvem-se lentamente e não são específicos; os pacientes são frequentemente assintomáticos até CKD avançada.
- Uremia: fadiga, fraqueza, mal-estar, anorexia, náusea, vômito, prurido, gosto metálico na boca.
- Irritabilidade neurológica, dificuldade de concentração, insônia, defeitos sutis de memória, inquietação nas pernas, parestesias e espasmos.
- Diminuição da libido, irregularidades menstruais.
- Pode ocorrer dor torácica com pericardite (raro).
- Hipertensão é o sinal mais comum.
- Osteodistrofia renal (osteíte fibrosa cística), osteomalácia e doença óssea adinâmica.

LESÃO RENAL CRÔNICA – 53D

Quais são as causas de lesão renal crônica?

Diagnóstico Diferencial
- Doenças glomerulares primárias (p. ex., glomerulosacleroses focal e segmental, nefropatia IgA).
- Doenças glomerulares secundárias (p. ex., nefropatia diabética, amiloidose, nefropatia falciforme, nefropatia associada a HIV).
- Nefrite túbulo-intersticial (p. ex., hipersensibilidade a medicamentos, nefropatia analgésica, pielonefrite crônica).
- Doença hereditária (p. ex., doença renal policística, síndrome de Alport, doença cística medular).
- Nefropatias obstrutivas (p. ex., doença prostática, nefrolitíase, congênita).
- Doenças vasculares (p. ex., nefrosclerose hipertensiva, estenose arterial renal).

LESÃO RENAL CRÔNICA – 53E

Quais são as constatações laboratoriais, de imagem e de procedimentos na lesão renal crônica?

Testes Laboratoriais
- Creatinina sérica e ureia elevadas com evidência de aumento prévia.
- Anemia, disfunção plaquetária, prolongamento do tempo de sangramento.
- Acidose metabólica.
- Hiperfosfatemia, hipocalcemia, hipercalemia.
- Isostenúria, proteinúria, sedimento urinário com amplos cilindros serosos.

Estudos de Imagem
- Ultrassonografia renal para anormalidades anatômicas, tamanho do rim e ecogenicidade.

Procedimentos Diagnósticos
- Possível biópsia renal, se a etiologia não for clara.

LESÃO RENAL CRÔNICA – 53F

Quais são os tratamentos para lesão renal crônica?

- A anemia é tratada com suplementação de ferro (se houver evidência de deficiência de ferro) e eritropoetina ou darbepoetina.
- A coagulopatia pode ser melhorada precisamente com desmopressina (DDAVP) e cronicamente com diálise.
- A osteodistrofia renal e a osteomalacia são tratadas com agentes que se ligam ao fósforo, vitamina D e calcitriol.

Procedimentos Terapêuticos
- Dieta: baixa em teor de sódio, potássio e fósforo, restrição de água para manter o equilíbrio hídrico.
- Transplante de rim.
- Hemodiálise ou diálise peritoneal para CKD terminal, manifestando sobrecarga de fluidos, hipercalemia, acidose metabólica ou uremia grave (p. ex., pericardite, neuropatia, outros sintomas neurológicos).

Medicamentos
- A hipercalemia é tratada com sulfonato de poliestireno de sódio.
- Os distúrbios do equilíbrio acidobásico podem ser tratados com bicarbonato de sódio.
- A hipertensão é tratada com inibidores da ACE ou ARBs, se o potássio sérico e a GFR permitirem, e frequentemente com diuréticos.

SÍNDROME NEFRÓTICA – 54A

Uma mulher de 40 anos com linfoma de Hodgkin é admitida no hospital por causa de anasarca. Ela não tem histórico de doença renal, hepática ou cardíaca. Seu nível de creatinina sérica é de 1,4 mg/dL, o nível de albumina sérica é de 2,8 g/dL, e os resultados do teste hepático são normais. A análise do sedimento urinário não mostra cilindros de glóbulos vermelhos ou brancos, mas mostra proteína 4+. Uma urina de 24 horas mostra uma excreção de proteína de 4 g/24 horas. Ela é diagnosticada com síndrome nefrótica. A biópsia renal mostra doença de lesões mínimas. Corticosteroides e diuréticos são instituídos, com melhora gradual do edema. Seu curso hospitalar é complicado por uma trombose venosa profunda na panturrilha e na coxa esquerda que requer anticoagulação sistêmica.

Quais são os principais aspectos dos problemas desta paciente? De que forma você deve refletir sobre os problemas dela?

Aspectos principais: Anasarca; creatinina sérica elevada; sedimento urinário inócuo; proteinúria acima de 3 g/24 horas; doença de lesões mínimas na biópsia renal; resolução com terapia corticosteroide; trombose associada decorrente da hipercoagulabilidade.

Como refletir: Em um paciente com edema recente, a análise do sedimento urinário é essencial no diagnóstico de possíveis síndromes nefríticas ou nefróticas. Qual é o critério para proteinúria de alcance nefrótico? (> 3,5 g/d). Juntamente com proteinúria, quais são os outros componentes da síndrome nefrótica? (Hipoalbuminemia < 3 g/dL; edema, edema periorbital, edema pulmonar, efusão pleural e anasarca; hiperlipidemia com corpos gordurosos na urina; hipercoagulabilidade). Lesão renal aguda nem sempre acompanha síndrome nefrótica, e um nível sérico normal de creatinina não deve parar a investigação. Quais são as quatro causas mais comuns da síndrome nefrótica? (Doença de lesões mínimas, glomeruloesclerose glomerular focal, nefropatia membranosa, glomerulonefropatia membranoproliferativa). Qual medicamento comum pode precipitar a síndrome nefrótica, imitar doença de lesões mínimas e aumentar a chance de lesão renal aguda? (Medicamentos anti-inflamatórios não esteroides). Pacientes com síndrome nefrótica têm deficiência nas defesas de imunidade, e uma fração significativa tem um evento trombótico. Por quê? (Perda urinária de proteínas [IgG, antitrombina e plasminogênio] provavelmente desempenha um papel). A biópsia renal era necessária neste caso? (Sim. Um diagnóstico firme é necessário para escolher o tratamento correto). Com o resultado da biópsia, como ela deve ser tratada? (Corticosteroides, reduzidos ao longo dos meses; diuréticos; inibidores da enzima conversora de angiotensina [ACE]; varfarina e dieta com pouco sódio).

SÍNDROME NEFRÓTICA – 54B

Quais são os fundamentos do diagnóstico e as considerações gerais sobre síndrome nefrótica?

Fundamentos do Diagnóstico

- Sedimento urinário inócuo com poucas células ou cilindros, se houver; pode ter corpos gordurosos ovais.
- Proteinúria > 3 g/dia, albumina sérica < 3 g/dL, edema.
- Hiperlipidemia é típica.

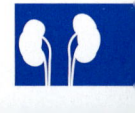

Considerações Gerais

- Frequentemente associada à *diabetes mellitus,* amiloidose ou lúpus eritematoso sistêmico.
- Quatro lesões mais comuns:
  - Doença de lesões mínimas.
  - Glomerulosclerose glomerular focal.
  - Nefropatia membranosa.
  - Glomerulonefropatia membranoproliferativa.

SÍNDROME NEFRÓTICA – 54C

Quais são os sintomas e sinais de síndrome nefrótica?

Sintomas e Sinais
- Edema periférico com albumina sérica < 3 g/dL.
- Edema é inicialmente dependente, mas pode-se tornar generalizado e incluir edema periorbital.
- Dispneia causada por edema pulmonar, efusões pleurais.
- Ocorre distensão abdominal a partir de ascite, o que pode piorar a dispneia.
- Suscetibilidade de infecção aumentada a partir da perda urinária de imunoglobulinas e complementos.
- Risco aumentado de trombose venosa a partir da perda de fatores anticoagulantes na proteína urinária.

SÍNDROME NEFRÓTICA – 54D

Qual é o diagnóstico diferencial da síndrome nefrótica?

Diagnóstico Diferencial
- Insuficiência cardíaca.
- Cirrose.
- Insuficiência venosa.
- Enteropatia com perda de proteína.
- Má nutrição.
- Hipotireoidismo.

SÍNDROME NEFRÓTICA – 54E

Quais são as constatações laboratoriais e de procedimentos na síndrome nefrótica?

Testes Laboratoriais
- Nível sérico de creatinina pode ou não estar elevado, dependendo da gravidade e da cronicidade.
- Análise do sedimento urinário com proteinúria; poucos elementos celulares ou cilindros; corpos gordurosos ovais aparecem como "cachos de uva" sob luz microscópica e "cruzes de Malta" sob luz polarizada.
- Nível sérico de albumina < 3 g/dL, proteína sérica < 6 g/dL; hiperlipidemia; velocidade de hemossedimentação elevada.
- Envie os níveis séricos de complemento, eletroforese sérica e de proteína urinária, anticorpos antinucleares e testes sorológicos para hepatite, conforme indicado.

Procedimentos Diagnósticos
- A biópsia renal é indicada em adultos com síndrome nefrótica idiopática de início recente.

SÍNDROME NEFRÓTICA – 54F

Quais são os tratamentos para síndrome nefrótica?

Medicamentos
- Corticosteroides e agentes citotóxicos conforme indicado para lesão renal primária.
- Diuréticos em alça e tiazídicos em combinação e frequentemente em doses altas.
- Inibidores da ACE e bloqueadores do receptor de angiotensina.
- Agentes antilipidêmicos.
- Varfarina para pacientes com trombose por, ao menos, 3 a 6 meses.

Procedimentos Terapêuticos
- A ingestão de proteína na dieta deve substituir as perdas totais de proteína urinária; a restrição de sal ajuda no edema.

ABUSO DE SUBSTÂNCIAS – 55A

Um homem desempregado de 32 anos apresenta-se ao departamento de emergência com dor abdominal do quadrante inferior direito (RLQ) de 17 horas de duração. Ele está com 38,9°C de febre, sensibilidade rebote no ponto de MacBurney e uma contagem de glóbulos brancos (WBC) de 18.900/mcL (com um desvio para a esquerda). Ele diz que bebe álcool "socialmente" ("um copo ou dois de vinho com o jantar"). Ele é submetido a uma apendicectomia de emergência. No segundo dia pós-operatório, ele fica ansioso, inquieto e diaforético, com uma frequência cardíaca de 125 batimentos/min e pressão sanguínea de 164/95 mm Hg, e começa a manipular seu acesso intravenoso. Quando fica trêmulo tem alucinações e vê "insetos", sua namorada admite que desde que perdeu seu emprego há um ano e meio, ele está deprimido e bebendo "quase continuamente", até 3 a 4 garrafas de vinho por dia. Nas próximas 72 horas, ele desenvolve confusão mental, hiperacuidade sensorial e tanto hipocalemia quanto hipomagnesemia.

Quais são os principais aspectos dos problemas deste paciente? De que forma você deve refletir sobre os problemas dele?

Aspectos principais: Desemprego; uso pesado de álcool e, então, abstinência por 48 a 72 horas; tremores; alucinações visuais; sinais vitais anormais; diaforese; ansiedade, confusão; hipocalemia, hipomagnesemia.

Como refletir: Taquicardia e confusão em um paciente pós-operatório garante consideração de infecção, dor, embolismo pulmonar, um efeito colateral medicamentoso e delírio. Distúrbios de uso de substância são estratificados como "risco", "abuso" e "dependência". Os sintomas e sinais de abstinência neste homem sugerem o diagnóstico de dependência de álcool. O intervalo desde a última ingestão de álcool pelo paciente pode auxiliar a antecipar os riscos de sua abstinência abrupta. Quais são estes riscos? (Alucinações [12-48 horas desde a última ingestão]; convulsões [12-48 horas]; tremor, instabilidade autonômica, *delirium tremens* [48-96 horas]; quedas, perigo para a equipe, necessidade de contenções e, em casos raros, morte). O *delirium tremens* é caracterizado por um sistema sensorial nebuloso e sinais de instabilidade autonômica. Como ele deve ser tratado? (Benzodiazepina; tiamina; hidratação; repleção de eletrólitos). No entanto, quando a disautonomia é controlada por benzodiazepinas, mas as alucinações e a agitação não, haloperidol é frequentemente usado. Sedação exagerada é um grande desafio no tratamento, porque as benzodiazepinas se acumulam, podendo resultar em entubação endotraqueal para evitar broncoaspiração.

ABUSO DE SUBSTÂNCIAS – 55B

Quais são os fundamentos do diagnóstico e as considerações gerais sobre abuso de substâncias?

Fundamentos do Diagnóstico
- Dependência psíquica: desejo e comportamento envolvido na procura da substância.
- Dependência física: sintomas de abstinência ao descontinuar a substância.
- Tolerância: a necessidade de aumentar a dose para obter os efeitos desejados.
- Vício: deficiência nos funcionamentos social e ocupacional.

Considerações Gerais
- Frequentemente coexiste com abuso de outra substância e distúrbios psiquiátricos.
- Subdiagnóstico e tratamento de abuso de substâncias são cruciais; a identificação clínica melhora as chances de recuperação.
- Álcool e opioides são as substâncias mais rotineiramente consumidas.

ABUSO DE SUBSTÂNCIAS – 55C

Quais são os sintomas e sinais do abuso de substâncias?

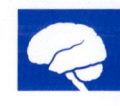

Sintomas e Sinais

- Intoxicação por álcool: sonolência, disfunção motora, desinibição, disartria, ataxia, nistagmo; a superdosagem grave leva à depressão respiratória, estupor e coma.
- Abstinência aguda de álcool: ansiedade, cognição diminuída, tremores, anormalidades nos sinais vitais, convulsões.
- *Delirium tremens* (normalmente 24-72 horas após a última dose): confusão mental, tremor, hiperacuidade sensorial, alucinações visuais, diaforese, desidratação, convulsões.
- Estigma de cirrose: angiomas em forma de aranha, ascites, eritema palmar, ginecomastia, *caput* medusa.
- Intoxicação por opioides: euforia, sonolência, náusea, meiose.
- Superdosagem de opioides: depressão respiratória, vasodilatação periférica, pupilas fixas e pontiformes, edema pulmonar, coma e morte.
- Abstinência de opioides: desejo, ansiedade; bocejos, lacrimejamento, rinorreia, perspiração; midríase, piloereção, anorexia, tremores, momentos de calor e frio, dor; anormalidades nos sinais vitais; náusea, vômito, diarreia.

ABUSO DE SUBSTÂNCIAS – 55D

Qual é o diagnóstico diferencial do abuso de substâncias?

Diagnóstico Diferencial

- Doenças coexistentes com abuso de álcool:
  - Distúrbios de ansiedade.
  - Distúrbio do estresse pós-traumático.
  - Depressão ou distúrbio bipolar.
  - Distúrbios de personalidade.
- Diagnóstico diferencial da abstinência de álcool:
  - Esquizofrenia paranoide.
  - Hipoglicemia.
  - Delírio ou distúrbio cerebral crônico (p. ex., demência).
  - Intoxicação aguda com outra substância (p. ex., uma anfetamina).

ABUSO DE SUBSTÂNCIAS – 55E

Quais são as constatações laboratoriais e de procedimentos na cessação do abuso de drogas?

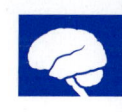

Testes Laboratoriais
- Pacientes com alcoolismo podem ter resultados elevados no hepatograma, nível elevado de ácido úrico, de triglicerídeos, diminuição de potássio e de magnésio, albumina baixa e coagulopatia.
- Análise do sedimento urinário com pesquisa toxicológica pode ser valiosa, embora substâncias solúveis em água, como álcool, estimulantes e opioides, sejam rapidamente eliminadas.

Procedimentos Diagnósticos
- Questionários com base em evidências, como CAGE ou AUDIT (Teste de Identificação de Distúrbio de Uso do Álcool) podem identificar aqueles pacientes com distúrbios de uso de álcool.
- É possível também usar a varredura de um item: "Quantas vezes no ano passado você tomou "X" doses em um dia? (X é 5 para homens e 4 para mulheres, e uma resposta de > 1 é considerada positiva).

ABUSO DE SUBSTÂNCIAS – 55F

Quais são os tratamentos para abuso de substâncias?

Medicamentos

- Benzodiazepinas, como diazepam, lorazepam ou clordiazepóxido, são usadas em abstinência aguda de álcool.
- A administração de benzodiazepina acionada por sintomas é superior ao esquema de dosagem fixa.

- A dependência de álcool pode ser tratada com dissulfiram (agente aversivo, baixa adesão), naltrexona ou acamprosato (reduz o desejo e a recaída) ou topiramato (não aprovado para esta indicação pela Food and Drug Administration).
- A terapia com metadona para dependência de opioides dada diariamente reduz recaídas.
- Buprenorfina, um agonista opioides parcial, trata a abstinência de opioides com menos risco do que a metadona e pode auxiliar a capacitar pacientes a sair da manutenção com metadona.
- Naloxona intravenosa pode reverter a superdosagem de opioides, mas tem curta duração de ação.

Procedimentos Terapêuticos

- Métodos breves de intervenção médica; terapia comportamental cognitiva.

ACIDENTE VASCULAR ENCEFÁLICO – 56A

Uma mulher de 82 anos com fibrilação atrial chega ao departamento de emergência com uma hora de dificuldade em movimentar seu braço e perna direitos. Seu histórico médico inclui um ataque isquêmico transitório (TIA), hipertensão e *diabetes mellitus*. Ela estava tomando varfarina, mas descontinuou o uso há 3 meses após uma queda e agora não está tomando nenhum medicamento. No exame físico, ela sente fraqueza e diminuição sensorial nas suas extremidades direitas superiores e inferiores e uma afasia global com déficits de compreensão e denominação de objetos. O hemograma completo, as plaquetas e o painel de coagulação estão normais. A tomografia computadorizada (CT) cerebral sem contraste não mostra sangramento cerebral. Um ativador de plasminogênio tissular recombinante intravenoso é administrado.

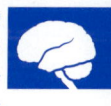

Quais são os principais aspectos dos problemas desta paciente? De que forma você deve refletir sobre os problemas dela?

Aspectos principais: Paciente idosa; início agudo de afasia, hemiplegia e paresia do lado direito; apresentação após quatro horas e meia do início dos sintomas; fatores de risco de fibrilação atrial, hipertensão, *diabetes mellitus* e TIA prévio; não está sob medicação anticoagulante; ausência de sangramento intracraniano.

Como refletir: Acidente vascular encefálico é a segunda causa líder de morte nos Estados Unidos e é uma causa principal de morbidade. Quais são os mecanismos prováveis do acidente vascular encefálico desta paciente? (Fibrilação atrial levando a acidente vascular encefálico cardioembólico ou hipertensão, e diabetes levando à aterosclerose da carótida ou doença de pequenos vasos cerebrais e acidente vascular encefálico trombótico). Qual é sua classificação de CHADS2? (Usando este auxiliar de decisão, ela recebe 1 ponto para hipertensão, 1 ponto para idade acima de 75 anos e 1 ponto para diabetes e mais 2 pontos para TIA prévio, para um total de 5 pontos; sem anticoagulação, isto confere um risco de 6,9% de acidente vascular encefálico por ano). Com base em seu exame, qual território vascular está envolvido? (Artéria cerebral média esquerda). Como é possível diferenciar afasia de disartria? (A repetição de palavras simples é intacta na maioria dos casos de afasia e demonstra produção de fala inteligível). Quais fatores devem ser avaliados antes da trombólise? (Ausência de hemorragia na CT sem contraste; acidente vascular encefálico ou trauma no crânio nos últimos 3 meses; cirurgia grande recente ou sangramento intenso; duração dos sintomas > 4 horas e meia; pressão sanguínea > 185/110 mm Hg; razão normatizada internacional > 1,7; plaquetas > 100.000/mcL). Se a paciente estiver em fibrilação atrial no dia seguinte ao acidente vascular encefálico, a cardioversão deve ser considerada? (Não! Dada a sua fibrilação atrial, seu derrame recente e sua falta de anticoagulação, a cardioversão poderia precipitar um acidente vascular encefálico embólico).

ACIDENTE VASCULAR ENCEFÁLICO – 56B

Quais são os fundamentos do diagnóstico e as considerações gerais sobre acidente vascular encefálico?

Fundamentos do Diagnóstico

- AVE isquêmico é uma oclusão de um grande vaso, levando a um infarto cerebral.
- Hemorragia intracerebral é normalmente causada por hipertensão e ocorre repentinamente.
- Com qualquer AVE, o déficit resultante depende do vaso particular envolvido e a extensão de qualquer circulação colateral.

Considerações Gerais

- AVEs isquêmicos e hemorrágicos não podem ser distinguidos somente por aspectos clínicos.
- Estudo de imagem cerebral, normalmente iniciando com uma CT imediata do crânio sem contraste, é essencial.
- AVE isquêmico é frequentemente causado por tromboembolismo a partir de fibrilação atrial ou palpitação.
- Em adultos idosos, a angiopatia amiloide cerebral é uma causa frequente de hemorragia.
- Risco tanto de AVEs isquêmicos como hemorrágicos aumentam com a idade.

ACIDENTE VASCULAR ENCEFÁLICO – 56C

Quais são os sintomas e sinais de AVE?

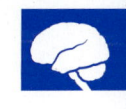

Sintomas e Sinais

- Sintomas e sinais dependem das estruturas envolvidas.
- Oclusão da artéria oftálmica: amaurose fugaz – perda repentina e breve da visão monocular.
- Oclusão da artéria cerebral anterior: fraqueza e perda sensorial na perna contralateral, distúrbios de comportamento e memória, rigidez, confusão, incontinência urinária.
- Oclusão da artéria cerebral média: hemiplegia contralateral, perda hemissensorial, hemianopia homônima; distúrbio de linguagem, se o hemisfério dominante (normalmente esquerdo) estiver envolvido.
- Oclusão da artéria cerebral posterior: lesões faciais ipsolaterais, lesões no nono e décimo nervos cranianos, ataxia dos membros e entorpecimento, síndrome de Horner.
- Oclusão tanto das artérias vertebrais quanto da artéria basilar: coma; pupilas fixas em um ponto, quadriplegia.
- Oclusão parcial da artéria basilar: diplopia, perda visual, vertigem, disartria, ataxia.
- Oclusão de qualquer grande artéria cerebelar pode causar vertigem, náusea, vômito, nistagmo, ataxia do membro ipsolateral; infarto maciço pode causar coma, herniação e morte.
- Hemorragia cerebral: sinais neurológicos focais, perda de consciência (50% dos pacientes), vômito, dor de cabeça, hemiplegia ou hemiparesia.
- Hemorragia cerebelar: náusea, vômito, desequilíbrio, dor de cabeça, perda de consciência.

ACIDENTE VASCULAR ENCEFÁLICO – 56D

Qual é o diagnóstico diferencial de AVE?

Diagnóstico Diferencial
- Hipoglicemia.
- Ataque isquêmico transitório.
- Convulsão focal (paralisia de Todd).
- Enxaqueca.
- Causas periféricas de vertigem (doença de Ménière).
- Hemorragia subaracnóidea.
- Lesão que ocupe espaço (p. ex., tumor cerebral).
- Hemorragia subdural ou peridural.

ACIDENTE VASCULAR ENCEFÁLICO – 56E

Quais são as constatações laboratoriais, de imagem e de procedimentos no AVE?

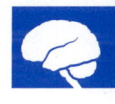

Testes Laboratoriais
- Hemograma completo, velocidade de hemossedimentação, glicose sanguínea e testes sorológicos para sífilis.
- Pesquisa ampla para distúrbios da coagulação se houver suspeita clínica.
- Exame do líquido cefalorraquidiano pode ser útil para vasculite cerebral ou uma causa inflamatória ou infecciosa, mas apenas após o estudo de imagem para excluir risco de herniação.

Estudos de Imagem
- CT de crânio (sem contraste) imediatamente em todos os AVEs agudos para excluir hemorragia.
- Uma ressonância magnética subsequente com sequências ponderadas em difusão deve ser realizada para definir a área do possível infarto.
- Uma imagem da vasculatura cervical (p. ex., angiografia por MRI) pode ser uma garantia em pacientes selecionados.

Procedimentos Diagnósticos
- Eletrocardiografia ou monitoramento cardíaco contínuo e ecocardiografia se houver suspeita de causa cardíaca (arritmia, coagulação, vegetação, êmbolo paradoxal).

ACIDENTE VASCULAR ENCEFÁLICO – 56F

Quais são os tratamentos para AVE?

- Contraindicações à terapia trombolítica incluem hemorragia recente, risco de hemorragia ou pressão sanguínea maior do que 185/110 mm Hg.
- Medicamentos anticoagulantes (varfarina ou dabigatran) para AVE isquêmico no cenário de fibrilação atrial.

Cirurgia
- Em hemorragia cerebelar, a evacuação cirúrgica imediata do hematoma pode ser indicada.

Procedimentos Terapêuticos
- Tratamento inicial consiste em medidas gerais de suporte.
- Hipertensão permissiva permitida em AVE isquêmico para evitar mais isquemia.
- Fisioterapia e terapia ocupacional auxiliam os resultados funcionais.

Medicamentos
- Aspirina em AVE isquêmico após hemorragia ter sido excluída e se o paciente não estiver recebendo trombólise.
- Terapia trombolítica intravenosa com ativador de plasminogênio tissular recombinante em AVE isquêmico irá reduzir déficit neurológico sem efeito na mortalidade se dada em até quatro horas e meia do início dos sintomas.

CESSAÇÃO DO TABAGISMO – 57A

Um homem de 33 anos visita seu médico de cuidados primários para aconselhar-se sobre como cessar o fumo. Ele começou a fumar meio maço por dia aos 16 anos, mas gradualmente aumentou ao longo dos últimos seis anos para um maço por dia. Ele já havia tentado parar aos 30 anos, mas voltou a fumar em alguns dias. Ele nunca usou substituição de nicotina ou outros medicamentos para ajudá-lo a parar. Atualmente, ele fuma meia hora após acordar e quando é forçado a ficar sem fumar por mais do que algumas horas (p. ex., viagem aérea de longa duração), ele começa a apresentar inquietação e irritabilidade. Ele diz que fumar o relaxa e ele gosta de fumar com café ou álcool e após as refeições. No último ano, ele teve várias infecções respiratórias com tosse prolongada. Ele e sua esposa tiveram recentemente seu primeiro filho, e ela e o pediatra pediram-no para evitar fumar perto da criança e tentar parar.

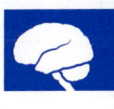

Quais são os principais aspectos dos problemas deste paciente? De que forma você deve refletir sobre os problemas dele?

Aspectos principais: Histórico de ≥ 15 pacotes de cigarro por ano; tentativa prévia de cessação; ausência de uso de terapias complementares; sintomas de vício e abstinência; utilização do tabagismo para relaxar; tosse como um efeito adverso de tabagismo.

Como refletir: O tabaco é o mais importante de todos os fatores de risco modificáveis de doença. Embora a abordagem deva ser individual, o médico deve lidar com o tabagismo em todas as oportunidades. Os estágios teóricos do modelo de mudança fornecem um meio de posicionar um paciente no *continuum* de disposição de cessação do fumo. Se este paciente relatar que está pronto para parar, o médico pode facilitar o desenvolvimento de um plano de cessação. Quais são os elementos de um plano multidimensional eficaz? (Escolher conjuntamente uma data para parar. Começar a preparação. Discutir os riscos e benefícios da substituição da nicotina, bupropiona e vareniclina. Pedir apoio aos familiares, amigos, grupos, números telefônicos de auxílio à cessação e especialistas em medicina comportamental. Evitar atividades associadas ao tabagismo e identificar rituais de substituição do tabagismo). Em contrapartida há pessoas com interesse limitado de parar. Qual é a estratégia apropriada neste caso? (Entrevista motivacional. O nascimento do primeiro filho deste paciente e as infecções respiratórias dele são âncoras ideais para tal discussão).

CESSAÇÃO DO TABAGISMO – 57B

Quais são os fundamentos do diagnóstico e as considerações gerais sobre cessação do tabagismo?

Considerações Gerais

- O tabagismo é a causa mais importante de morbidade e mortalidade preveníveis; responsável por 1 em 4 mortes nos Estados Unidos; 4,8 milhões de mortes prematuras no mundo todo foram atribuídas ao tabagismo só em 2000.
- O tabagismo é a principal das causas líderes de morte; doença cardiovascular, doença pulmonar obstrutiva crônica (COPD) e câncer de pulmão.
- O tabagismo também aumenta o risco de outros cânceres, acidente vascular encefálico, úlceras pépticas, pneumonia e fraturas ósseas.
- Fumantes passivos também têm efeitos adversos nos sistemas cardiovascular e pulmonar.
- A cessação do tabagismo reduz os riscos de morte e doenças e aumenta a expectativa de vida.

Fundamentos do Diagnóstico

- Uso de tabaco; sintomas de dependência e abstinência.
- Avaliação da vontade de parar e tentativas prévias.
- Histórico de uso de substituição da nicotina e outros medicamentos.

CESSAÇÃO DO TABAGISMO – 57C

Quais são os sintomas e sinais da cessação do tabagismo?

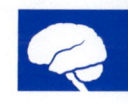

Sintomas e Sinais
- Abstinência de nicotina:
  - Desejos intensos de nicotina.
  - Ansiedade, frustração, irritabilidade.
  - Fadiga ou insônia.
  - Depressão.
  - Aumento de ingestão de calorias e ganho de peso.
  - Dificuldade de concentração.
  - Dor de cabeça.
  - Náusea.
- O ganho de peso ocorre em 80% dos pacientes; 10 a 15% têm um grande ganho de peso (> 13 kg).

CESSAÇÃO DO TABAGISMO – 57D

Qual é o diagnóstico diferencial da cessação do tabagismo?

Diagnóstico Diferencial
- Depressão.
- Distúrbios de ansiedade.
- Outras doenças psiquiátricas.
- Distúrbio de abuso de outras ou coexistentes substâncias.

CESSAÇÃO DO TABAGISMO – 57E

Quais são as constatações e de procedimentos na cessação do tabagismo?

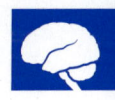

Procedimentos Diagnósticos
- A avaliação pelo médico da vontade do fumante de parar e do estágio de mudança é importante.
- Sistemas para identificar fumantes para que eles possam ser alvo para intervenção são essenciais.
- O uso de tabaco é subtratado; 70% dos fumantes procuram um médico a cada ano, e apenas 20% recebem conselho ou assistência sobre parar.
- Pacientes cujos médicos os aconselham a parar têm 1,6 vez mais probabilidade de tentar parar.

CESSAÇÃO DO TABAGISMO – 57F

Quais são os tratamentos para a cessação do tabagismo?

- Bupropriona é um agente eficaz para a cessação; distúrbios convulsivos são uma contraindicação.
- Vareniclina é um agonista do receptor nicotínico de acetilcolina e é mais eficaz do que a substituição de nicotina ou bupropriona; aumento de pensamentos suicidas foi relatado.

Procedimentos Terapêuticos

- Conselhos de cessação devem ser adaptados ao nível de boa vontade do paciente em parar.
- Não demonstre desaprovação aos pacientes que falharam na cessação ou que não estão prontos para parar.
- Aconselhamento individual, em grupo ou por telefone é eficaz.

Medicamentos

- Deve ser oferecida farmacoterapia a todos os pacientes sem contraindicações.
- Substituição de nicotina com emplastro, chicletes, pastilhas, *spray* nasal ou inaladores é eficaz.

DEMÊNCIA – 58A

Um homem de 73 anos é trazido por sua esposa, que está preocupada com sua piora de memória. Engenheiro aposentado, ele recentemente tem-se perdido na vizinhança onde viveu por 30 anos. Ele foi encontrado várias vezes vagando e foi trazido para casa por vizinhos. Quando inquirido sobre isto, ele fica nervoso e defensivo, e diz que estava apenas querendo se exercitar um pouco. Ele tem tido problemas em se vestir e fazer sua contabilidade. O exame físico não mostra nada de excepcional, exceto a classificação de 18 a 30 pontos no Miniexame do Estado Mental. A avaliação metabólica é normal. Uma tomografia computadorizada (CT) do crânio mostra atrofia cerebral generalizada, embora talvez apenas o que seria esperado para sua idade, sem lesão focal. Ele é diagnosticado com demência, provavelmente doença de Alzheimer.

Quais são os principais aspectos dos problemas deste paciente? De que forma você deve refletir sobre os problemas dele?

Aspectos principais: Idade maior do que 65 anos; piora da memória; devaneio; perda de habilidades em atividades da vida cotidiana (ADLs); teste da função cognitiva anormal; avaliação metabólica normal; atrofia cerebral nos estudos de imagem.

Como refletir: Pacientes com função cognitiva prejudicada e alteração de personalidade são comumente encontrados tanto em ambientes hospitalares como ambulatoriais. Antes de a demência poder ser diagnosticada, o delírio deve ser excluído. Quais são os aspectos diferenciais de cada? (O delírio é agudo no início, flutuante, com falta de atenção e um nível alterado de consciência ou pensamentos desorganizados. A demência é subaguda no início e marcada por declínio progressivo na memória de curto prazo e em, ao menos, outro domínio cognitivo). Quais outros distúrbios podem imitar demência? (Toxicidades por medicamentos, depressão e distúrbios psicóticos, doença da tireoide, deficiência de vitamina B_{12}, HIV, sífilis, malignidades). Após a doença de Alzheimer ser diagnosticada, como o paciente deve ser tratado? (A efetividade dos inibidores da colinesterase é, no máximo, modesta. Atenção cuidadosa ao nível de função do paciente e à segurança torna-se fundamental, com assistência à ADL e I-ADL e ênfase na estrutura e rotina). O uso de medicamentos antipsicóticos para controlar sintomas de comportamento difícil é controverso. Quais são as duas toxicidades-chave destes medicamentos em pacientes com demência? (Arritmia a partir de intervalo QT prolongado e derrame). Complicações de demência em estágio terminal incluem anorexia, disfagia e aspiração; cuidados em sanatório neste estágio são frequentemente apropriados.

DEMÊNCIA – 58B

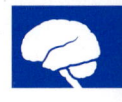

Quais são os fundamentos do diagnóstico e as considerações gerais sobre demência?

Considerações Gerais
- Um prejuízo progressivo e adquirido em domínios cognitivos múltiplos, ao menos um do qual é a memória.
- Os déficits devem ser significativos o suficiente para interferir com o trabalho e a vida social.
- Frequentemente coexiste com depressão e delírio.
- Pacientes têm pouca reserva cognitiva e podem ter declínio agudo cognitivo ou funcional com uma doença médica recente.
- Fatores de risco incluem idade avançada, histórico familiar, nível educacional inferior e sexo feminino.
- Causa mais comum da doença de Alzheimer nos Estados Unidos seguida por demência vascular.
- Prevalência da doença de Alzheimer aumenta vertiginosamente com o avanço da idade.

Fundamentos do Diagnóstico
- Declínio progressivo da função intelectual.
- Perda da memória de recente e ao menos um outro déficit cognitivo.
- Déficit grave o suficiente para causar prejuízo de funções.
- Ausência de delírios (sem aumento ou diminuição no nível de consciência).

DEMÊNCIA – 58C

Quais são os sintomas e sinais de demência?

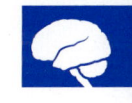

Sintomas e Sinais

- Os sintomas e sinais consistem em prejuízo na memória com, ao menos, um ou mais dos seguintes fatores: afasia (dificuldade em encontrar palavras), apraxia (incapacidade de realizar tarefas aprendidas previamente), agnosia (incapacidade de reconhecer objetos) ou prejuízo na função executora (planejamento, julgamento e flexibilidade mental ruins).
- A doença de Alzheimer é caracterizada por déficits de memória e visuoespaciais no início da doença, embora o trato social possa ser conservado apesar do declínio cognitivo; dificuldades de personalidade e comportamento ocorrem, conforme a doença progride; a doença em estágio terminal é caracterizada por mudez e perda completa das funções.
- A demência "subcortical" tem desaceleração psicomotora, atenção reduzida, perda precoce da função executora e alterações de personalidade.
- A demência de corpos de Lewy pode ser confundida com delírio e é caracterizada por rigidez e bradicinesia; alucinações visuais, frequentemente bizarras, e (raramente) tremor.
- A demências frontotemporais têm alteração de personalidade e comportamentos compulsivos com funções visual e espacial preservadas.
- A demência com constatações motoras, como aspectos extrapiramidais de ataxia, pode representar um distúrbio menos comum (p. ex., paralisia supranuclear progressiva, degeneração ganglônica corticobasal, atrofia olivopontocerebelar).

DEMÊNCIA – 58D

Qual é o diagnóstico diferencial da demência?

Diagnóstico Diferencial
- Depressão (denominada pseudodemência).
- Deficiência cognitiva leve.
- Delírio.
- Efeitos colaterais medicamentosos.

DEMÊNCIA – 58E

Quais são as constatações laboratoriais, de imagem e procedimentais na demência?

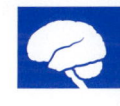

Testes Laboratoriais
- Testes recomendados incluem hemograma completo, concentração sérica do hormônio estimulante da tireoide, vitamina B_{12}, eletrólitos, creatinina, glicose e cálcio.
- Teste de HIV, sífilis (p. ex., teste do anticorpo de treponema fluorescente [FTA], pesquisar intoxicação por metais pesados e testes bioquímicos do fígado podem ser informativos, mas não são considerados rotina).

Estudos de Imagem
- Ressonância magnética é benéfica para pacientes mais jovens e aqueles com início agudo ou sinais neurológicos.
- CT sem contraste é suficiente em pacientes mais idosos com uma apresentação de Alzheimer mais clássica.

Procedimentos Diagnósticos
- Avalie déficits relacionados com acidentes cardiovasculares, parkinsonismo ou neuropatia periférica.
- Testes de varredura da função cognitiva como "desenhar um relógio" e "recordar três itens".
- Se o paciente falhar em um teste de varredura, testes cognitivos mais formais são indicados (p. ex., Miniexame do Estado Mental ou avaliação neurocognitiva mais formal).

DEMÊNCIA – 58F

Quais são os tratamentos para demência?

- O haloperidol e agentes antipsicóticos atípicos (risperidona, olanzapina, quetiapina, aripiprazol, clozapina, ziprasidona) podem reduzir comportamentos agressivos, mas carregam riscos significativos.
- A Food and Drug Administration emitiu um alerta de caixa preta sobre o risco de prolongamento QTc e torsades de pointes e, assim, o potencial para morte repentina tanto com haloperidol quanto com agentes antipsicóticos atípicos.

Medicamentos

- Os inibidores da acetilcolinesterase (donepezil, galantamina, rivastigmina) melhoram modestamente a função cognitiva em demência leve à moderada, mas não evitam incapacidade.
- A escolha outros medicamentos com base nos sintomas (depressão, ansiedade, psicose).

Procedimentos Terapêuticos

- Forneça estrutura e rotina; fale com simplicidade com o paciente.
- Descontinue todos os medicamentos não essenciais e corrija, se possível, qualquer déficit sensorial (visual, auditivo).
- Exclua delírio não reconhecido, dor, obstrução urinária ou impactação fecal.

DEPRESSÃO – 59A

Uma mulher de 57 anos apresenta-se ao seu médico de cuidados primários reclamando de insônia por 4 meses. Ela relata que frequentemente consegue pegar no sono, mas acorda muito cedo de manhã e não consegue voltar a dormir. Ela sente falta de interesse pelas coisas que antes a agradavam, tem sensações frequentes de culpa e desesperança, diminuição de energia e pensamentos ocasionais de "acabar com tudo". Seus sintomas estão dificultando a capacidade dela de desempenhar bem sua profissão. Ela nega qualquer uso de droga ou álcool. O exame físico, incluindo exame da tireoide, está normal. Os resultados dos testes laboratoriais, incluindo o do hormônio estimulador da tireoide (TSH), são normais.

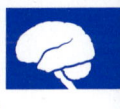

Quais são os principais aspectos dos problemas desta paciente? De que forma você deve refletir sobre os problemas dela?

Aspectos principais: Perturbação do sono com despertar cedo; anedonia; falta de energia; culpa e desesperança; ideias suicidas; distúrbio funcional; exame e testes laboratoriais normais; ausência de distúrbio de uso de substâncias.

Como refletir: A prevalência de depressão é alta; depressão não solucionada é uma causa significativa de morbidade e impedimento a um tratamento com êxito de outras doenças crônicas. A queixa inicial desta paciente é a perturbação do sono, o que é comum. Quais são seus outros sintomas e sinais de depressão? (Perda de interesse, disforia, falta de energia, ideias suicidas). Ao considerar depressão, quais são outros diagnósticos psiquiátricos a considerar? (Distúrbio bipolar, distúrbio de adaptação, distimia, transtorno afetivo sazonal e abuso ou dependência de substâncias). Qual transtorno médico mais comumente causa sintomas que imitam depressão? (Hipotireoidismo). Quais são as opções de tratamento? (Psicoterapia e farmacoterapia são equivalentes em eficácia; uma combinação das duas é superior a cada uma isolada). Quais são as classes de farmacoterapia? (Inibidores da recaptação da serotonina [SSRIs], tricíclicos e inibidores da monoamina oxidase [MAOIs]). Qual é o efeito colateral potencial mais sério destes medicamentos? (A síndrome da serotonina ocorre quando tomada em conjunto com MAOIs ou selegilina ou com outros agentes serotonérgicos). Quais são os efeitos colaterais comuns dos SSRIs? (Dor de cabeça, náusea, zumbido, insônia, nervosismo e disfunção sexual). Ao monitorar o tratamento, deve-se atentar para ideias suicidas.

DEPRESSÃO – 59B

Quais são os fundamentos do diagnóstico e as considerações gerais sobre depressão?

Fundamentos do Diagnóstico

- Até 30% dos pacientes em cuidado primário têm sintomas depressivos.
- Na maioria das depressões:
  - Humor varia de tristeza leve à culpa intensa, sentimento de inutilidade e desesperança.
  - Dificuldade de pensar e concentrar-se, com ruminação e indecisão.
  - Perda de interesse, com diminuição do envolvimento em atividades.
  - Reclamações somáticas, ansiedade e sono interrompido.
  - Perda de energia, de apetite e de libido.
- Em algumas depressões graves, transtornos psicomotores, delírios, afastamento de atividades ou ideais suicidas podem-se manifestar.

Considerações Gerais

- Tristeza e pesar são respostas normais a perdas; depressão não.
- Diferentemente do pesar, a depressão é marcada por distúrbio da autoestima, com um senso de culpa e inutilidade.
- Distimia é um transtorno depressivo crônico com sintomas mais leves do que uma grande depressão.

DEPRESSÃO – 59C

Quais são os sintomas e sinais de depressão?

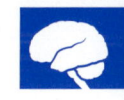

Sintomas e Sinais
- Anedonia.
- Afastamento de atividades.
- Sentimentos de culpa.
- Falta de concentração e disfunção cognitiva.
- Ansiedade.
- Fadiga crônica e reclamações somáticas.
- Variação diurna com melhora, conforme o dia progride.
- Sinais vegetativos, como insônia, anorexia e constipação.
- Ocasionalmente, agitação grave e ideias psicóticas.
- Aspectos atípicos incluem hipersonia, exagero nas reações, letargia e sensibilidade à rejeição.

DEPRESSÃO – 59D

Qual é o diagnóstico diferencial da depressão?

Diagnóstico Diferencial
- Distúrbio bipolar ou ciclotimia.
- Distúrbio de adaptação com humor deprimido.
- Distimia.
- Transtorno disfórico pré-menstrual.
- Depressão grande com início pós-parto: normalmente em 2 semanas a 6 meses após o parto.
- Transtorno afetivo sazonal:
  - Desejo por carboidratos.
  - Letargia.
  - Hiperfagia.
  - Hipersonia.

DEPRESSÃO – 59E

Quais são as constatações laboratoriais na depressão?

Testes Laboratoriais

- Os testes a serem completados para excluir causas médicas de depressão incluem:
  - Hemograma completo.
  - TSH sérico.
  - Folato nos glóbulos vermelhos.
  - Rastreamento toxicológico pode ser indicado.

DEPRESSÃO – 59F

Quais são os tratamentos para depressão?

- MAOIs, como fenilzina, tranilcipromina e isocarboxazida, requerem restrições na dieta e têm muitas interações entre medicamentos; selegilina está agora disponível como um adesivo cutâneo com melhor tolerância.
- Potencial para síndromes de abstinência requer redução gradual da maioria dos agentes.
- Seleção dos medicamentos deve ser influenciada por qualquer histórico de respostas anteriores.
- Se a resposta for inadequada, pode-se ou mudar para um segundo agente ou tentar aumentar o primeiro agente.
- Agentes de aumento incluem lítio, hormônio da tireoide, estimulantes ou adição de um segundo antidepressivo.

Medicamentos

- SSRIs, como paroxetina, fluoxetina, sertralina, fluvoxamina, escitalopram e citalopram, são geralmente a terapia de primeira linha e têm poucos efeitos colaterais (insônia, nervosismo, disfunção sexual); a resposta clínica varia de 2 a 6 semanas.
- Antidepressivos tricíclicos (TCAs), como amitriptilina, desipramina, nortriptilina, imipramina, amoxapina, potriptilina e trimipramina, têm mais efeitos colaterais e são perigosos na superdosagem.

Procedimentos Terapêuticos

- Terapia eletroconvulsiva (ECT) é o tratamento mais eficaz (70-85%) para depressão grave:
  - Os efeitos colaterais mais comuns são dor de cabeça e distúrbios de memória, que são normalmente de pouca duração.
- Psicoterapia (especialmente terapia comportamental cognitiva) isolada tem eficácia similar à medicação, mas combinar medicação e psicoterapia é mais eficaz.

DOENÇA DE PARKINSON – 60A

Um homem de 63 anos chega à clínica com um histórico de vários meses de dificuldade em razão do seu distúrbio de marcha e sua coordenação. Ele acha difícil caminhar e quase caiu em diversas ocasiões, especialmente ao tentar mudar de direção. Ele também está sentindo dificuldade em usar suas mãos, e outras pessoas notaram que suas mãos tremem. O exame físico é notável por um tremor de repouso nas mãos que desaparece com movimento intencional. Ele tem um andar arrastado com dificuldade em se virar. Ele tem uma rigidez do tipo "engrenagem" em seus braços e uma sensação espasmódica com flexão passiva e extensão dos braços.

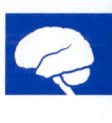

Quais são os principais aspectos dos problemas deste paciente? De que forma você deve refletir sobre os problemas dele?

Aspectos principais: Distúrbio da marcha; dificuldade em mudar de direção; tremor de repouso sem tremor à movimentação; marcha arrastada; rigidez de "engrenagem" dos membros no exame físico.

Como refletir: Este paciente tem diversas constatações físicas características de parkinsonismo. Quais outras constatações são comumente vistas na doença de Parkinson e devem ser exploradas aqui? (Cite o maior número possível, então veja Sintomas e Sinais). Antes de concluir que este paciente tem doença de Parkinson idiopática, quais outros processos devem ser considerados? (Efeitos colaterais extrapiramidais de medicamentos neurolépticos; atrofia de múltiplos sistemas, caracterizada em parte por disautonomia; hidrocefalia de pressão normal, caracterizada pela dificuldade em começar a marcha e incontinência; paralisia supranuclear progressiva). Qual processo neurodegenerativo está associado à doença de Parkinson? (Demência com corpos de Lewy, caracterizada por paranoia, alucinações visuais, estado mental flutuante, algumas vezes assemelhando-se a delírios). Após um diagnóstico de doença de Parkinson ser feito, como o paciente deve ser tratado? Quais classes farmacológicas de medicamentos são utilizadas? (Anticolinérgicos, amantadina, carbidopa-levodopa e outros agonistas dopaminérgicos; ver Tratamento). Por que poderíamos adiar o tratamento com levodopa e usar outros agentes farmacológicos inicialmente? (Embora levodopa seja o tratamento mais eficaz para a doença de Parkinson, ele pode causar tanto discinesia, como o fenômeno "on-off", em que a bradicinesia alterna imprevisivelmente com discinesia). Quais intervenções não farmacológicas estão disponíveis? (Estimulação cerebral profunda. Adicionalmente, todos os pacientes devem fazer fisioterapia, avaliação da segurança em casa e auxiliares de locomoção, se necessário).

DOENÇA DE PARKINSON – 60B

Quais são os fundamentos do diagnóstico e as considerações gerais sobre doença de Parkinson?

Considerações Gerais

- A doença de Parkinson é um distúrbio comum; é idiopática e frequentemente começa entre os 45 e 65 anos de idade.
- A depleção de dopamina causada por degeneração do sistema dopaminérgico nigroestriatal leva a um desequilíbrio de dopamina e acetilcolina.
- A exposição a toxinas e certos medicamentos pode levar ao parkinsonismo, incluindo pó de manganês, dissulfeto de carbono, envenenamento grave por monóxido de carbono, 1-metil-4-fenil-1,2,5,6-tetraidropiridina (MPTP) (uma droga recreativa), medicamentos neurolépticos, reserpina e metoclopramida.
- O parkinsonismo pós-encefálico está tornando-se cada vez mais raro.
- Apenas raramente o hemiparkinsonismo é a característica de apresentação de uma lesão que ocupa espaço.

Fundamentos do Diagnóstico

- Qualquer combinação de tremor, rigidez, bradicinesia e instabilidade postural progressiva.
- Deficiência cognitiva, às vezes, é proeminente.

DOENÇA DE PARKINSON – 60C

Quais são os sintomas e sinais da doença de Parkinson?

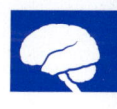

Sintomas e Sinais

- Características fundamentais são tremor, rigidez, bradicinesia e instabilidade postural.
- Declínio leve na função intelectual.
- Tremor é mais notável em repouso, quatro a seis ciclos por segundo, aumentado por estresse e é frequentemente ausente ou menos grave durante a atividade voluntária.
- Rigidez causa a postura em flexão.
- Bradicinesia (p. ex., uma maior lentidão de movimento voluntário) é o sintoma mais incapacitante.
- Imobilidade dos músculos faciais com piscar de olhos infrequente e expressão facial fixa (fácies de máscara).
- Bater repetitivo (cerca de 2 vezes por segundo) na ponte do nariz produzindo uma resposta prolongada no piscar (sinal de Myerson).
- Ausência de fraqueza muscular e ausência de alteração nos reflexos tendinosos ou nas respostas plantares.
- Dificuldade em se levantar da posição sentada e começar a andar.
- Andar com pequenos passos arrastados, perda do balanço dos braços e dificuldade em se virar ou parar.
- Outras constatações incluem micrografia, uma voz suave e pouco modulada, sialorreia, deficiência nos movimentos refinados ou rapidamente alternantes, lentidão de movimentos voluntários.

DOENÇA DE PARKINSON – 60D

Qual é o diagnóstico diferencial da doença de Parkinson?

Diagnóstico Diferencial

- Tremor essencial.
- Depressão.
- Doença de Wilson.
- Doença de Huntington.
- Hidrocefalia de pressão normal.
- Atrofia de múltiplos sistemas (previamente chamada de síndrome de Shy-Drager).
- Paralisia supranuclear progressiva.
- Degeneração gangliônica corticobasal.
- Doença de Creutzfeldt-Jakob.
- Outras causas de parkinsonismo: medicamentos que causam parkinsonismo, como agentes antipsicóticos, reserpina, metoclopramida.

DOENÇA DE PARKINSON – 60E

Quais são as constatações procedimentais na doença de Parkinson?

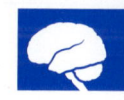

Procedimentos Diagnósticos
- Primariamente um diagnóstico clínico.

DOENÇA DE PARKINSON – 60F

Quais são os tratamentos para doença de Parkinson?

Medicamentos

- Amantadina pode melhorar todos os aspectos clínicos e combater discinesias decorrentes da terapia com levodopa.
- Anticolinérgicos são mais úteis para o tremor e a rigidez do que para a bradicinesia.
- Sinemet e Sinemet CR são combinações de carbidopa e levodopa a uma razão fixa.
- Entacapona e tolcapona, dois inibidores da catecolamina-*O*-metil-transferase, podem ser usados como um complemento ao Sinemet quando há oscilações na resposta ou respostas inadequadas.
- Stalevo é um preparado comercial de levodopa combinado com carbidopa e entacapona.
- Pramipexol e ropinirol são novos agonistas da dopamina que não são derivados de ergot.
- Rasagilina diminui a progressão da doença, e seligelina melhora a resposta à levodopa; ambos são inibidores seletivos da monoamina oxidase-B.
- Confusão e sintomas psicóticos respondem frequentemente a agentes antipsicóticos atípicos.

Cirurgia

- A estimulação bilateral de alta frequência dos núcleos subtalâmicos ou do globo pálido interno pode ser benéfica a todos os aspectos principais da doença.

Procedimentos Terapêuticos

- Fisioterapia, terapia da fala e simples auxiliares à vida diária podem ajudar.
- Ensaios de terapia genética estão em curso.

EPILEPSIA – 61A

Um homem de meia-idade é transportado ao departamento de emergência acompanhado por uma enfermeira do hospital. Ela relata que o paciente estava na fila em frente a ela na cantina do hospital e de repente caiu no chão. Ele, então, teve uma "convulsão tônico-clônica generalizada" e ficou inconsciente. Com assistência, ela o trouxe ao departamento de emergência. Nenhum outro histórico está disponível. No exame físico, o paciente está letárgico, confuso e irresponsivo a comandos. Ele está respirando adequadamente. Os sinais vitais são temperatura de 38°C; pressão sanguínea de 170/90 mm Hg; frequência cardíaca de 105 batimentos/min; frequência respiratória de 18 respirações/min; e saturação de oxigênio de 99% (sob 2L de O_2). O exame neurológico é notável para pupilas reativas de 3 mm, o reflexo de engasgo está intacto, há diminuição no movimento do lado esquerdo do corpo e sinais de Babinski positivos bilateralmente. O exame não apresenta outros fatos importantes.

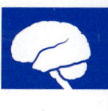

Quais são os principais aspectos dos problemas deste paciente? De que forma você deve refletir sobre os problemas dele?

Aspectos principais: Atividade convulsiva testemunhada; confusão pós-ictal; anormalidades neurológicas imediatas.

Como refletir: Pode um evento sincopal incluir movimentos similares à convulsão mioclônica? (Sim. Síncope – falta de fluxo sanguíneo suficiente para o cérebro [definição que a distingue de convulsão] – pode ser associada a espasmos mioclônicos). Quais aspectos ajudam a identificar este evento como convulsão? (Confusão pós-ictal e sonolência, anormalidades neurológicas transitórias consistentes com paralisia de Todd. Mordidas na língua e incontinência também são comuns com convulsão e não com síncope). Sem saber nada sobre o histórico deste paciente, quais são as causas primárias de convulsão a serem consideradas? (Hipoglicemia, hiponatremia, abstinência de álcool ou de benzodiazepinas, toxicidade por medicamentos ou toxicidade simpatomimética ilícita [p. ex., cocaína], e efeito de massa no sistema nervoso central [CNS] decorrente de tumor, trauma, acidente vascular encefálico ou infecção). Como ele deve ser tratado após a chegada no departamento de emergências? (Primeiro, revise os ABCs [via aérea, respiração e circulação]. Estabeleça o acesso intravenoso. Administre tiamina e glicose. Envie um hemograma completo [CBC] e eletrólitos, glicose e cálcio presentes no soro. Se o histórico e o curso clínico não estiverem estabelecidos, considere estudo de imagem do CNS). O que define a epilepsia? (Convulsões recorrentes). Quais aspectos constituem uma convulsão tônico-clônica? Pode um paciente ter convulsão tônico-clônica e permanecer consciente? (Não. Ambos os hemisférios estão envolvidos). Como as convulsões são classificadas? (Focais *versus* generalizadas). Quais são os anticonvulsivos comuns? (Fenitoína, carbamazepina, ácido valproico, fenobarbital e outros).

EPILEPSIA – 61B

Quais são os fundamentos do diagnóstico e as considerações gerais sobre epilepsia?

Considerações Gerais

- O início de epilepsia genética varia do período neonatal à adolescência ou até mesmo na vida adulta.
- Distúrbios metabólicos, como hipoglicemia, hiperglicemia, uremia, hiponatremia ou abstinência de depressores do CNS, como álcool, podem-se manifestar como convulsões.
- Tumores e outras lesões que ocupam espaço resultam em convulsões que são frequentemente focais.
- Doença vascular e distúrbios neurodegenerativos podem causar convulsões na vida adulta.
- Infecções no CNS (meningite, encefalite ou abscesso cerebral) devem ser consideradas em todas as faixas etárias como causas potencialmente reversíveis de convulsões.
- Outras causas importantes de convulsões incluem trauma, convulsões febris em crianças pequenas e vasculite no CNS (p. ex., lúpus eritematoso sistêmico).

Fundamentos do Diagnóstico

- Convulsões recorrentes (a epilepsia não deve ser diagnosticada com base em uma única convulsão).
- Alterações eletroencefalográficas (EEG) características podem ocorrer.
- Confusão pós-ictal ou déficits neurológicos focais podem ocorrer como consequência e durar horas.

EPILEPSIA – 61C

Quais são os sintomas e sinais de epilepsia?

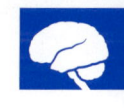

Sintomas e Sinais
- Sintomas e sinais são pródromos inespecíficos em alguns (dor de cabeça, alterações de humor, letargia, espasmos mioclônicos).
- Aura pode preceder uma convulsão generalizada por alguns segundos ou minutos e é uma parte do ataque, surgindo localmente a partir de uma região restrita do cérebro.
- Tipo de aura depende da região cerebral de origem da convulsão (p. ex., alucinações gustativas ou olfatórias, ou alucinações visuais com lesões temporais e occipitais).
- Na maioria dos pacientes, as convulsões ocorrem sem previsão.
- Febre, perda de sono, álcool, estresse ou luzes piscando podem precipitar convulsões.
- Exame físico pode ser normal interictalmente a menos que haja uma causa estrutural para as convulsões.
- De imediato, pós-ictalmente, pode haver um déficit focal (paresia de Todd) ou sinais de Babinski bilaterais positivos (respostas do reflexo plantar).
- Sinais focais pós-ictalmente sugerem uma anormalidade focal no CNS.

EPILEPSIA – 61D

Qual é o diagnóstico diferencial da epilepsia?

Diagnóstico Diferencial
- Síncope.
- Arritmia cardíaca.
- Derrame ou ataque isquêmico transitório.
- Pseudoconvulsão.
- Ataque de pânico.
- Enxaqueca.
- Narcolepsia.

EPILEPSIA – 61E

Quais são as constatações laboratoriais, de imagem e de procedimentos na epilepsia?

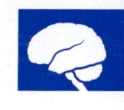

Testes Laboratoriais
- Testes de varredura hematológica e bioquímica devem ser feitos para causas possíveis, incluindo um CBC, testes de glicose sérica, eletrólitos, creatinina, cálcio, magnésio e hepatograma.
- Punção lombar pode ser necessária, quando qualquer sinal de infecção estiver presente ou para avaliar convulsões de início recente.

Estudos de Imagem
- Todos os pacientes com um distúrbio subjacente progressivo e aqueles com início recente de convulsões devem ser submetidos a estudos de imagem do CNS; a ressonância magnética (MRI) é mais sensível do que a tomografia computadorizada.
- Frequentemente, uma MRI imediata, se houver sintomas ou sinais neurológicos focais, convulsões focais ou um distúrbio focal no EEG.

Procedimentos Diagnósticos
- O histórico é a chave, incluindo relatos testemunhais.
- O EEG pode apoiar o diagnóstico clínico, classificar o distúrbio de convulsão e guiar o prognóstico.
- Repetidos monitoramentos de Holter podem ser necessários para estabelecer o diagnóstico de arritmia cardíaca com movimentos similares a convulsões relacionados com a hipotensão.

EPILEPSIA – 61F

Quais são os tratamentos para epilepsia?

Medicamentos

- Escolha dos medicamentos antiepiléticos é fundamentada no tipo de convulsão e no perfil de efeitos colaterais.
- Lamotrigina, levetiracetam, topiramato e ácido valproico podem ser usados para tratar tanto convulsões generalizadas como parciais.
- Fenitoína e carbamazepina são usadas em convulsões generalizadas parciais ou secundárias.
- Etossuximida, ácido valproico e clonazepam são tratamentos para convulsões avançadas.
- Tratamento medicamentoso anticonvulsivante normalmente não é necessário para convulsões por abstinência de álcool ou convulsões isoladas sem patologia subjacente tratável; a terapia com benzodiazepinas (p. ex., diazepam) pode ser útil.
- Dosagem de medicamento anticonvulsivante é gradualmente aumentada até que as convulsões sejam controladas ou ocorram efeitos colaterais.

Cirurgia

- A ressecção cirúrgica é mais eficaz quando há um único foco de convulsão bem definido, particularmente no lobo temporal.

Procedimentos Terapêuticos

- Aconselhe os pacientes a evitar situações que possam ser perigosas se tiverem uma convulsão; as leis estaduais podem requerer que os médicos relatem pacientes com convulsões aos departamentos de saúde pública ou de veículos motores.

ESTADO MENTAL ALTERADO – 62A

Uma mulher de 82 anos com demência leve é hospitalizada na unidade de tratamento intensivo (ICU) em virtude de uma sepse urinária e é tratada com antibióticos intravenosos. No 3º dia de hospitalização, apesar da melhora de sua sepse, ela fica agudamente confusa. Seus outros medicamentos incluem opiáceos para dor e difenidramina para insônia. No exame físico, ela está alerta e consegue lembrar seu nome, mas tem pouca atenção e acredita que esteja em um supermercado e que o ano seja 1952. As outras constatações de seu exame neurológico são normais. Ela parece agitada e foi agressiva com a equipe de enfermagem. Em um exame subsequente mais tarde, no mesmo dia, seus sintomas estão significativamente melhores.

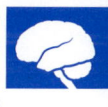

Quais são os principais aspectos dos problemas desta paciente? De que forma você deve refletir sobre os problemas dela?

Aspectos principais: Mulher idosa com demência subjacente, admissão na ICU; confusão apesar de tratamento apropriado de doença subjacente; uso de opioide e de anticolinérgico; desorientada com pouca atenção; exame neurológico não focal; agitação; curso alternante.

Como refletir: Estado mental alterado é comum entre pacientes, sendo frustrante para os médicos e alarmante para os familiares. Um paciente no departamento de emergência com estado mental alterado requer uma abordagem de amplo diagnóstico. Temos mais informações sobre este paciente hospitalizado. Qual é o termo para seu conjunto de achados? (Delírio). Quais são os parâmetros que definem o delírio? (Início agudo ou curso alternante *e* falta de atenção *e* um dos seguintes: pensamento desorganizado *ou* nível alterado de consciência). Como a atenção é avaliada? (7 segundos em série ou soletrar a palavra "MUNDO" ao contrário). Quais são os fatores de risco comuns que predispõem pacientes ao delírio? (Comprometimento cognitivo da linha de base, idade avançada, doença grave, dor, presença de um cateter de Foley, uso de restrição física e polifarmácia). Quais são as três classes farmacológicas mais comuns que contribuem para o delírio em adultos idosos? (Benzodiazepinas, opioides e anticolinérgicos). Como o paciente deve ser tratado? (Descontinue medicamentos com atividade no sistema nervoso central [CNS], quando possível. Intervenções não farmacológicas são o esteio, incluindo reorientação frequente do paciente; envolvimento familiar; escuridão e quietude à noite, minimizando os sinais vitais e outros transtornos; tarefas manuais para distração durante o dia. O uso de medicamentos neurolépticos é controverso [por causa da mortalidade aumentada] e, então, é limitado a pacientes com agitação que os coloque em risco de dano ou que cause angústia).

ESTADO MENTAL ALTERADO – 62B

Quais são os fundamentos do diagnóstico e as considerações gerais sobre estado mental alterado?

Fundamentos do Diagnóstico

- Estado mental alterado amplamente se refere a uma modificação no nível de consciência e pode incluir delírio, estupor e coma.
- Delírio é um distúrbio global transitório da atenção, frequentemente como um resultado de um problema sistêmico.
- Pacientes com estupor respondem apenas a estímulos vigorosos repetidos; pacientes em coma não são despertos e não apresentam resposta.

Considerações Gerais

- Delírio pode ser uma doença cerebral primária ou uma manifestação de algum distúrbio geral.
- Delírio pode coexistir com demência e deve ser considerado uma síndrome de disfunção cerebral aguda análoga à lesão renal aguda.
- Coma é uma complicação maior de sérios distúrbios no CNS.
- Início abrupto de coma sugere hemorragia cerebral ou acidente vascular encefálico no tronco encefálico.

ESTADO MENTAL ALTERADO – 62C

Quais são os sintomas e sinais de estado mental alterado?

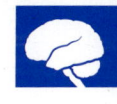

Sintomas e Sinais

- O delírio tem normalmente um início rápido com déficit acentuado de memória e recordação, estado mental flutuante ("crescente e minguante") e frequentemente ansiedade e irritabilidade.
- No estupor, a resposta a estímulos de dor pode indicar vias sensoriais e motoras intactas.
- A postura anormal ocorre com lesões da cápsula interna, mesencéfalo, protuberâncias cerebrais ou pedúnculo cerebral.
- As pupilas podem sugerir doença (p. ex., pupilas fixas em um ponto [opioides], fixas ipsolateralmente e dilatadas [herniação ou atropina ou escopolamina], pequenas, mas responsivas [encefalopatia metabólica]).
- Movimentos dos olhos: desvio para o lado pode sugerir uma lesão no tronco encefálico.
- Respostas oculomotoras à virada passiva da cabeça (olhos de boneca) podem estar ausentes na doença do tronco cerebral.
- Reflexo oculovestibular testado por estimulação calórica pode estar ausente em lesão no tronco encefálico.
- Padrões respiratórios podem incluir respiração de Cheyne-Stokes, hiperventilação, respiração atáxica ou apnêustica.

ESTADO MENTAL ALTERADO – 62D

Qual é o diagnóstico diferencial do estado mental alterado?

Diagnóstico Diferencial

- Medicamentos: opioides, álcool, sedativos, antipsicóticos.
- Metabólico: hipóxia, hipo ou hiperglicemia, hipercalcemia, hipo ou hipernatremia, uremia, encefalopatia hepática, hipo ou hipertireoidismo, deficiência de vitamina B_{12} ou tiamina, envenenamento por monóxido de carbono, doença de Wilson.
- Infeccioso: meningite, encefalite, bacteriemia, infecções do trato urinário, pneumonia, neurossífilis.
- Estrutural: lesão que ocupe espaço (p. ex., tumor cerebral, hematoma subdural, hidrocéfalo).
- Vascular: derrame, hemorragia subaracnóidea, encefalopatia hipertensiva, vasculite no CNS, púrpura trombocitopênica trombótica, coagulação intravascular disseminada, hiperviscosidade.
- Psiquiátrico: esquizofrenia, depressão.
- Outros: convulsão, hipotermia, insolação, psicose ou delírio na ICU, morte cerebral, síndrome de encarceramento, estado vegetativo persistente.

ESTADO MENTAL ALTERADO – 62E

Quais são as constatações laboratoriais, de imagem e de procedimentos no estado mental alterado?

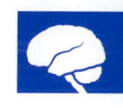

Testes Laboratoriais
- Exame físico para anormalidades neurológicas, infecção ou hipóxia.
- Testes laboratoriais de rotina: eletrólitos séricos, glicose, creatinina, nitrogênio ureico no sangue, testes hepáticos, testes de função da tireoide, hemograma completo, análise da gasometria arterial, vitamina B_{12} sérica e folato, urinálise, culturas de sangue, análise do líquido cefalorraquidiano.

Estudos de Imagem
- Tomografia computadorizada (CT) sem contraste urgente da cabeça para identificar hemorragia, herniação cerebral ou massa.
- A eletroencefalopatia pode ser útil para identificar convulsões.
- A ressonância magnética pode auxiliar a identificar anormalidades não vistas na CT.

Procedimentos Diagnósticos
- Punção lombar, se a CT não for reveladora para excluir hemorragia subaracnóidea ou meningite.

ESTADO MENTAL ALTERADO – 62F

Quais são os tratamentos para estado mental alterado?

Medicamentos
- O objetivo do tratamento é identificar e corrigir o problema médico causal subjacente.
- Descontinue medicamentos indutores de delírio, como analgésicos, corticosteroides, anticolinérgicos e depressores.
- Pacientes com delírio podem necessitar de haloperidol; trate a abstinência de álcool com benzodiazepinas.
- Dextrose, naloxona e tiamina devem ser dadas intravenosamente sem atraso em pacientes com estupor e coma.

Procedimentos Terapêuticos
- Estabilize pacientes com suportes respiratório e circulatório, conforme necessário.
- Para delírio, um ambiente agradável, confortável, não ameaçador e fisicamente seguro com serviços de enfermagem ou atendimento deve ser providenciado.

MENINGITE BACTERIANA – 63A

Uma caloura de 19 anos que vive em um dormitório da faculdade apresenta-se ao departamento de emergência com um dia de febre e cefaleia. Na apresentação, ela se queixa de anorexia, letargia, náusea e vômito, bem como dores musculares e rigidez no pescoço. No exame físico, sua temperatura é de 39,1°C, e sua frequência cardíaca é de 124 batimentos/min. Ela parece toxêmica. Seu pescoço está rígido e há petéquias pequenas, roxas e sem marcas esbranquiçadas em ambas as pernas. Ela está um pouco confusa sobre os eventos do dia. É realizada uma punção lombar, e a pressão de abertura está elevada. O exame do líquido cefalorraquidiano (CSF) mostra proteína elevada, pleocitose e glicose baixa, e diplococos intracelulares Gram-negativos no esfregaço da mancha de Gram.

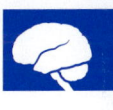

Quais são os principais aspectos dos problemas desta paciente? De que forma você deve refletir sobre os problemas dela?

Aspectos principais: Jovem adulta vivendo em um ambiente lotado; dor de cabeça; confusão; dores musculares; meningismo; febre e taquicardia; aparência tóxica; erupção petequial; CSF com pressão de abertura elevada, pleocitose, proteína elevada, glicose baixa e organismos intracelulares condizentes com meningococos no esfregaço.

Como refletir: Febre, dor de cabeça, náusea e mialgias são sintomas inespecíficos comuns, normalmente causados por uma infecção viral. O desafio é identificar pacientes com uma infecção mais séria, como endocardite bacteriana ou meningite. Os médicos devem sempre perguntar sobre rigidez no pescoço ou dor e fotofobia aos pacientes com cefaleia aguda. No exame físico, os sinais de Kernig e Brudzinski não são testes sensíveis; o teste de solavanco, em que a dor de cabeça piora com rápida rotação horizontal, pode ser mais sensível. A frequência cardíaca desta paciente é comensurável com febre, mas também poderia indicar o início de choque. Sua erupção petequial é uma constatação física crucial. Onde o examinador deve procurar por petéquias? (Por toda a pele e na mucosa do palato mole). Embora haja um amplo diagnóstico diferencial para uma erupção petequial, a meningite meningocócica é uma emergência, então esta constatação deve induzir a uma rápida avaliação e tratamento. Ela deve ser colocada em precauções de isolamento. Quais complicações podem ocorrer? (Choque, coagulação intravascular disseminada, estado mental alterado, convulsões, coma, morte). Como ela deve ser tratada? (Rápida iniciação de antibióticos. Corticosteroides melhoram os resultados em meningite pneumocócica, então dexametasona é frequentemente dada em meningite bacteriana. Mas o meningococos é visto na coloração de Gram, então o tratamento com corticosteroides não é indicado. A reposição volêmica é importante).

MENINGITE BACTERIANA – 63B

Quais são os fundamentos do diagnóstico e as considerações gerais sobre meningite?

Fundamentos do Diagnóstico

- Febre, cefaleia, vômito, confusão, delírio, convulsões, rigidez no pescoço e nas costas (meningismo).
- Líquido cefalorraquidiano purulento com bactéria na coloração de Gram e culturas.
- Doença meningocócica pode causar erupção petequial na pele e membranas mucosas.

Considerações Gerais

- *Streptococcus pneumoniae* é a causa mais comum de meningite em adultos.
- *Neisseria meningitidis* (meningococos) é transmitida por partículas e pode tomar a forma de meningococcemia (uma forma fulminante de septicemia) sem meningite, meningococcemia com meningite ou predominantemente meningite.

MENINGITE BACTERIANA – 63C

Quais são os sintomas e sinais de meningite?

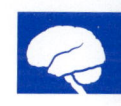

Sintomas e Sinais
- Febre alta, arrepios e dor de cabeça; rigidez de nuca e nas costas, dores nas costas, no abdome e nas extremidades; e náusea e vômito são típicos.
- Em casos graves, ocorrem rápido desenvolvimento de confusão, delírio, convulsões e coma.
- Erupção petequial aparece primeiro nas extremidades inferiores e em pontos de pressão em meningococcemia.
- Comparada à meningite causada por meningococos, a meningite pneumocócica não apresenta erupção, tem mais déficits neurológicos focais e pode haver pneumonia (e, às vezes, endocardite, a então chamada "tríade de Osler"), simultaneamente.

MENINGITE BACTERIANA – 63D

Qual é o diagnóstico diferencial da meningite?

Diagnóstico Diferencial

- Meningite pode ser causada por outras bactérias (p. ex., *Listeria monocytogenes*) ou vírus (p. ex., ecovírus causando uma meningite "asséptica").
- Hemorragia subaracnoide.
- Encefalite.
- Erupção petequial pode ser atribuída a outra causa (p. ex., endocardite infecciosa, púrpura trombocitopênica trombótica e outras infecções).
- "Reação na vizinhança" causando constatações anormais no CSF, como abscesso cerebral ou peridural, osteomielite vertebral ou tumores cerebrais.
- Trombose de seio dural.
- Irritação meníngea não infecciosa decorrente da meningite carcinomatosa ou linfomatosa, sarcoidose, lúpus eritematoso sistêmico ou reações medicamentosas.

MENINGITE BACTERIANA – 63E

Quais são as constatações laboratoriais, de imagem e de procedimentos na meningite?

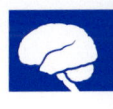

Testes Laboratoriais
- Esfregaço e cultura das petéquias no líquido cefalorraquidiano, na orofaringe, no sangue ou aspiradas.
- Constatações no CSF: Pressão de abertura elevada, contagem de glóbulos brancos elevada (tipicamente > 1.000/mcL) com uma predominância de leucócitos polimorfonucleares, baixa concentração de glicose e proteína elevada.
- Coloração de Gram do CSF pode mostrar bactérias, mas a ausência não exclui o diagnóstico.

Estudos de Imagem
- Se houver quaisquer defeitos neurológicos ou sinais de pressão intracraniana elevada, a ressonância magnética ou a tomografia computadorizada deve ser feita para excluir uma lesão com efeito de massa antes da punção lombar para evitar herniação *(embora, depois que as culturas sanguíneas forem obtidas, a administração antibiótica não deva ser atrasada para obter estudos de imagem)*.

Procedimentos Diagnósticos
- Punção lombar e exame do CSF são essenciais ao diagnóstico.

MENINGITE BACTERIANA – 63F

Quais são os tratamentos para meningite?

Medicamentos
- Terapia antimicrobiana intravenosa deve ser iniciada *imediatamente* quando há suspeita de meningite.

- Ceftriaxona empírica em alta dose, com a adição de vancomicina para organismos resistentes (p. ex., alguns tipos de *Pneumococcus*), deve ser administrada.
- Ampicilina é adicionada para cobertura empírica de *Listeria* em pacientes acima de 50 anos de idade ou abaixo de 2 anos de idade.
- Outras terapias antimicrobianas são guiadas por culturas e testes de suscetibilidade.
- Dexametasona intravenosa pode ser dada imediatamente antes ou com a primeira dose de antibióticos.

MIASTENIA GRAVE – 64A

Uma mulher de 35 anos apresenta-se à clínica queixando-se de visão dupla (diplopia) intermitentemente com piora progressiva durante 2 meses. Além disso, ela notou queda intermitente de suas pálpebras (ptose). Ela trabalha como programadora e tanto a diplopia como a ptose parecem piorar com trabalhos de computação prolongados. Ambos os sintomas diminuem com repouso. Ela se sente geralmente cansada, mas não tem outra fraqueza ou sintomas neurológicos. Seu histórico médico não chama a atenção. O exame físico é notável apenas por movimento lateral no olho direito prejudicado e ptose bilateral, ambos os quais pioram com movimentos oculares repetidos. Exames motores, sensoriais e reflexivos são normais.

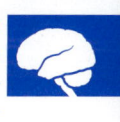

Quais são os principais aspectos dos problemas desta paciente? De que forma você deve refletir sobre os problemas dela?

Aspectos principais: Mulher jovem com diplopia e ptose; sintomas intermitentes, mas progressivos; fraqueza bilateral no músculo ocular que piora com movimentos oculares repetidos e melhora com repouso.

Como refletir: A diplopia deve sempre ser cuidadosamente avaliada. Embora tenha muitas etiologias possíveis, quais causas sérias devem ser consideradas na avaliação inicial? (Lesão à estrutura intracraniana ou sangramento, arterite temporal, oftalmopatia da tireoide, botulismo e outras). Qual é o padrão dos sintomas vistos em miastenia grave (MG)? (Cansaço diário, variação da gravidade ao longo de semanas). Além de mulheres jovens, qual outro grupo demográfico é diagnosticado mais frequentemente com MG? (Homens mais velhos). Quais outras doenças comórbidas e familiares ocorrem com MG? (Doenças autoimunes, como artrite reumatoide, lúpus eritematoso sistêmico, tireoidite de Hashimoto e doença de Graves). Quais grupos musculares devem ser examinados? (Ocular, bulbar [disfagia, disartria], respiratório e músculos dos membros). A MG afeta as pupilas? (Não. Isto pode auxiliar a distinguir a MG de botulismo e compressão do terceiro nervo craniano). A MG afeta o sistema sensorial? (Não). O que causa fraqueza muscular em MG? (Autoanticorpos aos receptores de acetilcolina ou a receptores da tirosina quinase musculoespecífica [MuSK]). Como é possível confirmar o diagnóstico? (Teste do autoanticorpo do receptor de acetilcolina; teste eletrofisiológico, incluindo estimulação repetitiva do nervo e eletromiografia). Quando a MG é diagnosticada, é importante avaliar a glândula do timo para hiperplasia tímica (presente em 85% dos pacientes com MG) e timoma (em 15%). A ressecção do timoma pode melhorar os sintomas da MG. Qual é o esteio do tratamento da MG? (Medicamentos anticolinesterase).

MIASTENIA GRAVE – 64B

Quais são os fundamentos do diagnóstico e as considerações gerais sobre miastenia grave?

Fundamentos do Diagnóstico

- Fraqueza oscilante dos músculos voluntários, produzindo sintomas, como diplopia, ptose e dificuldade de deglutição.
- Atividade aumenta a fraqueza dos músculos afetados.
- Anticolinesterases de curta ação melhoram transitoriamente a fraqueza.

Considerações Gerais

- A MG é mais comum em mulheres jovens com o antígeno HLA-DR3 e em homens mais velhos com timoma associado.
- A MG está frequentemente associada à tirotoxicose, artrite reumatoide ou lúpus eritematoso sistêmico.
- O início é normalmente insidioso, mas pode ser desmascarado por uma infecção coincidente.
- As exacerbações podem ocorrer antes do período menstrual e durante ou logo após a gravidez.
- Os sintomas são atribuídos ao bloqueio da transmissão neuromuscular causado por ligações de anticorpos a receptores da acetilcolina.
- Os músculos oculares externos e certos músculos cranianos, incluindo os músculos mastigadores, faciais e faríngeos, são especialmente prováveis de ser afetados.
- Os músculos respiratórios e dos membros podem também estar envolvidos.

MIASTENIA GRAVE – 64C

Quais são os sintomas e sinais de miastenia grave?

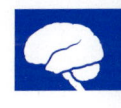

Sintomas e Sinais
- Os sintomas iniciais incluem ptose, diplopia, dificuldade de mastigar ou engolir, dificuldade respiratória ou fraqueza nos membros.
- A fraqueza pode ser generalizada ou localizada em alguns grupos musculares, especialmente os extraoculares.
- Os sintomas frequentemente oscilam em intensidade durante o dia.
- A variação diurna é sobreposta com uma tendência de recaídas espontâneas a longo prazo e remissões que podem durar por semanas.
- O exame clínico confirma a fraqueza e cansaço dos músculos afetados.
- Paralisias extraoculares e ptose, frequentemente assimétricas, são comuns.
- Respostas papilares são normais.
- Músculos bulbares e dos membros ficam frequentemente fracos, mas o padrão de envolvimento é variável.
- A atividade prolongada dos músculos afetados aumenta a fraqueza, que melhora após um breve repouso.
- A sensação é normal.
- Normalmente não há a presença de alterações reflexivas.

MIASTENIA GRAVE – 64D

Qual é o diagnóstico diferencial da miastenia grave?

Diagnóstico Diferencial
- Síndrome miastênica de Lambert-Eaton (normalmente não é para-neoplásica).
- Botulismo.
- Fraqueza neuromuscular induzida por aminoglicosídeo.

MIASTENIA GRAVE – 64E

Quais são as constatações laboratoriais, de imagem e de procedimentos na miastenia grave?

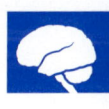

Testes Laboratoriais
- Nível sérico elevado de anticorpos receptores de acetilcolina:
  - O teste tem uma sensibilidade de 80 a 90%.
- Certos pacientes têm nível elevado de anticorpos séricos a MuSK:
  - Estes pacientes são mais prováveis de ter fraqueza nos músculos faciais, respiratórios e proximais do que aqueles com anticorpos aos receptores de acetilcolina.

Estudos de Imagem
- Tomografia computadorizada do tórax com e sem contraste para procurar por timoma coexistente.

Procedimentos Diagnósticos
- A eletrofisiologia demonstra decremento das respostas musculares à estimulação repetitiva.
- A eletromiografia com agulha mostra variação acentuada em configuração e tamanho de potenciais das unidades motoras individuais nos músculos afetados.

MIASTENIA GRAVE – 64F

Quais são os tratamentos para miastenia grave?

- Corticosteroides são indicados em pacientes com uma resposta fraca a medicamentos anticolinesterásicos e uma timectomia prévia, mas a fraqueza pode ser inicialmente agravada pelo tratamento com corticosteroides.
- Micofenolato mofetil pode fornecer alívio sintomático e permitir uma dose menor de corticosteroide.
- Azatioprina também pode ser eficaz.
- Plasmaférese ou terapia de imunoglobulina intravenosa é útil em pacientes com grande incapacidade ou crise aguda ou para estabilização antes da timectomia.

Cirurgia
- A timectomia normalmente leva a um benefício sintomático ou à remissão.

Medicamentos
- Medicamentos, como aminoglicosídeos, que podem exacerbar a MG devem ser evitados.
- Medicamentos anticolinesterásicos, como neostigmina ou piridostigmina, fornecem benefício sintomático sem influenciar o curso da doença.

DIABETES MELLITUS, TIPO 1 – 65A

Uma mulher de 22 anos com um histórico de *diabetes mellitus* tipo I mal controlada apresenta-se ao departamento de emergência com dor abdominal, náusea e vômito. Ela estava se sentindo mal, com tosse, dor de garganta e pouco apetite, então ela não tomou várias doses de insulina. No exame físico, ela está taquipneica, e seu abdome está difusamente sensível à palpação sem rebote ou tensão. O teste sérico revela um nível de glicose de 512 mg/dL e um hiato aniônico de 23, e seu pH arterial é de 7,12. O exame de sua fita de urina é positivo para cetonas, bem como para glicose. O nível sérico de ácido β-hidroxibutírico é elevado.

Quais são os principais aspectos dos problemas desta paciente? De que forma você deve refletir sobre os problemas dela?

Aspectos principais: Idade jovem; dor abdominal, náusea, vômito; doença recente e não aderência à insulina; acidose metabólica hiato-aniônica com taquipneia resultante; glicose sérica e urinária elevadas; cetose sérica e urinária.

Como refletir: Qual evidência clínica ajuda a distinguir entre diabetes tipos 1 e 2 no momento do diagnóstico inicial? (Perda de peso em vez de obesidade; ausência de acantose *nigricans*, dislipidemia, hipertensão ou ovários policísticos. O início do tipo 1 é tipicamente na infância ou no início da puberdade. Testes de autoanticorpos positivos). Quais sintomas esta paciente mais provavelmente apresentou no momento do diagnóstico? (Poliúria, polidipsia, letargia e perda de peso). Ela agora se apresenta com aspectos clássicos de cetoacidose diabética (DKA). Na DKA é crucial identificar o fator precipitante. O que provavelmente precipitou a DKA neste caso? (Tosse e faringite sugerem que ela tem uma infecção juntamente com a falta de aderência à insulina). Um teste adicional é garantido para estabelecer o fator precipitante? (Radiografia torácica, se o histórico ou os exames sugerem pneumonia, análise do sedimento urinário e, em pacientes mais idosos, considere eletrocardiografia). A DKA é mais bem tratada usando um protocolo. Quais são os principais fatores clínicos e laboratoriais a ser monitorados? (Estado volêmico, glicose sérica, bicarbonato, hiato aniônico, potássio e sódio corrigido presentes no soro). Qual é a quantidade de reposição volêmica tipicamente necessária na DKA? (4-6 L).

DIABETES MELLITUS, TIPO 1 – 65B

Quais são os fundamentos do diagnóstico e as considerações gerais sobre *diabetes mellitus* tipo 1?

Considerações Gerais

- Causada por destruição das células-β das ilhotas pancreáticas, normalmente imunomediadas.
- A maioria dos pacientes do tipo 1 possui os antígenos HLA-DR3 ou HLA-DR4; o antígeno HLA-DQB1*0302 é muito específico.
- A maioria dos pacientes tem anticorpos circulantes às células das ilhotas (ICA), à insulina (IAA), à descarboxilase do ácido glutâmico (GAD65), à tirosina fosfatase IA2 (ICA-512) e ao transportador de zinco 8 (ZnT8).
- Propensão à cetoacidose.
- Ocorre em qualquer idade, mas surge mais comumente em crianças e jovens adultos.

Fundamentos do Diagnóstico

- Poliúria, polidipsia e perda de peso associadas a uma glicose plasmática aleatória ≥ 200 mg/dL.
- Glicose plasmática ≥ 126 mg/dL após um jejum noturno documentado em mais de uma ocasião.
- Cetonemia, cetonúria ou ambas.

DIABETES MELLITUS, TIPO 1 – 65C

Quais são os sintomas e sinais da *diabetes mellitus* tipo 1?

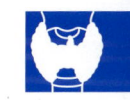

Sintomas e Sinais
- Aumento de sede (polidipsia) e aumento do fluxo urinário (poliúria).
- Aumento de apetite (polifagia) com perda de peso.
- Cetoacidose.
- Parestesias.
- Visão embaçada recorrente.
- Vulvovaginite ou prurido.
- Enurese noturna.
- Hipotensão postural a partir de diminuição no volume plasmático.

DIABETES MELLITUS, TIPO 1 – 65D

Qual é o diagnóstico diferencial da *diabetes mellitus* tipo 1?

Diagnóstico Diferencial
- Diabetes tipo 2.

- Hiperglicemia resultando de outras causas:
  - Medicamentos (corticosteroides em alta dose, pentamidina).
  - Outras condições endócrinas (síndrome de Cushing, glucagonoma, acromegalia, feocromocitoma).
- Acidose metabólica com outras causas (p. ex., cetoacidose alcoólica).
- Glicosúria não diabética (glicosúria renal).

DIABETES MELLITUS, TIPO 1 – 65E

Quais são as constatações laboratoriais na *diabetes mellitus* tipo 1?

Testes Laboratoriais
- Glicose plasmática em jejum > 126 mg/dL ou > 200 mg/dL 2 horas após uma carga de glicose.
- Cetonemia, cetonúria ou ambas.
- Glicosúria e cetonúria.
- Hemoglobina glicada (hemoglobina A_{1c}) reflete controle glicêmico sobre as 8 a 12 semanas precedentes.
- Frutosamina sérica reflete controle nas 2 semanas precedentes; útil em hemoglobinas anormais.
- Anormalidades lipoproteicas (embora menos pronunciadas do que na diabetes tipo 2).
- Glucagon plasmático elevado.
- Níveis do peptídeo-C não distinguem confiavelmente entre *diabetes mellitus* tipos 1 e 2.

DIABETES MELLITUS, TIPO 1 – 65F

Quais são os tratamentos para a *diabetes mellitus* tipo 1?

Medicamentos
- Insulina regularmente e análogos da insulina de ação rápida: lispro, aspart, glulisina.
- Insulina purificada de ação intermediária: protamina neutra Hagedorn (NPH).
- Insulina purificada de longa ação: insulina glargina, insulina detemir.
- Existem combinações pré-misturadas de insulina, como insulina 70/30 (70% de NPH, 30% de insulina regular).

Cirurgia
- Transplante das células das ilhotas, apenas do pâncreas ou do pâncreas e dos rins, simultaneamente em pacientes selecionados.

Procedimentos Terapêuticos
- Trate a microalbuminúria com inibidores da enzima conversora de angiotensina para retardar a nefropatia diabética.
- Trate a hipotensão e a hiperlipidemia.
- Dieta saudável.

DIABETES MELLITUS, TIPO 2 – 66A

Um homem de 53 anos apresenta-se ao seu médico de cuidados primários para um *checkup* de rotina. Ele queixa-se de aumento de sede e urinação frequente nos últimos meses. No exame físico, ele é um homem obeso; sua pressão sanguínea é de 152/87 mm Hg. A análise do seu sedimento urinário é positiva para glicose. A leitura aleatória de sua glicose no sangue por punção digital no consultório é de 352 mg/dL. O nível de hemoglobina sérica A_{1c} é de 10,2%.

Quais são os principais aspectos dos problemas deste paciente? De que forma você deve refletir sobre os problemas dele?

Aspectos principais: Meia-idade; obeso; poliúria e polidipsia; hipertensão associada; glicosúria; glicemia digital aleatória > 200 mg/dL com sintomas; nível de hemoglobina A_{1c} > 6,5%.

Como refletir: Fatores que aumentam o risco de desenvolvimento de diabetes do tipo 2 incluem obesidade, como neste caso. Quais outros fatores de risco devem ser considerados? (Histórico familiar, etnia; atividade física; distribuição de gordura; tabagismo; e outros, até mesmo a duração do sono). Além de poliúria e polidipsia, quais outros sintomas estão frequentemente presentes logo que a diabetes é reconhecida? (Fadiga, perda de peso; vaginite por *Candida*, visão embaçada, neuropatia visual). A visão embaçada e a neuropatia periférica necessariamente indicam diabetes prolongada não detectada? (A visão embaçada pode ser causada por hiperglicemia aguda em vez de retinopatia diabética de longa data, mas a neuropatia indica hiperglicemia a longo prazo). Ocorre glicosúria acima de qual concentração sérica? (Aproximadamente 300 mg/dL). Como este paciente deve ser avaliado? (Exame físico completo, incluindo exames oftalmológicos, neurológicos e dos pés; hemograma completo; eletrólitos séricos, creatinina; painel lipídico; teste de microalbumina urinária e eletrocardiografia de base). Quais são as quatro prioridades de tratamento para reduzir o risco do paciente de complicações macrovasculares e microvasculares? (Perda de peso, controle da pressão sanguínea, controle de glicose e terapia de estatina, objetivando um nível de colesterol-lipoproteína de baixa densidade de, ao menos, < 100 mg/dL, mas idealmente < 70 mg/dL). Como ele deve ser tratado hoje? (Se os eletrólitos e a creatinina no soro estiverem normais e dado o grau de elevação da glicose, inicie metformina e uma insulina de longa duração ou sulfonilureia. Educação do paciente. Um anti-hipertensivo deve ser iniciado, se a hipertensão for confirmada na próxima visita, e a terapia de estatina deve ser feita a seguir).

DIABETES MELLITUS, TIPO 2 – 66B

Quais são os fundamentos do diagnóstico e as considerações gerais sobre *diabetes mellitus* tipo 2?

Fundamentos do Diagnóstico

- Pessoas tipicamente > 40 anos de idade, obesas, frequentemente com hipertensão associada e dislipidemia.
- Poliúria e polidipsia; vaginite por *Candida* é, às vezes, uma manifestação inicial.
- Glicose plasmática em jejum $\geq 126\,mg/dL$ ou hemoglobina $A_{1c} > 6,5\%$.

Considerações Gerais

- A insulina endógena circulante é suficiente para prevenir cetoacidose, mas inadequada para prevenir hiperglicemia a partir da insensibilidade tecidual.
- Fortes influências genéticas; altamente prevalente em índios Pima e insulanos do Pacífico.

DIABETES MELLITUS, TIPO 2 – 66C

Quais são os sintomas e sinais da *diabetes mellitus* tipo 2?

Sintomas e Sinais
- Poliúria.
- Aumento da sede (polidipsia).
- Fraqueza ou fadiga.
- Visão embaçada recorrente.
- Vulvovaginite, prurido anogenital ou balanopostite.
- Neuropatia periférica.
- Obesidade.
- Frequentemente assintomática.

DIABETES MELLITUS, TIPO 2 – 66D

Qual é o diagnóstico diferencial da *diabetes mellitus* tipo 2?

Diagnóstico Diferencial

- Endocrinopatias: *diabetes mellitus* tipo 1, síndrome de Cushing, acromegalia, feocromocitoma, glucagonoma, somatostatinoma.
- Medicamentos: corticosteroides, tiazidas, fenitoína, niacina, contraceptivos orais, pentamidina.
- Insuficiência pancreática: pancreatomia subtotal, pancreatite crônica, hemocromatose "diabetes de bronze", hemossiderose.
- Outros: diabetes gestacional, cirrose, síndrome de Schmidt, a partir de insuficiência poliglandular.
- Poliúria: *diabetes insipidus*.
- Polidipsia psicogênica.
- Glicosúria não diabética: genética, síndrome de Fanconi, doença renal crônica, gravidez.

DIABETES MELLITUS, TIPO 2 – 66E

Quais são as constatações laboratoriais na *diabetes mellitus* tipo 2?

Testes Laboratoriais
- Glicose plasmática em jejum ≥ 126 mg/dL ou ≥ 200 mg/dL, 2 horas após uma carga de glicose.
- Glicosúria (Clinistix, Diastix).
- Cetonúria ocasionalmente sem cetonemia (Acetest, Ketostix).
- Hemoglobina glicada (HbA$_{1c}$) reflete controle glicêmico sobre as 8 a 12 semanas precedentes.
- Frutossamina sérica reflete controle glicêmico nas duas semanas precedentes e é útil na presença de hemoglobinas anormais e na determinação do controle glicêmico no momento da concepção entre mulheres diabéticas.
- Anormalidades lipoproteicas incluem alta concentração sérica de triglicerídeos e baixo nível de colesterol-lipoproteína de alta densidade.

DIABETES MELLITUS, TIPO 2 – 66F

Quais são os tratamentos para a *diabetes mellitus* tipo 2?

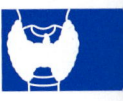

Medicamentos

- Medicamentos que estimulem a secreção de insulina: sulfonilureias, análogos da meglitinida, derivados da D-fenilalanina.
- Medicamentos que primariamente diminuam os níveis de glicose por suas ações no fígado, músculo e tecido adiposo: metformina, tiazolidinedionas.
- Medicamentos que principalmente afetem a absorção de glicose: inibidores da α-glicosidase.
- Medicamentos que imitem o efeito da incretina: exenatida, sitagliptina, liraglutide.
- Outros: pranlintida (análogos do polipeptídeo amiloide das ilhotas).
- Insulina: indicada para hiperglicemia não responsiva à dieta e a agentes hipoglicêmicos orais.
- Insulina pré-prandial de rápida ação juntamente com substituição de insulina basal com uma insulina de ação intermediária à longa pode ser usada para atingir um controle aceitável de glicose sanguínea.

Procedimentos Terapêuticos

- Limitações à ingestão de colesterol e de carboidratos simples; aumento de exercícios.

HIPERALDOSTERONISMO – 67A

Um homem de 42 anos apresenta-se para avaliação de uma hipertensão recentemente diagnosticada. Ele atualmente não está tomando nenhum medicamento e não apresenta queixas. Uma cuidadosa revisão dos sistemas revela sintomas de fadiga; adinamia; e micção frequente, particularmente à noite. O exame físico é normal, exceto por uma pressão sanguínea de 168/100 mm Hg. Os eletrólitos séricos são sódio, 152 mEq/L; potássio, 3,2 mEq/L; bicarbonato, 32 mEq/L; e cloreto, 112 mEq/L.

Quais são os principais aspectos dos problemas deste paciente? De que forma você deve refletir sobre os problemas dele?

Aspectos principais: Hipertensão, incluindo elevação da pressão sanguínea diastólica; fadiga; poliúria; hipernatremia; hipocalemia; bicarbonato sérico elevado.

Como refletir: Uma propedêutica diagnóstica completa para causas secundárias de hipertensão não é necessária para cada novo diagnóstico de pressão sanguínea alta, nem seria possível dada a prevalência de hipertensão na população. Ao mesmo tempo, causas secundárias de hipertensão, como hiperaldosteronismo, são sub-reconhecidas. Quais são os principais fatores que deveriam chamar a atenção para uma propedêutica para hipertensão secundária? (Início antes dos 50 anos de idade; sintomas sugestivos de feocromocitoma, incluindo cefaleia, sudorese ou palpitações; hipertensão refratária a três medicamentos, um dos quais é um diurético; constatações no exame físico, como sopro abdominal ou uma aparência cushingoide). A idade do paciente, sua pressão sanguínea sistólica maior do que 160 mm Hg e sua pressão diastólica de 100 mm Hg são indicações para investigação. Os níveis séricos de sódio e potássio foram apropriadamente verificados e sugerem um eixo renina-angiotensina-aldosterona hiperativo. Como o problema pode ser localizado? (Obtendo um índice entre a aldosterona e a renina plasmática. Se for encontrada um valor elevado, o próximo passo é documentar aumento na secreção de aldosterona com uma coleta de urina de 24 horas). Sua fadiga, adinamia e noctúria são potencialmente atribuíveis a este problema? (Sim. Estes sintomas podem ser causados pela hipocalemia associada). Quais são as duas causas mais prováveis de hiperaldosteronismo? (Hiperplasia suprarrenal bilateral e adenoma suprarrenal unilateral [síndrome de Conn]). Como ele deve ser tratado? (Um agente bloqueador da aldosterona, como espironolactona ou eplerenona).

HIPERALDOSTERONISMO – 67B

Quais são os fundamentos do diagnóstico e as considerações gerais sobre hiperaldosteronismo?

Fundamentos do Diagnóstico

- Hipertensão que pode ser grave ou resistente a medicamentos.
- Hipocalemia (na minoria dos pacientes) pode causar poliúria, polidipsia, fraqueza muscular.
- Níveis plasmáticos e urinários de aldosterona elevados e nível plasmático de renina baixo.

Considerações Gerais

- Produção excessiva de aldosterona que aumenta a retenção de sódio e a excreção de potássio.
- Eventos cardiovasculares são mais prevalentes em pacientes com hiperaldosteronismo.
- Mais comumente causado por hiperplasia suprarrenal bilateral e adenomas suprarrenais produtores de aldosterona (síndrome de Conn).
- Faça varredura dos pacientes para hiperaldosteronismo se eles tiverem pressão sanguínea maior do que 160/100 mm Hg; hipertensão resistente a medicamentos; hipertensão com hipocalemia; incidentaloma suprarrenal; um histórico familiar de hiperaldosteronismo, hipertensão de início recente ou derrame.

HIPERALDOSTERONISMO – 67C

Quais são os sintomas e sinais do hiperaldosteronismo?

Sintomas e Sinais
- Hipertensão é tipicamente moderada.
- Alguns pacientes têm apenas hipertensão diastólica sem outros sintomas e sinais.
- Edema (raro).
- Fraqueza muscular (às vezes com paralisia simulando paralisia periódica), parestesias com tetania franca, cefaleia, poliúria e polidipsia podem ser vistas em pacientes com hipocalemia.

HIPERALDOSTERONISMO – 67D

Qual é o diagnóstico diferencial do hiperaldosteronismo?

- Hipertensão vascular renal (hipertensão e hipocalemia, mas a atividade plasmática da renina é alta).
- Hipocalemia a partir de outra causa (p. ex., diuréticos).
- Hiperaldosteronismo secundário (desidratação, insuficiência cardíaca).
- Hiperplasia suprarrenal congênita: deficiência de hidroxilase-11β, deficiência de hidroxilase-17α.
- Síndrome de Cushing.
- Ingestão excessiva de alcaçuz real.
- Síndrome da resistência ao cortisol.

Diagnóstico Diferencial

- Hipertensão essencial.
- Paralisia periódica hipocalêmica tireotóxica.

HIPERALDOSTERONISMO – 67E

Quais são as constatações laboratoriais, de imagem e de procedimentos no hiperaldosteronismo?

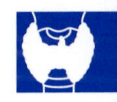

Testes Laboratoriais
- Obtenha o nível plasmático de potássio em todos os indivíduos hipertensos; hipocalemia pode sugerir o diagnóstico.
- Concentração sérica de bicarbonato de sódio (HCO_3^-) pode estar elevada.
- Realize a atividade da renina plasmática (PRA) e da aldosterona para determinar o índice entre aldosterona e renina.
- Um valor alto do índice entre aldosterona e renina indica hiperaldosteronismo primário; valores elevados sem razão elevada indicam hiperaldosteronismo secundário.
- Aldosterona sérica (ng/dL): razões de PRA (ng/mL/h) abaixo de 24 excluem hiperaldosteronismo primário, índices entre 24 e 67 são suspeitos e acima de 67 são muito sugestivos do diagnóstico.
- Se um índice elevado for encontrado, o próximo passo é documentar a secreção aumentada de aldosterona com uma coleta de urina de 24 horas.
- Testes devem ser feitos suspendendo todos os diuréticos, inibidores da enzima conversora de angiotensina, β-bloqueadores e bloqueadores do canal de cálcio.

Estudos de Imagem
- Tomografia computadorizada de corte fino pode ser usada para fazer a varredura para carcinoma suprarrenal raro.

Procedimentos Diagnósticos
- Amostras da veia suprarrenal podem direcionar a cirurgia para corrigir a suprarrenal em excesso unilateral de aldosterona.

HIPERALDOSTERONISMO – 67F

Quais são os tratamentos para o hiperaldosteronismo?

Medicamentos

- Espironolactona e eplerenona são tratamentos eficazes; espironolactona pode causar ginecomastia, mas eplerenona não tem efeitos antiandrogênicos.

- Dexametasona em baixa dose irá suprimir o hiperaldosteronismo remediável por glicocorticoide (que é muito raro).

Cirurgia

- Adrenalectomia laparoscópica pode ser feita para síndrome de Conn (adenoma suprarrenal unilateral secretor de aldosterona).

HIPERCALCEMIA – 68A

Uma mulher de 71 anos com câncer de pulmão apresenta-se ao seu médico de cuidados primários com queixas de constipação, náusea e poliúria. Ela também tem depressão recente e fraqueza generalizada. Seu único medicamento é o bicarbonato de cálcio, que ela toma para prevenção de osteoporose. No exame cardíaco, ela tem extrassistolia frequente. Seu nível sérico de cálcio está elevado a 13,5 mg/dL, seu nível sérico de hormônio da paratireoide (PTH) está baixo, e seu nível sérico de proteína relacionada com o PTH (PTHrP) está elevado.

Quais são os principais aspectos dos problemas desta paciente? De que forma você deve refletir sobre os problemas dela?

Aspectos principais: Constipação, náusea, poliúria, fraqueza, depressão, ectopia; malignidade conhecida; cálcio sérico elevado; níveis séricos de PTHrP elevados e de PTH baixos.

Como refletir: O diagnóstico rápido de hipercalcemia requer o reconhecimento de diversos sintomas. Quais são as amplas categorias causadas por hipercalcemia? (Gastrointestinais, p. ex. constipação, náusea; neuropsiquiátricas, p. ex., fadiga, fraqueza e estado mental alterado; renais, p. ex., nefrolitíase e poliúria; e cardíacas, p.ex., encurtamento do intervalo QT e ectopia). A causa de hipercalcemia é determinada por um diagnóstico diferencial com diversos pontos-chave de ramificação; é útil lembrar que a maioria dos casos é causada por hiperparatireoidismo primário ou malignidade. O PTH foi provavelmente o primeiro resultado laboratorial neste caso, com seu baixo valor excluindo hiperparatireoidismo. A partir daí, quais causas provavelmente foram consideradas a seguir? (Malignidade, doença granulomatosa, hipervitaminose-D, síndrome leite-álcali, tirotoxicose). Malignidade, a causa mais comum de hipercalcemia com um nível suprimido de PTH, é uma preocupação aqui dado o grau de elevação sérica de cálcio. O PTHrP elevado confirma esta suspeita. Quais três tipos de câncer mais frequentemente causam hipercalcemia? (Carcinomas de mama e de pulmão e mieloma múltiplo). Como ela deve ser tratada a curto prazo? (Ela deve ser admitida no hospital para uma investigação diagnóstica acelerada e terapia para diminuir seu nível sérico de cálcio, incluindo hidratação salina intravenosa e, quando bem hidratada, tratamento com bisfosfonato).

HIPERCALCEMIA – 68B

Quais são os fundamentos do diagnóstico e as considerações gerais sobre hipercalcemia?

- Doença sintomática e grave é frequentemente causada por malignidade; doença leve e assintomática é normalmente causada por hiperparatireoidismo primário.

Considerações Gerais

- Hiperparatireoidismo primário e malignidade representam 90% dos casos.
- Hipercalcemia relacionada com a produção de PTHrP é a síndrome endócrina paraneoplásica mais comum.
- Doenças granulomatosas, como sarcoidose e tuberculose, podem causar hipercalcemia a partir da produção de vitamina D_3 ativa (1,25 di-hidroxivitamina D_3) pelos granulomas.

Fundamentos do Diagnóstico

- O nível sérico de cálcio é de 10,5 mg/dL; o nível de cálcio sérico ionizado é de 5,3 mg/dL.
- Hipercalciúria normalmente precede hipercalcemia.

HIPERCALCEMIA – 68C

Quais são os sintomas e sinais da hipercalcemia?

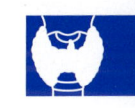

Sintomas e Sinais

- Hipercalcemia leve é frequentemente assintomática; cálcio sérico acima de 12 mg/dL ou hipercalcemia aguda produz sintomas mais graves.
- Gastrointestinais: constipação, náusea, vômito, anorexia, doença de úlcera péptica.
- Renais: nefrolitíase, poliúria.
- Poliúria a partir de *diabetes insipidus* nefrogênica induzida por hipercalciúria pode resultar em depleção de volume e lesão renal aguda.
- Poliúria é ausente em hipercalcemia hipocalciúrica familiar.
- Manifestações neurológicas podem variar de sonolência leve a fraqueza, depressão, letargia, estupor e coma em casos graves.
- Cardíacas: ectopia ventricular e ritmo idioventricular ocorrem e podem ser acentuados por digitálicos.

HIPERCALCEMIA – 68D

Qual é o diagnóstico diferencial de hipercalcemia?

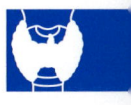

Diagnóstico Diferencial

- Aumento de ingestão ou de absorção: síndrome leite-álcali, excesso de vitamina D ou A.
- Distúrbios endócrinos: hiperparatireoidismos primário e secundário, acromegalia, insuficiência suprarrenal, feocromocitoma, tirotoxicose.
- Doenças neoplásicas: produção tumoral de PTHrP (ovário, rim, pulmão), mieloma múltiplo (fator ativador de osteoclastos), linfoma.
- Diuréticos tiazídicos ou ingestão de lítio.
- Doenças granulomatosas.
- Doença de Paget.
- Hipofosfatasia.
- Imobilização.
- Hipercalcemia hipocalciúrica familiar.

HIPERCALCEMIA – 68E

Quais são as constatações laboratoriais, de imagem e de procedimentos na hipercalcemia?

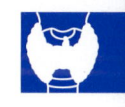

Testes Laboratoriais
- Nível sérico de cálcio está acima de 10,5 mg/dL; o cálcio ionizado está acima de 5,3 mg/dL.
- Cloreto sérico alto e fosfato sérico baixo sugerem hiperparatireoidismo primário.
- Cloreto sérico baixo com bicarbonato, nitrogênio ureico no sangue e creatinina sugerem síndrome leite-álcali.
- Meça a excreção urinária de cálcio.
- Níveis de PTH e PTHrP ajudam a distinguir entre hiperparatireoidismo (PTH elevado e PTHrP ausente) e malignidade associada à hipercalcemia (PTH suprimido e PTHrP elevado).

Estudos de Imagem
- Radiografia torácica para excluir malignidade ou doença granulomatosa.

Procedimentos Diagnósticos
- Eletrocardiografia: encurtamento do intervalo QT.

HIPERCALCEMIA – 68F

Quais são os tratamentos para a hipercalcemia?

Medicamentos

- Estabeleça euvolemia com fluidos intravenosos para induzir excreção renal de Na^+ e Ca^{2+}.
- Furosemida intravenosa pode ser útil, embora sua eficácia não seja clara.
- Tiazidas podem piorar a hipercalcemia.
- No tratamento de hipercalcemia por malignidade, bisfosfonatos são a base da terapia, embora eles tenham um efeito atrasado; calcitonina pode ser útil a curto prazo.

Procedimentos Terapêuticos

- Em casos de emergência, diálise com baixo ou nenhum cálcio dialisado pode ser necessária.

HIPERPARATIREOIDISMO PRIMÁRIO – 69A

Uma mulher de 56 anos apresenta-se ao seu médico de cuidados primários queixando-se de fadiga progressiva, fraqueza e dor óssea difusa. Ela diz que seus sintomas têm piorado nos últimos 2 meses. Seu histórico médico é notável por hipertensão bem controlada e cálculos renais recorrentes. O exame físico não chama a atenção. O nível sérico de cálcio está elevado.

Quais são os principais aspectos dos problemas desta paciente? De que forma você deve refletir sobre os problemas dela?

Aspectos principais: Sexo feminino; fadiga; fraqueza; dor óssea; cálculos renais; cálcio sérico elevado.

Como refletir: O diagnóstico de hipercalcemia requer o reconhecimento de diversos sintomas comuns. Além de sua fadiga, fraqueza, dor óssea difusa e nefrolitíase, quais outros sintomas devem ser obtidos? (Outros sintomas neuromusculares ou psiquiátricos, incluindo depressão; outros sintomas renais, incluindo poliúria; sintomas gastrointestinais, incluindo anorexia). Por causa de o diagnóstico diferencial ser complexo, é útil lembrar que duas causas representam 90% dos casos. Quais são estas duas causas? (Hiperparatireoidismo primário e malignidade). Como o nível sérico de cálcio elevado pode ser confirmado? (Obtenha um nível sérico de albumina e corrija o valor sérico de cálcio para uma albumina baixa, se presente, ou obtenha um nível de cálcio ionizado). Frequentemente um nível sérico de fosfato está disponível com o valor inicial de cálcio; como isto pode guiar o diagnóstico diferencial? (Hiperparatireoidismo primário e malignidades com uma proteína relacionada com o hormônio da paratireoide elevada [PTHrP] aumentam a excreção renal de fosfato, levando a um fosfato sérico baixo. Outras causas de hipercalcemia geralmente levam a uma elevação nos níveis de fosfato sérico). Se o nível de PTH sérico estiver elevado neste caso, qual é a probabilidade de hipercalcemia maligna? (Muito baixa. O câncer leva à hipercalcemia por secreção de PTHrP ou por metástases ósseas; o nível sérico de PTH é suprimido em quase todos os casos. Um tumor secretante de PTH é a rara exceção). Qual é o diagnóstico mais provável aqui e como isto deve ser confirmado? (Hiperparatireoidismo primário é o mais provável. Uma coleta de cálcio urinário de 24 horas é necessária. Cálcio urinário baixo indica hipercalcemia hipocalciúrica familiar, uma entidade benigna). Como ela deve ser tratada? (Pacientes sintomáticos com hiperparatireoidismo primário são mais bem tratados com paratiroidectomia).

HIPERPARATIREOIDISMO PRIMÁRIO – 69B

Quais são os fundamentos do diagnóstico e as considerações gerais sobre hiperparatireoidismo?

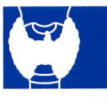

Fundamentos do Diagnóstico

- Cálculos renais, poliúria, hipertensão, constipação, alterações mentais, dor óssea.
- Cálcios urinário e sérico elevados; fosfato urinário alto com fosfato sérico baixo ou normal; fosfatase alcalina normal ou elevada.
- Nível sérico elevado ou alto a normal do hormônio da paratireoide (PTH).
- Mais comum em pessoas com mais de 50 anos de idade, e em mulheres acontece mais frequentemente do que em homens.

Considerações Gerais

- Hiperparatireoidismo primário a partir da hipersecreção de PTH é normalmente causado por adenoma paratireoide.
- Hiperparatireoidismo secundário ou terciário ocorre a partir de insuficiência renal crônica ou osteodistrofia renal.
- Dez por cento dos casos são familiares, como na síndrome de neoplasia endócrina múltipla (MEN).

HIPERPARATIREOIDISMO PRIMÁRIO – 69C

Quais são os sintomas e sinais do hiperparatireoidismo?

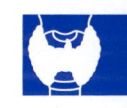

Sintomas e Sinais
- Frequentemente assintomático.
- Sintomas incluem "ossos, cálculos, gemidos abdominais, lamentos psíquicos, fadiga".
- Dor óssea e artralgias são comuns.
- Osteíte fibrosa cística: desmineralização difusa, fraturas patológicas e lesões ósseas císticas a partir de doença crônica grave.
- Sintomas de hipercalcemia grave:
  - Parestesias, fraqueza muscular, reflexos diminuídos.
  - Mal-estar, fadiga, deficiência cognitiva, psicose.
  - Hipertensão, intervalo P-R prolongado, encurtamento do intervalo Q-T, bradiarritmias.
  - Poliúria e polidipsia, *diabetes insipidus* nefrogênica.
  - Anorexia, náusea, vômito, dor abdominal, constipação.
  - Ceratopatia em faixa.
  - Calcifilaxia.

HIPERPARATIREOIDISMO PRIMÁRIO – 69D

Qual é o diagnóstico diferencial de hiperparatireoidismo?

Diagnóstico Diferencial
- Hipercalcemia por malignidade.
- Mieloma múltiplo.
- Intoxicação por vitamina D.
- Sarcoidose, tuberculose.
- Imobilização.
- Hipercalcemia.
- Hipertireoidismo.
- Deficiência de vitamina D pode causar PTH sérico alto com cálcio sérico normal.
- Terapia de corticosteroide em alta dose em pacientes tomando diuréticos tiazídicos.

HIPERPARATIREOIDISMO PRIMÁRIO – 69E

Quais são as constatações laboratoriais e de imagem no hiperparatireoidismo?

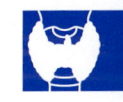

- Excreção de cálcio na urina é alta ou normal, mas baixa para o grau de hipercalcemia.
- Fosfato na urina é alto apesar do fosfato sérico baixo a normal baixo.
- Urina de 24 horas para varreduras de cálcio e creatinina para hipercalcemia hipocalciúrica benigna familiar.

Testes Laboratoriais
- Cálcio sérico elevado, PTH elevado; fosfatase alcalina elevada, se doença óssea estiver presente.
- Ensaio imunorradiométrico (IRMA) é mais específico e sensível.
- Fosfato sérico é frequentemente baixo, mas alto em hiperparatireoidismo secundário (insuficiência renal).

Estudos de Imagem
- Estudos de imagem não são úteis para o diagnóstico de hiperparatireoidismo, mas podem localizar adenomas da paratireoide; varredura por subtração do sestamibi-iodo e ultrassonografia do pescoço são os testes mais sensíveis..
- Radiografias ósseas são geralmente normais, mas podem mostrar desmineralizações ou fraturas patológicas.

HIPERPARATIREOIDISMO PRIMÁRIO – 69F

Quais são os tratamentos para o hiperparatireoidismo?

Medicamentos

- Bifosfonatos para densidade mineral óssea; preparos orais não tratam hipercalcemia.
- Cloridrato de cinacalcete para hipercalcemia grave causada por carcinoma da paratireoide.
- Reposição de vitamina D para pacientes com deficiência.
- Calcitriol, doxercalciferol ou paracalcitol usados em hiperparatireoidismo secundário e terciário associados à azotemia.
- Propanalol pode prevenir efeitos cardíacos adversos de hipercalcemia.

Cirurgia

- Paratiroidectomia para pacientes sintomáticos e pacientes assintomáticos se forem jovens, houver cálcio urinário alto, densidade óssea baixa, acompanhamento médico difícil ou se forem gestantes (segundo trimestre).

Procedimentos Terapêuticos

- Mantenha o paciente em movimento; evite tiazidas e suplementos de cálcio; beber líquidos.

HIPERTIREOIDISMO – 70A

Uma mulher afro-americana de 25 anos apresenta-se com uma queixa de rápida perda de peso apesar de um apetite voraz. O exame físico revela taquicardia (taxa de pulso de 110 batimentos/min em repouso), pele úmida e fina, tireoide simetricamente aumentada, fraqueza leve no músculo quadríceps bilateral e tremor leve.

Quais são os principais aspectos dos problemas desta paciente? De que forma você deve refletir sobre os problemas dela?

Aspectos principais: Perda de peso com aumento de apetite; taquicardia; pele úmida; aumento da tireoide; fraqueza muscular; tremor.

Como refletir: Perda de peso, fraqueza e taquicardia indicam um processo sistêmico. Para evitar fixar-se prematuramente à doença da tireoide como uma explicação, quais são as outras categorias principais de doença que poderiam causar estas constatações? (Infecção, malignidade, doença do tecido conectivo, vasculite, toxicidade por medicamentos). Quais outros sintomas de hipertireoidismo você poderia elicitar para ajudar a confirmar sua suspeita? (Intolerância ao calor, inquietação, diarreia, distúrbios do sono, menstruações irregulares). Quais sinais adicionais no exame físico deveriam ser procurados ao considerar hipertireoidismo? (Retardo da pálpebra, exoftalmia, evacuação exagerada, fase de relaxamento aos reflexos profundos anormalmente rápida, mixedema pré-tibial). Neste caso, o exame da glândula da tireoide pode mostrar assimetria. Quais etiologias comuns de hipertireoidismo podem-se apresentar com um exame assimétrico? (Adenoma tóxico, bócio multinodular tóxico). Quais etiologias são mais prováveis de se apresentar como processos simétricos? (Doença de Graves, tireoidite viral, doença autoimune da tireoide recente ["toxicose de Hashimoto"], hormônio estimulador da tireoide [TSH] – produzindo adenoma hipofisário). Como a sua função da tireoide deve ser avaliada? (O TSH sérico sozinho é o teste inicial mais sensível). Se o TSH estiver suprimido, qual seriam os próximos passos diagnósticos? (Tri-iodotironina sérica $[T_3]$, tiroxina $[T_4]$, imunoglobulinas estimuladoras da tireoide; ultrassonografia da tireoide e possivelmente uma varredura com iodo radioativo; avaliação oftalmológica). Se o TSH neste paciente estiver suprimido, como ele deveria ser tratado enquanto espera por estudos subsequentes? (O propranolol β-bloqueador não específico é usado para controlar taquicardia e melhorar a ansiedade). Quais são as complicações de hipertireoidismo não tratado? (Insuficiência cardíaca, osteoporose, risco de tormenta tireoidiana). Quais são os aspectos da tormenta tireoidiana? (Febre, delírio, vômito, diarreia, taquicardia e insuficiência cardíaca).

HIPERTIREOIDISMO – 70B

Quais são os fundamentos do diagnóstico e as considerações gerais sobre hipertireoidismo?

- Bócio e oftalmopatia na doença de Graves.
- TSH suprimido em hipertireoidismo primário; T_4 aumentada, tiroxina livre (FT_4), T_3, tri-iodotironina livre (FT_3).

Considerações Gerais

- As causas incluem doença de Graves, adenomas tóxicos, indução por iodo, tireoidite de Quervain subaguda, tireoidite induzida por amiodarona, tireoidite de Hashimoto e hormônio exógeno da tireoide.

Fundamentos do Diagnóstico

- Sudorese, perda de peso, ansiedade, taquicardia e palpitações, intolerância ao calor, tremor.

HIPERTIREOIDISMO – 70C

Quais são os sintomas e sinais do hipertireoidismo?

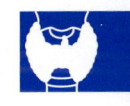

Sintomas e Sinais
- Intolerância ao calor, sudorese, nervosismo, tremor leve em repouso, prurido.
- Movimentos intestinais frequentes (defecação exagerada), perda de peso (ou ganho), irregularidades menstruais.
- Fadiga, fraqueza, cólicas musculares, hiper-reflexia.
- Bócio (frequentemente com ruídos) na doença de Graves; tireoide alargada e sensível na tireoidite subaguda.
- Retração superior da pálpebra, olhar fixo e caimento da pálpebra com olhar descendente, oftalmopatia (quemose, conjuntivite e proptose leve) na doença de Graves; diplopia, se houver miastenia grave coexistente.
- Pele úmida e quente; cabelo fino; onicólise; dermopatia (mixedema) na doença de Grave.
- Taquicardia sinusal, palpitações, angina de peito, arritmias.
- Cardiomiopatia, tormenta tireoidiana, paralisia hipocalêmica.

HIPERTIREOIDISMO – 70D

Qual é o diagnóstico diferencial de hipertireoidismo?

Diagnóstico Diferencial
- Ansiedade geral, distúrbio do pânico, mania.
- Outro estado hipermetabólico (p. ex, câncer, feocromocitoma).
- Exoftalmia decorrente de outras causas (p. ex., tumor orbital).
- Fibrilação atrial em decorrência de outras causas.
- Distúrbios psiquiátricos agudos (podem falsamente aumentar a tiroxina sérica).
- Estados estrógenos elevados (p. ex., gravidez).
- Hipopituitarismo.
- Hipertireoidismo subclínico.

HIPERTIREOIDISMO – 70E

Quais são as constatações laboratoriais e de imagem no hipertireoidismo?

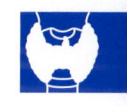

Testes Laboratoriais
- TSH sérico é suprimido; T_4, FT_4, T_3, FT_3, captação de resina pela tireoide e índice FT_4 aumentados.
- FT_4, às vezes, é normal, mas a T_3 sérica é elevada.
- Hipercalcemia, anemia, fosfatase alcalina aumentada.
- Anticorpos na doença de Graves: anticorpo receptor da tirotropina (TRAb), anticorpo antinuclear (ANA), anticorpos da tiroglobulina ou da tiroperoxidase.
- Taxa de sedimentação de eritrócito frequentemente elevada em tireoidite subaguda.
- TSH elevado ou normal apesar da tirotoxicose em tumores hipofisários secretadores de TSH.

Estudos de Imagem
- Alta captação de ^{123}I na doença de Graves e bócio nodular tóxico, baixa captação característica de tireoidite subaguda e hipertireoidismo induzido por amiodarona.
- Ultrassonografia da tireoide é útil em pacientes com hipertireoidismo e nódulos palpáveis na tireoide.

HIPERTIREOIDISMO – 70F

Quais são os tratamentos para o hipertireoidismo?

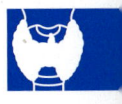

Medicamentos
- Propranolol (formulação de liberação prolongada) controla os sintomas.
- Tioureias: metimazol ou propiltiouracil (PTU).
- Agentes de contraste iodados: ácido iopanoico (Telepaque) ou ipodato de sódio (Bilivist, Oragrafin).
- Tirotoxicose induzida por amiodarona e oftalmopatia de Graves tratada com corticosteroides.

Cirurgia
- Metimazol e propranolol usados pré e perioperatoriamente.
- Tireoidectomia é preferível sobre iodo radioativo para pacientes com gravidez, bócios grandes, malignidade suspeita, nódulos tóxicos solitários da tireoide em pacientes com menos de 40 anos de idade.

Procedimentos Terapêuticos
- Terapia com iodo radioativo (^{131}I) para doença de Graves e bócio multinodular tóxico.

HIPOTIREOIDISMO – 71A

Uma mulher de 55 anos queixa-se de fadiga, ganho ponderal de cerca de 13 quilos apesar de dieta, constipação, cabelo fino e menorragia. No exame físico, a glândula da tireoide não está palpável; a pele está fria, seca e dura; os sons cardíacos são abafados; a frequência cardíaca é de 50 batimentos/min; e os reflexos tendinosos profundos mostram relaxamento atrasado. Os exames retais e pélvicos são normais, e as fezes são negativas para guaiaco.

Quais são os principais aspectos dos problemas desta paciente? De que forma você deve refletir sobre os problemas dela?

Aspectos principais: Mulher de meia-idade; ganho ponderal; constipação; menorragia; cabelo fino; pele seca; bradicardia; relaxamento atrasado dos reflexos.

Como refletir: Quais principais categorias de doença podem-se apresentar com fadiga e ganho de peso? (Depressão, síndrome de Cushing, hipotireoidismo). Além da fadiga, constipação, ganho de peso, alopecia e menorragia, quais outros sintomas devem ser procurados neste caso? (Intolerância ao frio, confusão mental, fraqueza muscular ou cólicas).

Quais são as causas comuns de hipotireoidismo? (Tireoidite autoimune [tireoidite de Hashimoto] é mais comum; toxicidade por medicamentos, incluindo amiodarona e lítio; deficiência de iodo; ressecção cirúrgica ou radioablação da glândula da tireoide). Se o valor do hormônio estimulador da tireoide [TSH] neste caso se provar ser normal, qual diagnóstico deve ser considerado? (Hipotireoidismo secundário causado por um processo hipofisário como um efeito em massa a partir de um tumor hipofisário produtor de prolactina). Esta paciente está em risco de hipotireoidismo autoimune? (Sim, dados sua idade e sexo). Como ela deve ser avaliada? (O TSH sérico sozinho é o teste inicial apropriado; um nível anormal de TSH deve ser seguido por uma tiroxina livre (T_4). Testes para os anticorpos da tiroperoxidase e tiroglobulina são positivos na maioria dos casos de tireoidite autoimune, mas são inespecíficos e podem ser positivos no cenário de doença aguda). Se o valor do TSH sozinho for elevado, e sua T_4 livre for baixa, como a terapia de substituição da tireoide deve ser iniciada? (Comece devagar; continue devagar. A preocupação primária é que a doença arterial coronariana pode ser "desmascarada", se a taxa metabólica acelerar muito rapidamente). Quais são outros riscos do tratamento exagerado? (Osteoporose, fibrilação atrial).

HIPOTIREOIDISMO – 71B

Quais são os fundamentos do diagnóstico e as considerações gerais sobre hipotireoidismo?

Fundamentos do Diagnóstico

- Fraqueza, intolerância ao frio, constipação, depressão, menorragia, rouquidão.
- Pele seca, bradicardia, retorno atrasado de reflexos tendinosos profundos.
- TSH é elevado e tiroxina livre (FT_4) é baixa.

Considerações Gerais

- O hipotireoidismo primário é causado por uma doença na glândula da tireoide, e o hipotireoidismo secundário é causado por uma falta de TSH hipofisário; o TSH pode estar levemente elevado em indivíduos eutireoidianos.
- O hipotireoidismo materno durante a gravidez resulta em deficiência cognitiva na criança.
- A amiodarona, pelo seu alto conteúdo de iodo, causa hipotireoidismo clínico em 15 a 20%.
- A alta ingestão de iodo a partir de outras fontes também causa hipotireoidismo.
- Mixedema é causado por acumulação intersticial de mucopolissacarídeos hidrofílicos, levando à retenção de líquidos e linfedema.

HIPOTIREOIDISMO – 71C

Quais são os sintomas e sinais do hipotireoidismo?

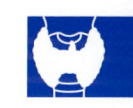

Sintomas e Sinais
- Ganho de peso, fadiga, letargia, depressão, fraqueza, dispneia com exercício.
- Artralgias ou mialgias, cólicas musculares, parestesias, síndrome do túnel do carpo.
- Intolerância ao frio, pele seca, unhas e cabelos finos, dor de cabeça, constipação.
- Menorragia.
- Bradicardia; hipertensão diastólica.
- Palidez na pele ou amarelamento (carotenemia), edema periférico, inchaço no rosto e nos olhos.
- Relaxamento atrasado dos reflexos tendinosos profundos.
- Tireoide palpável e aumentada (bócio), macroglossia, madarose.
- Cardiomegalia ("coração com mixedema") e derrame pericárdico.
- Psicose ("loucura por mixedema").

HIPOTIREOIDISMO – 71D

Qual é o diagnóstico diferencial de hipotireoidismo?

Diagnóstico Diferencial
- Causas de hipotireoidismo com bócio:
  - Tireoidite de Hashimoto, tireoidite de Riedel, tireoidite subaguda (de Quervain).
  - Deficiência de iodo, resistência periférica ao hormônio da tireoide.
  - Hepatite C, doenças infiltrativas, defeitos genéticos na enzima da tireoide.
  - Medicamentos: lítio, amiodarona, propiltiouracil, metimazol, sulfonamidas.
- Causas de hipotireoidismo sem bócio:
  - Cirurgia da tireoide, irradiação ou tratamento com iodo radioativo.
  - Deficiência de TSH hipofisário.
  - Doença grave.

HIPOTIREOIDISMO – 71E

Quais são as constatações laboratoriais no hipotireoidismo?

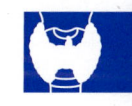

Testes Laboratoriais
- TSH sérico é aumentado no hipotireoidismo primário, mas baixo ou normal em hipotireoidismo secundário (insuficiência hipofisária).
- FT_4 pode ser baixa ou normal.
- T_3 presente no soro não é um bom teste para hipotireoidismo.
- Aumento no colesterol sérico, hipoglicemia e anemia estão presentes.
- Hiponatremia ocorre por causa da reabsorção renal tubular de sódio prejudicada.
- Títulos do anticorpo da tiroperoxidase ou tiroglobulina são normalmente altos em tireoidite autoimune.
- Durante a gravidez em mulheres com hipotireoidismo tomando reposição de tiroxina, verifique o TSH sérico frequentemente para assegurar a reposição adequada.

HIPOTIREOIDISMO – 71F

Quais são os tratamentos para o hipotireoidismo?

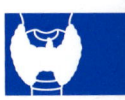

Medicamentos

- T_4 é o tratamento de escolha, titulado com base no nível de TSH; avalie se há angina, diarreia, ou má absorção com o tratamento.
- As necessidades da dosagem de T_4 podem aumentar com induções do metabolismo por outros medicamentos.
- Evite a administração concorrente com substâncias de ligação (p. ex., ferro, antiácidos de hidróxido de alumínio, suplementos de cálcio ou leite de soja) ou com resinas que se ligam ao ácido biliar (p. ex., colestiramina).
- Adição de T_3 (Cytomel) é controversa.
- Hipotireoidismo induzido por amiodarona é tratado com T_4 o suficiente para aliviar os sintomas.
- Crise de mixedema requer levotiroxina intravenosamente (IV).
- Coma por mixedema tratado com liotironina IV (T_3, Triostat) e cuidados de suporte.

INSUFICIÊNCIA ADRENOCORTICAL – 72A

Um homem de 28 anos apresenta-se ao departamento de emergência com cefaleia, rigidez cervical e febre. Após uma punção lombar, ele é admitido na unidade de tratamento intensivo com meningite meningocócica. No 3º dia de hospitalização, apesar do tratamento com antibióticos, ele continua hipotenso e em choque, e queixa-se de uma nova dor abdominal quando está acordado. No exame físico, ele tem múltiplas áreas de púrpura em sua pele. O teste sorológico revela hiponatremia, hipercalemia e hipoglicemia.

Quais são os principais aspectos dos problemas deste paciente? De que forma você deve refletir sobre os problemas dele?

Aspectos principais: Meningite meningocócica com púrpura; hipotensão e choque; dor abdominal; hiponatremia, hipercalemia, hipoglicemia.

Como refletir: Este caso mostra a importância de avaliar todo o diagnóstico diferencial ao tratar um paciente em choque. Este paciente tem uma infecção, mas quais outras causas de hipotensão, além de choque séptico, poderiam estar presentes? (Choque cardiogênico, choque anafilático, choque neurogênico, insuficiência suprarrenal). Como a função suprarrenal deve ser avaliada? (O nível de cortisol plasmático pela manhã < 3 mg/dL é diagnóstico. O teste de estimulação da cosintropina indica insuficiência suprarrenal primária, se a elevação no cortisol for < 20 mcg/dL 30 a 60 minutos após a administração de cosintropina. O teste é menos confiável no cenário de doença aguda e, assim, o tratamento empírico com corticosteroide é frequentemente iniciado). Se houver suspeita de insuficiência suprarrenal, quais são as possíveis causas? (Infarto suprarrenal hemorrágico bilateral; insuficiência suprarrenal autoimune [doença de Addison]; infecção suprarrenal indolente, como tuberculose; atrofia suprarrenal causada por uso crônico de glicocorticoide; lesões secundárias [nível hipofisário] ou terciárias [hipotalâmicas] são possíveis, mas raras). Qual é o epônimo para infarto suprarrenal no cenário de meningococcemia? (Síndrome de Waterhouse-Friderichsen). Como a hiponatremia e a hipercalemia ajudam a localizar o problema? (Apenas doença suprarrenal primária causa impacto na produção de aldosterona). O estudo de imagem é indicado? (Sim. A tomografia computadorizada [CT] do abdome pode mostrar hemorragia suprarrenal). Como ele deve ser tratado? (Extraia um nível de cortisol plasmático; então inicie hidrocortisona intravenosa para hipocortisolismo e dextrose a 50% em água [D50W] para hipoglicemia).

INSUFICIÊNCIA ADRENOCORTICAL – 72B

Quais são os fundamentos do diagnóstico e as considerações gerais sobre insuficiência suprarrenal?

Fundamentos do Diagnóstico

- Fraqueza, anorexia, perda de peso; dor abdominal, dor muscular e articulares; amenorreia.
- Aumento da pigmentação na pele em doença crônica, especialmente em dobras, áreas de pressão e mamilos.
- Hipotensão, desidratação, hiponatremia, hipercalemia, hipercalcemia.
- Níveis plasmáticos de cortisol diminuem ou não conseguem se elevar após a administração de cosintropina.

Considerações Gerais

- A insuficiência adrenocortical pode ser crônica ou resultar de uma deficiência aguda de cortisol.
- As causas de insuficiência adrenocortical crônica incluem destruição autoimune de glândulas suprarrenais; congênita e infecções, como HIV, citomegalovírus, fungais e tuberculose.
- A insuficiência adrenocortical é uma condição de emergência causada por disfunção primária na glândula suprarrenal ou hipofisária; pode ser causada pela retirada da substituição de cortisol em pacientes com insuficiência crônica ou pelo aumento da necessidade de cortisol em situações de estresse, trauma, cirurgia ou infecção.

INSUFICIÊNCIA ADRENOCORTICAL – 72C

Quais são os sintomas e sinais da insuficiência adrenocortical?

Sintomas e Sinais
- Fraqueza e cansaço, perda de peso, mialgias, anorexia, náusea e vômito, febre.
- Ansiedade, irritabilidade mental e alterações emocionais são comuns.
- Pele com hiperpigmentação, especialmente nas articulações, cotovelos, joelhos, cervical posterior, dobras palmares.
- Outras manifestações de doenças autoimunes.
- Hipoglicemia; em pacientes com diabetes, aumento da sensibilidade à insulina.
- Hipotensão e ortostase são usuais; pressão sanguínea sistólica acima de 130 mm Hg é rara.
- Escassez de pelos axilares e púbicos (especialmente em mulheres).
- Insuficiência suprarrenal aguda; confusão, coma, febre alta, hipotensão e choque, dor abdominal, hipoglicemia.
- Meningococcemia pode causar púrpura e insuficiência suprarrenal secundária ao infarto suprarrenal (síndrome de Waterhouse-Friderichsen).

INSUFICIÊNCIA ADRENOCORTICAL – 72D

Qual é o diagnóstico diferencial da insuficiência adrenocortical?

Diagnóstico Diferencial

- Outra causa de choque ou hipotensão: medicamentos, sepse, hipovolemia, anafilaxia e choque cardiogênico.
- Hipercalemia a partir de outra causa: doença renal crônica, rabdomiólise, efeito medicamentoso.
- Hiponatremia a partir de outra causa; hipotireoidismo, uso de diuréticos, insuficiência cardíaca, cirrose, vômito.
- Dor abdominal a partir de outra causa.
- Hiperpigmentação a partir de outra causa (p. ex., hemocromatose).
- Hipoaldosteronismo primário.
- Baixa concentração sérica de globulina de ligação ao cortisol em doença crítica, causando baixa concentração sérica total de cortisol; nestes casos, o nível sérico de cortisol livre é normal.

INSUFICIÊNCIA ADRENOCORTICAL – 72E

Quais são as constatações laboratoriais e de imagem na insuficiência adrenocortical?

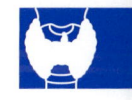

- Resultados da hemocultura, escarro ou urina podem ser positivos, se a infecção bacteriana for a causa precipitante de insuficiência aguda.
- Nível baixo de cortisol plasmático (< 3 mg/dL) às 8 da manhã é diagnóstico, especialmente se acompanhado por hormônio adrenocorticotrófico (ATCH; normalmente > 200 pg/mL) simultaneamente elevado.
- O teste de estimulação de cosintropina é o padrão diagnóstico dado de 1 a 24 de ACTH sintético (cosintropina); cortisol sérico é obtido 30 a 60 minutos depois; normalmente, o cortisol aumenta para ≥ 20 mcg/dL; hidrocortisona dada antes do teste irá interferir, mas outros corticosteroides, como dexametasona, não.

Testes Laboratoriais

- Neutropenia moderada, linfocitose e contagem total de eosinófilos acima de 300/mcL.
- Hiponatremia, hipercalemia, hipercalcemia, hipoglicemia.

Procedimentos Diagnósticos

- CT abdominal para avaliar as glândulas suprarrenais para alargamento (neoplasia, granuloma) ou calcificação (tuberculose, hemorragia, infecção fúngica, feocromocitoma, melanoma).

INSUFICIÊNCIA ADRENOCORTICAL – 72F

Quais são os tratamentos para insuficiência adrenocortical?

- Trate todas as infecções imediatamente.
- Se houver suspeita de insuficiência adrenocortical aguda, extraia os níveis séricos de cortisol e ACTH e trate imediatamente com corticosteroides intravenosos, enquanto espera os resultados.
- Administre glicose a 50% para tratar hipoglicemia com monitormento cuidadoso dos níveis séricos de eletrólitos, creatinina e a ureia no sangue.

Medicamentos

- Corticosteroides e substituição mineralocorticoide são necessários na maioria dos casos.
- A dose de corticosteroide deve ser aumentada em caso de infecção, trauma, cirurgia, procedimentos diagnósticos ou estresse.

Procedimentos Terapêuticos

- Quando uma crise adrenocortical aguda tiver terminado, o médico deve avaliar o grau de insuficiência suprarrenal permanente.

OBESIDADE – 73A

Uma mulher de 53 anos chega à clínica para receber auxílio no tratamento de seu peso. Ela é obesa desde a sua infância e continuou a ganhar peso durante toda sua vida adulta. Ela tentou diversas dietas sem sucesso duradouro. Ela inicialmente perdeu peso, mas então ganhou novamente após alguns meses. Ela é saudável em outros aspectos e não está tomando nenhum medicamento. Outros membros da família também estão acima do peso ou obesos. Ela não pratica exercícios regularmente, ela mede 1,60 m e pesa 118 quilos, com um índice de massa corporal (BMI) de 46,2 (normal < 25).

Quais são os principais aspectos dos problemas desta paciente? De que forma você deve refletir sobre os problemas dela?

Aspectos principais: Obesidade de longa data; falha em múltiplas dietas; histórico familiar; estilo de vida sedentário; BMI elevado.

Como refletir: Um BMI de 46 a coloca dentro de qual classe de obesidade? Além da ingestão calórica em excesso e falta de prática de exercícios, quais são as causas importantes de obesidade a considerar na sua avaliação desta paciente? Quais são as potenciais causas endócrinas? Quais medicamentos causam ganho de peso? Causas psiquiátricas? (Depressão). Quais são as principais complicações médicas da obesidade e como você faria a diferenciação de cada? (Hipertensão, dislipidemia, *diabetes mellitus*, doença arterial coronariana, doença articular degenerativa, colelitíase). A obesidade aumenta o risco de qualquer malignidade? Quais são os elementos de uma estratégia de tratamento abrangente? (Educação nutricional, programa de exercícios e aconselhamento para perda de peso, incluindo um registro de dieta, entrevista motivacional e alterações nos estímulos ambientais). Existe alguma diferença entre o sucesso de dietas baixas em gordura ou baixas em carboidrato ao longo do tempo? Se ela tiver progresso limitado após 6 meses fazendo o descrito anteriormente, quais são os possíveis próximos passos? (Dietas muito baixas em calorias medicamente gerenciadas e cirurgia de *bypass* gástrico). Existe algum agente farmacológico para perda de peso? (Sim, mas de utilidade limitada. Orlistat é modestamente eficaz, mas tem frequentes efeitos colaterais gastrointestinais [GI]. Agentes catecolaminérgicos têm alto abuso e potencial de dependência).

OBESIDADE – 73B

Quais são os fundamentos do diagnóstico e as considerações gerais sobre obesidade?

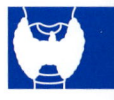

Fundamentos do Diagnóstico

- Excesso de tecido adiposo; BMI > 30, onde BMI = Peso (em kg)/Altura (em m)^2.
- Obesidade na parte superior do corpo (abdome e flancos) tem maior consequência na saúde do que obesidade na parte inferior do corpo (nádegas e coxas).
- Associada a consequências na saúde, incluindo *diabetes mellitus*, hipertensão e hiperlipidemia, doença arterial coronariana e morte precoce.

Considerações Gerais

- BMI: normal = 18,5 a 24,9, acima do peso = 25 a 29,9, obesidade grau I = 30 a 34,9, obesidade grau II = 35 a 39,9, obesidade grau III (extrema) > 40.
- Sessenta e oito por cento dos americanos estão acima do peso; 33,8% são obesos.
- Risco associado relacionado com a obesidade diminui com a idade, e excesso de peso não é mais um fator de risco em adultos com mais de 75 anos de idade.

OBESIDADE – 73C

Quais são os sintomas e sinais da obesidade?

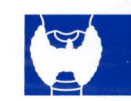

Sintomas e Sinais
- Avalie BMI.
- Avalie o grau e distribuição de gordura corporal.
- Avalie o estado nutricional geral.
- Sinais de causas secundárias de obesidade (hipotireoidismo e síndrome de Cushing) são encontrados em menos do que 1% dos indivíduos.

OBESIDADE – 73D

Qual é o diagnóstico diferencial de obesidade?

- Síndrome de Cushing.
- Hipotireoidismo.
- *Diabetes mellitus* (tipo 2).
- Medicamentos (p. ex., antipsicóticos, antidepressivos, corticosteroides).
- Insulinoma.
- Depressão.
- Transtorno da compulsão alimentar periódica.

Diagnóstico Diferencial

- Aumento da ingestão calórica.
- Retenção de fluidos: insuficiência cardíaca, cirrose, síndrome nefrótica.

OBESIDADE – 73E

Quais são as constatações laboratoriais e de procedimentos em obesidade?

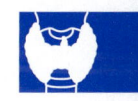

Testes Laboratoriais
- Avaliação endocrinológica, incluindo o hormônio estimulante da tireoide e teste de supressão da dexametasona em pacientes obesos com ganho de peso recente inexplicado ou aspectos clínicos de endocrinopatia ou ambos.
- Avaliação de consequências médicas e síndrome metabólica: pressão sanguínea e glicose em jejum, triglicerídeos e níveis de lipoproteína de baixa densidade (LDL) e de lipoproteína de alta densidade (HDL).

Procedimentos Diagnósticos
- Cálculo do BMI.
- Medida da circunferência da cintura.

OBESIDADE – 73F

Quais são os tratamentos para obesidade?

- Sibutramina foi removida pela Food and Drug Administration (FDA) do mercado dos EUA.
- Fentermina com adição de topiramato com liberação prolongada (Qsymia, antes conhecida como Qnexa) é aprovada pela FDA para uso apenas com supervisão estrita por médicos treinados.

Cirurgia

- Considere para pacientes com BMI acima de 40 ou BMI acima de 35, se comorbidades relacionadas com a obesidade estiverem presentes.
- Procedimentos cirúrgicos (cada um pode ser feito por laparoscopia): *bypass* gástrico em Y de Roux, gastroplastia em faixas verticais, bandagem gástrica; a taxa de mortalidade cirúrgica é de 0 a 1%.

Procedimentos Terapêuticos

- Abordagem multidisciplinar: dietas hipocalóricas, modificação comportamental, exercícios, suporte social.
- Não há vantagens especiais em dietas restritas em carboidratos ou altas em proteínas.

Medicamentos

- Medicamentos catecolaminérgicos ou serotonérgicos podem produzir perda de peso mais a curto prazo do que placebo, mas não benefícios a longo prazo; anfetaminas têm alto potencial de abuso.
- Orlistat reduz a absorção de gordura; então, pode causar efeitos colaterais GI.

OSTEOPOROSE – 74A

Uma mulher de 72 anos apresenta-se ao departamento de emergência após ter sofrido uma queda em casa. Ela escorregou e derramou água na cozinha. Ela não conseguiu se levantar após cair e foi encontrada no chão da cozinha por seu filho que a visitou após o trabalho. Ela reclama de dor grave na parte direita do quadril. Seu histórico médico inclui arterite de células gigantes, para a qual ela toma prednisona diariamente há mais de 1 ano. No exame, ela tem contusões em seu quadril direito. A amplitude de movimento em seu quadril direito está acentuadamente diminuída, com dor tanto na rotação interna quanto externa. A radiografia revela uma fratura de quadril com provável baixa massa óssea.

Quais são os principais aspectos dos problemas desta paciente? De que forma você deve refletir sobre os problemas dela?

Aspectos principais: Idosa; sexo feminino; uso prolongado de glicocorticoide; queda com fratura do quadril; radiografia com baixa massa óssea.

Como refletir: Osteoporose é um problema subdiagnosticado comum. Na ausência de uma pesquisa para osteoporose, a perda de densidade óssea fica sem tratamento e, como neste caso, pode levar a fraturas. Fraturas, por sua vez, precipitam morbidade significativa em adultos idosos. Esta paciente é uma mulher idosa com um histórico de uso crônico de corticosteroide. Quais são os outros principais fatores de risco de osteoporose que devem ser explorados em seu histórico? (Tabagismo, hipertireoidismo, doença intestinal inflamatória e doença celíaca, e deficiência pré-menopausa de estrogênio [p. ex., distúrbios de alimentação, hipopituitarismo e insuficiência ovariana prematura]). Qual é o teste de pesquisa para osteoporose? (Absortometria por raio X de dupla energia [DEXA]). A osteoporose pode ser diagnosticada sem o teste de DEXA? (Sim. Uma mulher mais idosa, como a paciente neste caso, com uma "fragilidade" ou fratura com "trauma baixo" pode ser considerada como tendo osteoporose e deve ser tratada assim). Como esta paciente deve ser tratada? (Bifosfonatos são a base. Moduladores seletivos do receptor de estrogênio e hormônio da paratireoide [PTH] são considerados em casos graves ou com intolerância a bifosfonato). Quando a decisão de tratar é imprecisa, considere os diversos fatores de risco de fratura. Estes incluem idade, fratura prévia, histórico familiar de fratura, índice baixo de massa corporal e uso de álcool. Fórmulas clínicas como o algoritmo FRAX incorporam estes fatores, juntamente com o DEXA, para determinar o risco de fratura osteoporótica grande.

OSTEOPOROSE – 74B

Quais são os fundamentos do diagnóstico e as considerações gerais sobre osteoporose?

Considerações Gerais

- Causa aproximadamente 2 milhões de fraturas anualmente nos Estados Unidos, principalmente da coluna e do quadril.
- Taxas de morbidade e mortalidade indireta muito altas.
- Taxa de formação óssea é geralmente normal, mas taxa de reabsorção óssea é aumentada.
- Causas mais comuns incluem envelhecimento, administração de corticosteroides em alta dose, alcoolismo e deficiência de hormônio sexual; ocorre com mais frequência em mulheres do que em homens.
- Osteogênese imperfeita é causada por uma mutação no gene que codifica o colágeno tipo 1.

Fundamentos do Diagnóstico

- Propensão a fraturas na coluna, quadril, pelve e pulso a partir de desmineralização.
- PTH sérico, cálcio, fósforo e fosfatase alcalina normalmente normais.
- Níveis da 25-hidroxivitamina D frequentemente baixos como uma condição comórbida.

OSTEOPOROSE – 74C

Quais são os sintomas e sinais da osteoporose?

Sintomas e Sinais
- Normalmente assintomática até que ocorram fraturas.
- Pode apresentar-se como dor nas costas com diversos graus de gravidade ou como fratura espontânea ou colapso de uma vértebra.
- Perda de altura é comum.
- Fraturas no colo do fêmur e do rádio distal também são comuns.
- Após a osteoporose ser identificada, uma avaliação física e do histórico cuidadosa é necessária para determinar sua causa.

OSTEOPOROSE – 74D

Qual é o diagnóstico diferencial de osteoporose?

Diagnóstico Diferencial

- Osteomalacia ou raquitismo.
- Mineralização inadequada de matriz óssea existente (osteoide).
- Mieloma múltiplo.
- Câncer metastático.
- Doença óssea de Paget.
- Osteodistrofia renal.

OSTEOPOROSE – 74E

Quais são as constatações laboratoriais e de imagem na osteoporose?

Testes Laboratoriais
- Cálcio sérico, fosfato, fosfatase alcalina e PTH: geralmente normal.
- Deficiência de vitamina D é muito comum.
- Um teste para tirotoxicose e hipogonadismo pode ser requerido.
- Pesquisa para doença celíaca com transglutaminase antitecidual do IgA sérico.

Estudos de Imagem
- Radiografias da coluna e da pelve podem mostrar desmineralização ou compressão das vértebras.
- Teste DEXA é preciso e oferece radiação insignificativa.
- Osteoporose: densitometria óssea com T score ≤ –2,5; osteopenia: T score ≤ –1 a –2,5.
- Tomografia computadorizada quantitativa oferece mais radiação do que o teste DEXA, mas é altamente precisa

OSTEOPOROSE – 74F

Quais são os tratamentos para osteoporose?

Medicamentos

- Cálcio e vitamina D são usados para prevenir ou tratar osteoporose.
- Bisfosfonatos, como alendronato oral, risedronato e ibandronato ou ácido zoledrônico intravenoso, aumentam a densidade óssea, reduzem o risco de fratura e previnem osteoporose induzida por corticosteroide.
- Considere estrogênio ou raloxifeno para mulheres com hipogonadismo.
- Teriparatida estimula a produção de novas matrizes ósseas colagenosas que devem ser mineralizadas.
- Calcitonina de salmão nasal ou denosumab subcutâneo são úteis, se o paciente for incapaz de tolerar bifosfonatos.

Procedimentos Terapêuticos

- Dieta adequada em proteína, calorias totais, cálcio e vitamina D; evitar tabagismo e álcool.
- Descontinue ou reduza doses de corticosteroides, se possível.
- Atividade física de alto impacto (p. ex., corrida), subir escadas e treinamento com pesos.
- Medidas de impedimento de quedas.

SÍNDROME DE CUSHING – 75A

Uma mulher de 35 anos tem hipertensão de início recente. A revisão dos sistemas revela vários meses de ganho ponderal e irregularidade menstrual. No exame, ela está obesa, com uma aparência pletórica. A pressão sanguínea é de 165/98 mm Hg. Há estrias proeminentes arroxeadas sobre o abdome e múltiplos hematomas sobre ambas as partes inferiores das pernas. O responsável pela paciente relata um diagnóstico de hipercortisolismo (Síndrome de Cushing).

Quais são os principais aspectos dos problemas desta paciente? De que forma você deve refletir sobre os problemas dela?

Aspectos principais: Hipertensão; ganho de peso; irregularidade menstrual (indicando disfunção hipofisária); estrias arroxeadas no abdome.

Como refletir: Uma propedêutica completa para causas secundárias de hipertensão é apropriada em cada novo diagnóstico de hipertensão? (Não; 30% dos adultos nos EUA têm hipertensão, e a maioria tem "hipertensão essencial" idiopática. Também, testes, como ensaios endócrinos têm sensibilidade e especificidade imperfeitas. Procure por sintomas e sinais de causas secundárias e, então, direcione a propedêutica diagnóstica de acordo. Também, avalie completamente todos os casos de hipertensão de início recente e refratária). Neste caso, as evidências colhidas pelo histórico e pelo exame físico apontam para uma possível causa secundária. Em adição à sua aparência cushingoide, seu ganho de ponderal, menstruações irregulares, estrias e contusões, quais outras manifestações de excesso de cortisol devem ser procuradas nesta paciente? (Fraqueza muscular proximal, labilidade do humor, glicemia de jejum elevada). Como estabelecemos que ela tem níveis elevados de cortisol ou síndrome de Cushing? (Cortisol de urina em 24 horas. Teste de supressão da dexametasona em baixa dose). Qual teste estabelece as amplas categorias de possíveis causas da síndrome de Cushing? (Concentração plasmática do hormônio adrenocorticotrófico [ACTH]. Os níveis de ACTH são anormalmente altos em processos *dependentes de ACTH* como hormônio liberador de cortisol [CRH] hipotalâmico, hipersecreção, adenoma hipofisário produtor de ACTH e tumor produtor de ACTH ectópico. Os níveis de ACTH plasmático são baixos em processos *independentes de ACTH* como adenoma suprarrenal ou uso de corticosteroides exógenos). Qual destas é a causa mais comum da doença de Cushing? (A *doença* de Cushing implica em um adenoma hipofisário produtor de ACTH).

SÍNDROME DE CUSHING – 75B

Quais são os fundamentos do diagnóstico e as considerações gerais sobre síndrome de Cushing?

- Hiperglicemia, leucocitose, linfocitopenia, hipocalemia, glicosúria.
- Cortisol sérico elevado e cortisol livre urinário; falta de supressão normal pela dexametasona.

Considerações Gerais

- A *síndrome* de Cushing refere-se a manifestações de níveis excessivos de corticosteroides, comumente causada por doses suprafisiológicas de medicamentos corticosteroides.
- A *doença* de Cushing é causada por hipersecreção de ACTH pela hipofisária, frequentemente em razão de um carcinoma.
- O adenoma hipofisário secretor de ACTH (*doença* de Cushing) é mais do que 3 vezes mais comum em mulheres do que em homens.

Fundamentos do Diagnóstico

- Obesidade central, perda muscular, pele fina, alterações fisiológicas, hirsutismo, estrias púrpuras.
- Osteoporose, hipertensão, má cicatrização de feridas.

SÍNDROME DE CUSHING – 75C

Quais são os sintomas e sinais da síndrome de Cushing?

Sintomas e Sinais

- Obesidade central com "face de lua cheia", "giba de búfalo", bolsas de gordura supraclaviculares, abdome protuberante e extremidades magras.
- Oligomenorreia ou amenorreia em mulheres (ou disfunção erétil em homens).
- Hipertensão, glaucoma, sede e poliúria.
- Osteoporose ou necrose óssea avascular.
- Acne, infecções cutâneas superficiais, facilidade de contusões, má cicatrização de feridas, estrias purpúreas.
- Hirsutismo e virilização podem ocorrer com carcinomas suprarrenais.

SÍNDROME DE CUSHING – 75D

Qual é o diagnóstico diferencial da síndrome de Cushing?

Diagnóstico Diferencial

- Alcoolismo crônico (síndrome de pseudo-Cushing alcoólica).
- *Diabetes mellitus.*
- Depressão (pode ter hipercortisolismo).
- Osteoporose ou obesidade em virtude de outra causa.
- Hiperaldosteronismo primário.
- Anorexia nervosa (cortisol livre urinário alto).
- Estrias de distensão ("marcas de estresse") vistas na adolescência e na gravidez.
- Lipodistrofia a partir de agentes antirretrovirais.

SÍNDROME DE CUSHING – 75E

Quais são as constatações laboratoriais, de imagem e de procedimentos na síndrome de Cushing?

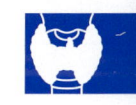

Testes Laboratoriais
- Hiperglicemia, leucocitose, hipocalemia sem hipernatremia.
- Teste de supressão de dexametasona em baixa dose: nível sérico de cortisol baixo às 8 horas da manhã após dexametasona ser dada às 11 horas da noite anterior exclui a síndrome de Cushing.
- Urina de 24 horas para cortisol livre e creatinina pode confirmar hipercortisolismo.

Estudos de Imagem
- A ressonância magnética da hipófise mostra um adenoma em cerca de 50% dos casos de síndrome de Cushing dependente de ACTH.
- A cintigrafia com octreotide[111] também é útil na detecção de tumores ocultos.

Procedimentos Diagnósticos
- A amostragem venosa do seio petroso inferior pode confirmar uma fonte hipofisária de ACTH.

SÍNDROME DE CUSHING – 75F

Quais são os tratamentos para a síndrome de Cushing?

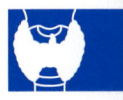

Medicamentos

- Substituição de hidrocortisona é necessária temporariamente após ressecção de um adenoma hipofisário.
- Cetoconazol para pacientes com doença de Cushing que não são candidatos cirúrgicos.
- Mitotano para carcinoma suprarrenal: trate a osteoporose com bifosfonatos.

Cirurgia

- Ressecção transesfenoidal seletiva de um adenoma hipofisário na síndrome de Cushing.
- Ressecção cirúrgica de neoplasmas; suprarrenalectomia bilateral, se houver recorrência ou não houver remissão.

Procedimentos Terapêuticos

- A radiocirurgia hipofisária estereotáxica (faca gama) é útil em 2/3 dos pacientes.
- A radioterapia convencional cura 23%.

ENDOCARDITE INFECCIOSA – 76A

Um homem de 55 anos que recentemente emigrou da China apresenta-se ao departamento de emergência com febre. Ele teve febre recorrente nas últimas 3 semanas associada a calafrios, sudorese noturna e mal-estar. Seu histórico médico é notável por "ter ficado muito doente, enquanto criança, após uma dor de garganta". Ele recentemente teve diversos dentes extraídos por diversas cáries dentárias. Ele não está tomando nenhum medicamento. No exame físico, ele tem uma temperatura de 38,5°C, pressão sanguínea de 120/80 mm Hg, freqüência cardíaca de 108 batimentos/min, frequência respiratória de 16 respirações/min e saturação de oxigênio de 97% em ar ambiente. O exame cutâneo é notável por nódulos dolorosos nas pontas de diversos dedos das mãos e dos pés. Ele tem múltiplas hemorragias puntiformes nos leitos ungueais e máculas hemorrágicas indolores nas palmas das mãos. O exame oftalmoscópico é notável por hemorragias retinianas. O exame torácico é normal. O exame cardíaco revela um sopro holossistólico grau 3 de 6 ouvido mais alto na borda externa inferior esquerda, com irradiação para a axila.

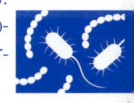

Quais são os principais aspectos dos problemas deste paciente? De que forma você deve refletir sobre os problemas dele?

Aspectos principais: Sintomas constitucionais (febre, calafrios, sudorese noturna, mal-estar); provavelmente febre reumática prévia; má dentição; taquicardia; nódulos de Osler dolorosos, hemorragia em estilhas, lesões de Janeway indolores; manchas de Roth na oftalmoscopia; sopro cardíaco.

Como refletir: A mortalidade decorrente da endocardite infecciosa (IE) é alta, dependendo da válvula afetada e do organismo. Frequentemente, apenas sintomas e sinais não específicos são aparentes na apresentação, mas o atraso no diagnóstico pode ser catastrófico. Na apresentação, este paciente teve os sintomas constitucionais cardinais de febre, calafrios, sudorese noturna e mal-estar. Quais fatores de risco do histórico levantam a probabilidade de IE? (Histórico de febre reumática, válvula prostética, uso de drogas injetáveis). Quais sinais estão associados à IE? (Febre, sopro, lesões embólicas, estigmas periféricos). Pelo que mais você deveria procurar em sua avaliação inicial? (Estado mental alterado, artrite inflamatória, hematúria, infartos embólicos na radiografia torácica). Quais são os testes-chave para o diagnóstico e o tratamento? (Culturas de sangue e ecocardiograma). Quais são os organismos mais comuns na IE? (Tipos *viridans* de estreptococos, *Staphylococcus aureus*, enterococos, estafilococos coagulase-negativa).

ENDOCARDITE INFECCIOSA – 76B

Quais são os fundamentos do diagnóstico e as considerações gerais sobre endocardite infecciosa?

Considerações Gerais

- A apresentação clínica é ditada pelo organismo infectante, pela válvula infectada e pela rota de infecção.
- Organismos mais virulentos, particularmente *S. aureus*, causam infecções rapidamente progressivas com regurgitação valvular aguda e abscesso miocárdico.
- A apresentação subaguda é mais comum a partir de tipos de *Estreptococos viridans* e enterococos, mas também podem vir de outros bacilos Gram-positivos e Gram-negativos, leveduras e fungos.
- O evento de início é infecção da válvula durante bacteriemia.
- A endocardite de válvula nativa é mais comumente causada por *S. aureus* (~40%), estreptococos *viridans* (~30%) e enterococos (5-10%).
- A endocardite de válvula prostética logo após a implantação é mais provável de ser causada por organismos Gram-negativos, fungos e estafilococos tanto Gram-positivos quanto Gram-negativos.
- Usuários de drogas injetáveis têm mais probabilidade de ter *S. aureus* e infecção na válvula tricúspide.

Fundamentos do Diagnóstico

- Fatores de risco: lesão cardíaca orgânica preexistente, válvula prostética, uso de drogas injetáveis.
- Febre, sopro cardíaco recente ou em modificação, evidência de êmbolos sistêmicos, constatações positivas na cultura de sangue.
- Evidência de vegetação na ecocardiografia.

ENDOCARDITE INFECCIOSA – 76C

Quais são os sintomas e sinais de endocardite infecciosa?

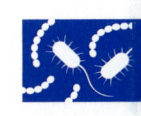

Sintomas e Sinais
- Acompanha uma doença febril que tenha durado diversos dias a 2 semanas.
- Sopros cardíacos:
  - Na maioria dos casos, os sopros cardíacos são estáveis.
  - Um sopro em mutação é significativo em termos diagnósticos, mas é a exceção, e não a regra.
- Lesões periféricas características ocorrem em até 20 a 25% dos pacientes:
  - Petéquias (no palato, na conjuntiva ou embaixo das unhas).
  - Hemorragias subungueais ("puntiformes").
  - Nódulos de Osler (lesões dolorosas, violáceas, levantando dos dedos das mãos, dedos dos pés ou dos próprios pés).
  - Lesões de Janeway (lesões eritematosas dolorosas nas palmas e solas).
- Manchas de Roth (lesões exsudativas, hemorrágicas das retinas).

ENDOCARDITE INFECCIOSA – 76D

Qual é o diagnóstico diferencial de endocardite infecciosa?

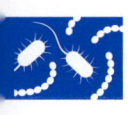

Diagnóstico Diferencial
- Anormalidade valvular sem endocardite:
  - Doença cardíaca reumática.
  - Prolapso da válvula mitral.
  - Válvula aórtica bicúspide ou calcificada.
- Sopro de fluxo (anemia, gravidez, hipertireoidismo, sepse).
- Mixoma atrial.
- Endocardite não infecciosa, como lúpus eritematoso sistêmico (endocardite de Libman-Sacks), endocardite marântica (endocardite trombótica não bacteriana).
- Febre reumática aguda.
- Vasculite.
- Hematúria a partir de outras causas, como glomerulonefrite ou carcinoma de células renais.

ENDOCARDITE INFECCIOSA – 76E

Quais são as constatações laboratoriais, de imagem e de procedimentos na endocardite infecciosa?

Testes Laboratoriais
- Hemocultura é a ferramenta de diagnóstico mais importante; três séries a partir de locais diferentes antes de os antibióticos atingirem efeito pleno.
- Leucocitose em endocardite aguda, anemia de doença crônica em casos subagudos.
- Hematúria, proteinúria ou disfunção renal decorrente de êmbolos ou glomerulonefrite.
- Critérios de Duke para o diagnóstico:
  - Critérios principais: duas culturas de sangue positivas com microrganismo típico, constatações positivas na ecocardiografia e sopro regurgitante recente.
  - Critérios secundários: condição predisponente, febre > 38°C, doença embólica, fenômeno imune (nódulo de Osler, lesões de Janeway, manchas de Roth, glomerulonefrite, fator reumatoide), culturas de sangue positivas que não satisfazem os critérios principais ou infecção ativa com organismo típico.
  - Oitenta por cento de precisão com dois critérios principais, um principal e três secundários ou cinco secundários.
  - Possível endocardite com um critério principal e um secundário ou três secundários.
  - A endocardite é improvável, se os critérios não forem satisfeitos e ocorrer febre dentro de 4 dias ou encontrar-se uma explicação alternativa para a doença.

Estudos de Imagem
- A ecocardiografia transtorácica tem apenas uma sensibilidade de 55 a 65%, então não pode excluir endocardite.
- A ecocardiografia transesofágica tem uma sensibilidade de 90% e pode detectar abscesso miocárdico.
- A radiografia de tórax pode mostrar uma anormalidade cardíaca subjacente ou infiltrados embólicos em endocardite do lado direito.

Procedimentos Diagnósticos
- Anormalidades de condução na eletrocardiografia podem sugerir formação de abscesso miocárdico.

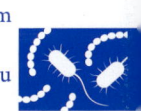

ENDOCARDITE INFECCIOSA – 76F

Quais são os tratamentos para endocardite infecciosa?

- Para *S. aureus* suscetível à meticilina, nafcilina ou oxacilina é preferível.
- Para organismos HACEK (*Haemophilus aphrophilus* [atualmente *Aggregatibacter aphrophilus*], *Actinobacillus actinomycetemcomitans* [atualmente *Aggregatibacter actinomycetemcomitans*], *Cardiobacterium hominis*, *Eikenella corrodens* e *Kingela* spp.), uma alta dose de ceftriaxona é preferível.

Medicamentos

- Terapia antibiótica deve ser uma meta para organismos causadores e suscetibilidades.
- Antibióticos são geralmente continuados pelo menos por 2 a 6 semanas.
- Organismos resistentes à penicilina podem ser tratados com vancomicina.
- Estreptococos dos grupos B, C e G e infecções enterocócicas podem requerer adição de gentamicina a regimes antibióticos.

Cirurgia

- Indicações para substituição de válvula incluem regurgitação valvular com insuficiência cardíaca aguda, infecções que não respondem à terapia antimocrobiana apropriada, infecções do seio de Valsava ou abscessos do septo, infecções fúngicas ou por bacilos Gram-negativos e embolização continuada apesar do tratamento antibiótico.

Procedimentos Terapêuticos

- Uma colonoscopia deve ser feita para excluir câncer de cólon em pacientes com endocardite por *Streptococcus bovis*.

FEBRE – 77A

Uma mulher de 28 anos apresenta-se ao seu médico de cuidados primários por causa de febre intermitente nos últimos três dias, chegando a 39°C. Ela relata dor de garganta, mialgias e irritação no estômago. Ela teve relação sexual sem proteção com seu novo parceiro duas semanas antes. No exame físico, há uma linfadenopatia difusa, não sensível, nas regiões axilar, cervical e occipital e uma garganta eritematosa sem exsudato tonsilar. O teste de HIV por meio de ensaio imunoabsorvente ligado à enzima (ELISA) resulta negativo, mas a carga viral de HIV mostra 150.000 cópias/mL.

Quais são os principais aspectos dos problemas desta paciente? De que forma você deve refletir sobre os problemas dela?

Aspectos principais: Mulher jovem; febre; mialgias; dor de garganta sem exsudatos tonsilares; relação sexual desprotegida; linfadenopatia; resultado negativo para o teste ELISA, mas carga viral positiva indicando infecção aguda por HIV.

Como refletir: Embora a maioria das doenças febris agudas sejam autolimitadas, muitas doenças de maior gravidade se apresentam com febre. Quais amplas categorias de doença poderiam representar a apresentação inicial para a febre, faringite, mialgias, irritação gástrica e linfadenopatia desta paciente? (Infecção, como mononucleose infecciosa, citomegalovírus, faringite estreptocócica ou infecções agudas por HIV; malignidade, como linfoma; doença inflamatória, como lúpus ou sarcoidose). A maioria dos pacientes com febre aguda pode ser tratada com cuidados de suporte, mas apenas depois da avaliação dos fatores de risco e dos sintomas de "bandeira vermelha". Quais exposições e fatores de risco sociais devem ser avaliados? (Atividade sexual de alto risco; uso de drogas injetáveis; uso de substância; novos medicamentos; viagem; exposições ocupacionais; contato com pessoas doentes). O exame físico é importante para localizar a fonte da febre e para refinar o diagnóstico diferencial. Quais elementos do exame físico devem ser incluídos? (Estado mental; amplitude de movimento cervical; exames cardíacos, pulmonares, abdominais, cutâneos e articulares). Na apresentação inicial desta paciente, qual teste diagnóstico seria apropriado em adição ao teste do anticorpo ao HIV? (Hemograma completo [CBC], teste rápido de estreptococos, teste de heterófilos. Hemoculturas e testes hepáticos também devem ser considerados em pacientes febris). Aqui, o diagnóstico é infecção aguda por HIV. Qual teste inicial é necessário para começar a planejar seus cuidados? (CBC, Contagem de linfócitos T CD4, genótipo HIV, creatinina sérica, testes hepáticos, sorologias de hepatite B, anticorpo de hepatite C, IgG da toxoplasmose, nível de G6PD e teste cutâneo de tuberculina).

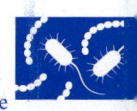

FEBRE – 77B

Quais são os fundamentos do diagnóstico e as considerações gerais sobre febre?

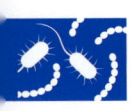

Considerações Gerais

- A maioria das doenças febris é causada por infecções comuns, é auto-limitada e relativamente fácil de diagnosticar.
- O termo FUO ("febre de origem indeterminada") refere-se a casos de febre inexplicada excedendo 38°C em diversas ocasiões por, ao menos, 3 semanas em pacientes sem neutropenia ou imunossupressão.
- Em indivíduos infectados por HIV, a febre pode ser causada por lin-foma ou infecções como *Mycobacterium avium* disseminado, *Pneu-mocystis jiroveci*, citomegalovírus ou histoplasmose disseminada.
- Em um viajante em retorno, considere malária, disenteria, hepatite ou febre da dengue.

Fundamentos do Diagnóstico

- Idade, localização dos sintomas, perda de peso, dor articular, uso de drogas injetáveis, imunossupressão, histórico de câncer, medicamentos e histórico de viagens.

FEBRE – 77C

Quais são os sintomas e sinais de febre?

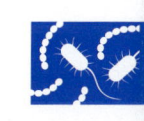

Sintomas e Sinais

- A febre é definida como uma temperatura corporal elevada acima de 38,3°C.
- A temperatura oral normal média medida no meio da manhã é de 36,7°C (variação, 36-37,4°C).
- A variação normal de temperatura diurna é de 0,5 a 1,0°C (mais baixa de manhã cedo e mais alta de noite).
- A temperatura retal ou vaginal normal é 0,5°C mais alta; a temperatura axilar é 0,5°C mais baixa.
- A temperatura retal é mais confiável do que a oral, particularmente em estados taquipneicos.

FEBRE – 77D

Qual é o diagnóstico diferencial da febre?

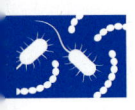

Diagnóstico Diferencial

- Infecções: bacterianas (incluindo tuberculose), virais, riquetsianas, fúngicas e parasitárias.
- Doenças autoimunes.
- Doenças do sistema nervoso central: trauma no crânio, lesões de massa.
- Doença maligna: carcinoma de células renais, câncer do fígado, leucemia, linfoma.
- Doenças cardiovasculares: infarto miocárdico, embolismo pulmonar, tromboflebite.
- Doenças gastrointestinais: doença intestinal inflamatória, hepatite alcoólica ou granulomatosa.
- Febre por medicamentos.
- Sarcoidose.
- Febre Familiar do Mediterrâneo.
- Lesão tecidual ou hematoma.
- Distúrbios termorregulatórios periféricos: insolação, hipertermia maligna por anestesia, síndrome neuroléptica maligna.

FEBRE – 77E

Quais são as constatações laboratoriais, de imagem e de procedimentos na febre?

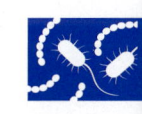

Testes Laboratoriais
- CBC com testes diferenciais, de urinálise e de função hepática.
- Velocidade de hemossedimentação (ESR) ou nível da proteína C-reativa.
- Hemoculturas e uroculturas.

Estudos de Imagem
- Radiografia de tórax.
- Ultrassonografia abdominal e tomografia computadorizada.
- Cintigrafias de leucócitos marcados com radionuclídeo, gálio-67 e imunoglobulina humana marcada com rádio.

Procedimentos Diagnósticos
- Biópsia da artéria temporal em pacientes com 60 anos de idade ou mais com ESR elevada.

FEBRE – 77F

Quais são os tratamentos para febre?

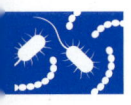

- Após as culturas de sangue e urina, antibióticos empíricos de amplo espectro são indicados em pacientes estáveis, neutropênicos, imunossuprimidos ou com probabilidade de ter infecção significativa.
- Se houver suspeita de uma infecção fúngica, adicione fluconazol ou anfotericina B.

Procedimentos Terapêuticos
- Quando a temperatura está acima de 41°C: esponjas de álcool ou resfriadas, bolsas e banhos de gelo, enemas de água gelada.

Medicamentos
- Terapia antitérmica com aspirina e acetaminofeno.

HIV E AIDS – 78A

Homem de 31 anos usuário de drogas injetáveis apresenta-se ao departamento de emergência com uma queixa principal de dispneia. Ele descreve um histórico de 1 mês de febre intermitente e sudorese noturna associados a uma tosse não produtiva. Sua dispneia progressivamente piorou e agora ele se sente dispneico em repouso. Ele parece estar em sofrimento respiratório moderado. Seus sinais vitais são anormais, com febre de 39°C, frequência cardíaca de 112 batimentos/min, frequência respiratória de 20 respirações/min e saturação de oxigênio de 88% em ar ambiente. O exame físico não chama a atenção em outros aspectos. Notavelmente, o exame pulmonar é normal. A radiografia de tórax revela um infiltrado intersticial difuso em um padrão de "asa de morcego" ou "asa de borboleta".

Quais são os principais aspectos dos problemas deste paciente? De que forma você deve refletir sobre os problemas dele?

Aspectos principais: Uso de droga injetável; febre intermitente e sudorese noturna de 1 mês; sintomas de pneumonia (dispneia lentamente progressiva, febre, taquicardia, hipóxia); constatações radiográficas torácicas anormais, sugerindo uma infecção oportunista.

Como refletir: Quais são as amplas categorias no diagnóstico diferencial para esta apresentação? (Um mês de febre, sudorese noturna, tosse, dispneia e hipóxia). Entre as infecções, quais são as possíveis causas? Esta poderia ser uma típica pneumonia bacteriana? (Improvável, dada sua duração). E tuberculose ou uma infecção fúngica (p. ex., coccidioidomicose)? Quais elementos do caso fortemente sugerem pneumocistose? (O padrão radiográfico; hipóxia apesar dos sons pulmonares normais). Em qual contagem de células T CD4+ a pneumocistose se torna mais provável? (< 200 células/mcL). Como o diagnóstico de pneumocistose é definitivamente feito? (Indução de expectoração ou broncoscopia). Qual porcentagem de pacientes HIV-positivos nos Estados Unidos não sabe de seu diagnóstico? (25%). Quando infecções incomuns entram no diagnóstico diferencial, é *preciso* pensar em infecção por HIV mesmo na ausência de fatores de risco conhecidos. Qual teste é usado para diagnosticar HIV e qual é usado para confirmar o diagnóstico? Quando, após a exposição, o anticorpo ao HIV é detectável? Em qual contagem das células T CD4+ o diagnóstico de AIDS é feito? (< 200/mcL). Se a contagem de CD4+ deste paciente for de 50 células/mcL, quais outras infecções e complicações não infecciosas podem se desenvolver?

HIV E AIDS – 78B

Quais são os fundamentos do diagnóstico e as considerações gerais sobre HIV?

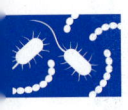

- Infecções oportunistas causadas pela diminuição da imunidade celular.
- Tumores agressivos, particularmente sarcoma de Kaposi e linfoma extranodal.
- Manifestações neurológicas, incluindo demência, neuropatia e meningite asséptica.

Fundamentos do Diagnóstico

- Fatores de risco: contato sexual, compartilhamento de agulha, transfusão ou exposição perinatal.
- Queixas sistêmicas proeminentes como sudorese, diarreia, perda de peso e perda de massa corporal.

Considerações Gerais

- Etiologia: HIV-1, um retrovírus.
- Diagnóstico de AIDS geralmente requer evidência de infecção por HIV e a presença de uma infecção oportunista "definidora de AIDS" ou uma contagem de CD4 < 200 células/mcL.

HIV E AIDS – 78C

Quais são os sintomas e sinais do HIV?

Sintomas e Sinais
- Infecções relacionadas com o HIV e neoplasias podem afetar praticamente todos os órgãos.
- Muitas pessoas infectadas por HIV permanecem assintomáticas por anos mesmo sem terapia antirretroviral; há uma média de cerca de 10 anos entre a infecção por HIV e o desenvolvimento de AIDS.
- Sintomas proteiformes e inespecíficos, p.ex., febre, sudorese noturna e perda de peso.
- Falta de ar, tosse e febre por causa de pneumonia.
- Anorexia, náusea e vômito e taxa metabólica aumentada contribuem para a perda de peso.
- Diarreia por causa de infecções bacterianas, virais ou parasitárias.
- Constatações no exame físico podem ser normais ou revelarem linfadenopatia generalizada.
- Condições altamente sugestivas de infecção por HIV; leucoplasia pilosa da língua, candidíases oral e esofágica; sarcoma de Kaposi, angiomatose bacilar cutânea; retinite por citomegalovírus; tuberculose e infecções pulmonares por *Pneumocystis jiroveci*; muitas infecções gastrointestinais, incluindo *Cryptosporidium*; doença do sistema nervoso central (CNS), incluindo encefalopatia por HIV, leucoencefalopatia multifocal progressiva (PML), linfoma não Hodgkin e toxoplasmose; risco maior de malignidade, incluindo linfoma e carcinomas cervicais e anais.

HIV E AIDS – 78D

Qual é o diagnóstico diferencial do HIV?

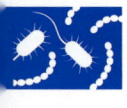

Diagnóstico Diferencial
- Depende do modo de apresentação.
- Sintomas constitucionais podem ser câncer, tuberculose, endocardite ou doenças endocrinológicas, como hipertireoidismo.
- Processos respiratórios podem ser infecções pulmonares agudas ou crônicas, doenças pulmonares não infecciosas.
- Doença neurológica pode ser qualquer outra causa de alterações no estado mental ou neuropatia.
- Diarreia pode ser colite infecciosa ou associada a antibióticos, doença intestinal inflamatória ou síndromes de má absorção.

HIV E AIDS – 78E

Quais são as constatações laboratoriais e de procedimentos em HIV?

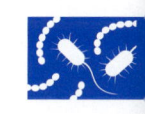

Testes Laboratoriais

- Anticorpo ao HIV pelo ensaio imunoabsorvente ligado à enzima, confirmado pelo Western blot (sensibilidade > 99,5%; especificidade ~ 100%).
- ~ 95% das pessoas desenvolvem anticorpos dentro de 6 semanas após a infecção.
- Contagem absoluta dos linfócitos CD4: conforme a contagem diminui, o risco de sérias infecções oportunistas aumenta.

Procedimentos Diagnósticos

- Para pneumonia por *P. jiroveci*: radiografia de tórax, lâmina de secreção pulmonar por expectoração induzida corada pelo método de Wright-Giemsa, lavagem broncoalveolar.
- Para toxoplasmose do CNS: tomografia computadorizada da cabeça, biópsia cerebral estereotáxica.
- Para meningite criptocócica: cultura de líquido cefalorraquidiano (CSF), antígeno criptocócico (CRAG) no CSF ou no soro.
- Para meningite ou mielopatia por HIV: contagem de células no CSF, punctura lombar, ressonância magnética da cabeça ou CT.
- Para o complexo AIDS-demência, depressão: teste neuropsiquiátrico.
- Para enterocolite: cultura de fezes e examinação de óvulos e parasitas, colonoscopia e biópsia.

HIV E AIDS – 78F

Quais são os tratamentos para o HIV?

Medicamentos

- O tratamento antirretroviral deve começar na maioria dos pacientes quando a contagem de CD4 estiver abaixo de 500 células/mcL.
- Os antirretrovirais nunca devem ser usados sozinhos como um único agente e ao menos três agentes ativos devem ser usados em todas as vezes; inibidores da protease são frequentemente "potencializados" com ritonavir.
- As principais classes são inibidores nucleosídeos da transcriptase reversa (NRTIs, p. ex., AZT, 3TC, ddI), inibidores não nucleosídeos da transcriptase reversa (NNRTIs, p. ex., efavirenz, nevirapina), inibidores da protease (PIs, p. ex., atazanavir, darunavir), inibidores de entrada (maraviroc) e inibidores da integrase (raltegravir).

- O início do regime normalmente inclui dois NRTIs adicionados de um NNRTI, um PI, um inibidor de entrada, ou um inibidor da integrase.
- Trate febre, anorexia, perda de peso e náusea sintomaticamente; trate infecções oportunistas, conforme indicado.
- Trate pneumonia por *P. jiroveci* com trimetoprim-sulfametoxazol (TMP-SMX).
- Para prevenção da pneumonia por *P. jiroveci* quando a contagem de CD4 estiver abaixo de 200 células/mcL: TPM-SMX, dapsona ou atovaquona.
- Para prevenção da infecção por complexo *Mycobacterium avium-intracellulare* (MAC) quando a contagem de CD4 estiver abaixo de 75-100 células/mcL, dê azitromicina semanalmente.
- Para prevenção de toxoplasmose quando a contagem de CD4 estiver abaixo de 100 células/mcL, dê TMP-SMX.

INFECÇÕES ASSOCIADAS AOS CUIDADOS DE SAÚDE – 79A

Um homem de 71 anos é admitido na unidade de cuidados intensivos por pneumonia, sepse e síndrome da angústia respiratória aguda. Ele é tratado com ceftriaxona intravenosa. Uma melhora inicial ocorre em seus sintomas de sepse e da função pulmonar, mas no 6º dia de hospital, ele desenvolve febre (39°C), taquicardia e hipotensão. Sua região do cateter venoso central femoral está eritematosa e drenando pus. O cateter é removido, e vancomicina IV é administrada com resolução de sua febre, taquicardia e hipotensão. Hemoculturas retiradas do cateter apresentam *Staphylococcus aureus* resistente à meticilina (MRSA).

Quais são os principais aspectos dos problemas deste paciente? De que forma você deve refletir sobre os problemas dele?

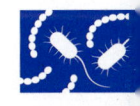

Aspectos principais: Nova sepse no hospital apesar da melhora inicial; febre, taquicardia, hipotensão; cateter venoso central com eritema e drenagem; hemoculturas mostrando MRSA; resolução com vancomicina.

Como refletir: Quais causas principais de febre recente, taquicardia e hipotensão devem ser consideradas neste caso além da linha femoral infectada? (Toxicidade de medicamentos, embolismo pulmonar e infecção. Dentro da categoria infecção, o tratamento da pneumonia pode ser inadequado por causa de uma escolha imprópria de antibiótico, de dosagem ou penetração do tecido infectado [p.ex., com desenvolvimento de empiema]). O paciente pode ter também desenvolvido uma infecção recente associada aos cuidados de saúde; as possibilidades incluem pneumonia associada à ventilação, propagação de infecções por contato, como *Clostridium difficile*, infecção do trato urinário associada ao cateter de Foley e infecção da corrente sanguínea associada ao cateter IV. Neste caso, a última (uma infecção pelo cateter venoso femoral) é a principal possibilidade. A colocação da linha em uma região femoral traz um risco maior de infecção do que uma colocação em uma região subclaviana ou jugular interna. A remoção de uma linha central não é uma consideração trivial; o acesso venoso pode ser difícil de obter e pode ser essencial ao tratamento. Quando uma linha central deve ser removida? (Se houver uma purulência na região existente; se o organismo for *Staphylococcs aureus*, um bacilo Gram-negativo ou uma espécie de *Candida*; se houver bacteriemia persistente; ou se ocorrer tromboflebite séptica, endocardite ou abscessos metastáticos).

INFECÇÕES ASSOCIADAS AOS CUIDADOS DE SAÚDE – 79B

Quais são os fundamentos do diagnóstico e as considerações gerais sobre infecções associadas aos cuidados de saúde?

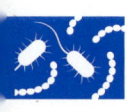

Considerações Gerais

- Frequentemente resultam de utensílios para monitoramento ou terapia como cateteres IV, cateteres de Foley, cateteres de drenagem, tubos orotraqueais para ventilação; a remoção antecipada reduz infecções.
- Frequentemente ocorre em pacientes criticamente doentes com hospitalizações longas e terapia de antibióticos de amplo espectro.
- Organismos causadores são frequentemente resistentes a múltiplos medicamentos e diferentes daqueles nas infecções adquiridas na comunidade; MRSA, *Staphylococcus epidermidis*, *Enterococcus faecium* resistente à ampicilina e vancomicina; infecções resistentes Gram-negativas causadas por *Pseudomonas*, *Citrobacter*, *Enterobacter*, *Acinetobacter* e *Stenotrophomonas* spp.

Fundamentos do Diagnóstico

- Adquiridas durante o curso do tratamento por outras condições mais de 48 horas após a admissão.
- A maioria das infecções associadas aos cuidados de saúde são evitáveis; lavar as mãos é mais eficaz.

INFECÇÕES ASSOCIADAS AOS CUIDADOS DE SAÚDE – 79C

Quais são os sintomas e sinais de infecções associados aos cuidados de saúde?

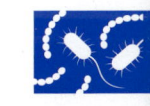

Sintomas e Sinais
- Aqueles da doença subjacente.
- Todas as infecções: febre, taquicardia, taquipneia, síndrome da resposta inflamatória sistêmica (SIRS)/sepse, hipotensão.
- Pneumonia associada à ventilação: aumento do tempo em ventilação mecânica, consolidação pulmonar focal.
- Infecções por cateter venoso central: eritema, calor, drenagem na região do cateter.
- Infecções por *C. difficile*: diarreia.

INFECÇÕES ASSOCIADAS AOS CUIDADOS DE SAÚDE – 79D

Qual é o diagnóstico diferencial de infecções associadas aos cuidados de saúde?

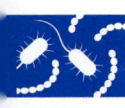

Diagnóstico Diferencial

- Não infecciosas:
  - Febre por medicamentos.
  - Febres não específicas pós-operatórias (dano ao tecido ou necrose).
    - Hematoma.
    - Pancreatite.
    - Embolismo pulmonar.
    - Infarto miocárdico.
    - Intestino isquêmico.
- Infecções do trato urinário.
- Pneumonia.
- Outra fonte de bacteriemia (p. ex., abscesso, trato geniturinário ou gastrointestinal).
- Infecção de feridas (p. ex., úlcera de pressão).

INFECÇÕES ASSOCIADAS AOS CUIDADOS DE SAÚDE – 79E

Quais são as constatações laboratoriais e de imagem em infecções associadas aos cuidados de saúde?

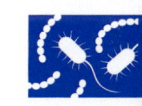

Testes Laboratoriais
- Hemoculturas são universalmente recomendadas; Gram de escarro e culturas para pneumonia.
- Cultura positiva de feridas sem sinais de inflamação ou infecção, uma cultura positiva de escarro sem infiltrados pulmonares na radiografia torácica, ou uma urinocultura positiva em um paciente cateterizado sem sintomas ou sinais de pielonefrite têm probabilidade de representar colonização, não infecção.

Estudos de Imagem
- Radiografias torácicas frequentemente obtidas.

INFECÇÕES ASSOCIADAS AOS CUIDADOS DE SAÚDE – 79F

Quais são os tratamentos para infecções associadas aos cuidados de saúde?

Medicamentos

- Terapia empírica sem vancomicina.
- Cobertura empírica Gram-negativa em pacientes que estão imuno-comprometidos ou criticamente doentes.
- Terapia de bloqueio antibiótico para lúmens do cateter para salvar o cateter.

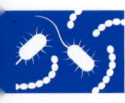

Procedimentos Terapêuticos

- Remova os cateteres se:
  - Houver uma purulência na região de saída.
  - O organismo for *S. aureus,* bacilos Gram-negativos ou *Candida* spp.
  - Houver bacteriemia persistente (> 48 horas enquanto o paciente está recebendo antibióticos).
  - Complicações, como tromboflebite séptica, endocardite ou abscessos metastáticos, ocorrerem.
- Cateteres venosos centrais podem ser trocados por um fio-guia desde que não haja eritema ou purulência na região de saída, e o paciente não pareça estar séptico.

SEPSE – 80A

Uma mulher de 65 anos é admitida ao hospital com pneumonia adquirida na comunidade. Ela é tratada com antibióticos intravenosos e oxigênio. Um cateter de Foley é inserido. No terceiro dia de hospitalização, ela passa a receber antibióticos orais. No entanto, ela, então, desenvolve febre e taquicardia. Culturas de sangue e urina são requisitadas. Na manhã seguinte, há dificuldade em despertá-la. Sua temperatura é de 35°C, sua pressão sanguínea é de 85/40 mm Hg, sua frequência cardíaca é de 110 batimentos/min, e sua frequência respiratória é de 25 respirações/min. O exame pulmonar está inalterado desde a admissão, com estertores na base esquerda. O exame cardíaco revela um ritmo rápido, mas regular, sem sopros, galopes ou atritos. O exame abdominal está normal. As extremidades estão quentes. O exame neurológico não mostra alterações focais. A paciente é transferida para a unidade de tratamento intensivo com sepse presumida e recebe líquidos e antibióticos de amplo espectro IV. As culturas de sangue e urina são positivas para bastonetes Gram-negativos.

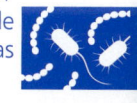

Quais são os principais aspectos dos problemas desta paciente? De que forma você deve refletir sobre os problemas dela?

Aspectos principais: Cateter de Foley; hipotensão; hipotermia, taquicardia, taquipneia; extremidades quentes (sugere resistência vascular sistêmica [SVR] diminuída); culturas de sangue e urina positivas.

Como refletir: Primeiro, considere outras causas de choque (hipovolêmicas, cardiogênicas, obstrutivas, outras distributivas). Quais constatações físicas tornam a perda de sangue e o choque cardiogênico menos prováveis? (Estes são estados de SVR aumentada, mas sua pele está quente). Uma alta suspeita de sepse é importante já que a intervenção logo de início melhora os resultados. Quais são os componentes-chave do tratamento de choque séptico? (Restaure a perfusão; assegure oxigenação adequada; identifique e trate a infecção. [Utilize antibióticos de amplo espectro inicialmente e, então, estreite a cobertura com base nas culturas de sangue]). Forneça líquidos intravenosos agressivamente. Se a paciente permanecer hipotensa, use vasopressores. Quais efeitos da baixa perfusão nos órgãos-alvo finais podem ser monitorados? (Estado mental; débito urinário; acidemia láctica, isquemia ou arritmia cardíaca; perfusão periférica [pulsos, preenchimento capilar]). Quais são complicações importantes da sepse? (Coagulação intravascular disseminada; hipoperfusões renal e hepática; síndrome da angústia respiratória aguda).

SEPSE – 80B

Quais são os fundamentos do diagnóstico e as considerações gerais sobre sepse?

Considerações Gerais
- A sepse é definida ao satisfazer os critérios da SIRS com uma fonte conhecida de infecção
- A SIRS é dois ou mais dos quatros critérios seguintes: temperatura < 36 ou > 38°C; frequência cardíaca > 90 batimentos/min; taxa respiratória > 20 batimentos/min ou P_{ACO_2} < 32 mm Hg; contagem de WBC < 4.000/mcL ou > 12.000/mcL ou diferencial com > 10% das faixas.
- A bacteriemia Gram-negativa normalmente origina-se a partir do sistema geniturinário, do trato hepatobiliar, do trato gastrointestinal e dos pulmões, mas também pode originar-se de feridas e úlceras de decúbito.

Fundamentos do Diagnóstico
- Febre, taquicardia, contagem de glóbulos brancos (WBC) elevada ou aumento da frequência respiratória.
- Infecção comprovada ou como possível fonte; bacteriemia com hemoculturas positivas.
- Lactato elevado ou disfunção nos órgãos-alvo finais em doença grave; hipotensão no choque séptico.

SEPSE – 80C

Quais são os sintomas e sinais de sepse?

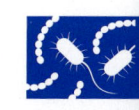

Sintomas e Sinais
- Febres e calafrios, frequentemente com um início abrupto.
- Hiperventilação com alcalose respiratória.
- Estado mental alterado.
- Hipotensão e choque são constatações tardias e sinais prognósticos fracos.
- Sintomas e sinais de fonte infecciosa (p. ex., sintomas abdominais e urinários, pneumonia).

SEPSE – 80D

478

Qual é o diagnóstico diferencial de sepse?

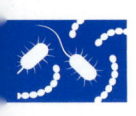

- Infecção fúngica ou por bacilo álcool-acidorresistente.
- SIRS a partir de outra causa: trauma, queimaduras, pancreatite, isquemia miocárdica ou intestinal, insuficiência suprarrenal, embolismo pulmonar, ruptura de aneurisma aórtico, anafilaxia, ingestão de toxina.
- Choque a partir de outra causa: cardiogênica, neurogênica, hipovolêmica, anafilática.

Diagnóstico Diferencial
- Sepse Gram-negativa.

SEPSE – 80E

Quais são as constatações laboratoriais, de imagem e procedimentais na sepse?

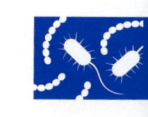

Testes Laboratoriais
- Um hemograma completo pode mostrar neutropenia ou neutrofilia e leucócitos polimorfonucleares imaturos.
- Trombocitopenia; ácido láctico elevado; distúrbio de coagulação com ou sem coagulação intravascular disseminada (DIC).
- Três hemoculturas devem ser obtidas antes de iniciar antimicrobianos, se possível.

Estudos de Imagem
- Radiografia de tórax para procurar por infecção pulmonar.

Procedimentos Diagnósticos
- Análise do sedimento urinário e urinocultura, que pode mostrar esterase leucocitária positiva, WBCs elevados e nitrato positivo.
- Cultura de fluidos de abscessos, se aplicável.

SEPSE – 80F

Quais são os tratamentos para sepse?

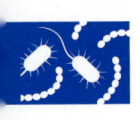

Medicamentos

- Terapia antibiótica deve ser dada assim que o diagnóstico for suspeitado, porque o atraso na terapia com antibióticos eleva as taxas de mortalidade.
- Inicialmente, administre terapia antibiótica de amplo espectro; escalone os antibióticos com base nas culturas e nos dados de sensibilidade.

- Dê líquidos IV e vasopressores agressivamente para manter a pressão sanguínea, se necessário.

Cirurgia

- Pode ser necessária para controlar a fonte de bacteriemia, dependendo da etiologia

Procedimentos Terapêuticos

- Drenagem ou remoção da fonte de bacteriemia (p. ex., remoção do cateter venoso central, drenagem de abscesso ou enfisema).